Infecciones producidas por *Staphylococcus aureus*

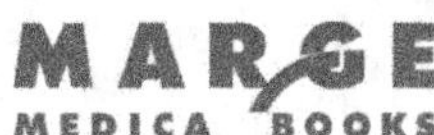

Infecciones producidas por *Staphylococcus aureus*

Coordinador:
Dr. Albert Pahissa

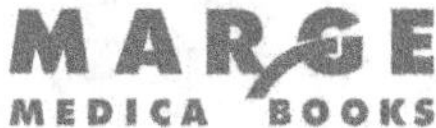

INFECCIONES PRODUCIDAS POR *STAPHYLOCOCCUS AUREUS*
Coordinador: Dr. Albert Pahissa

1.ª edición 2009

© Copyright de esta edición: ICG Marge, SL

Edita
ICG Marge, SL
València, 558, ático 2.ª
08026 Barcelona (España)
Tel. +34-932 449 130
Fax +34-932 310 865
www.marge.es

Director editorial
Héctor Soler

Gestión editorial
Ana Soto
Laura Matos

Producción editorial
Estela Serrano
Miguel Ángel Roig

Colaboración editorial
Anna Palacios
Mercedes Lara

Impresión
Novoprint (Sant Andreu de la Barca, Barcelona)

ISBN: 978-84-92442-27-0
Depósito Legal:

Índice

Autores

Benito Almirante
Servicio de Enfermedades Infecciosas
Hospital Universitari Vall d'Hebron
Barcelona

José L. Arribas
Medicina Preventiva y Salud Pública
Hospital Universitario Miguel Servet
Zaragoza

Emilia Cercenado
Especialista en Microbiología y Parasitología
Servicio de Microbiología
Hospital General Universitario Gregorio
Marañón
Facultad de Medicina
Universidad Complutense
Madrid

Javier Cobo
Servicio de Enfermedades Infecciosas
Hospital Ramón y Cajal
Madrid

Marina de Cueto
Servicio de Microbiología
Hospital Universitario Virgen Macarena
Universidad de Sevilla
Sevilla

Ana del Río
Servicio de Enfermedades Infecciosas
Hospital Universitari Clínic i Provincial-
IDIBAPS
Universitat de Barcelona
Barcelona

Nuria Fernández-Hidalgo
Servicio de Enfermedades Infecciosas
Hospital Universitari Vall d'Hebron
Barcelona

Cristina García de la Mària
Doctora en Biología
Investigadora, Endocarditis Experimental
Hospital Universitari Clínic i Provincial
Barcelona

Joan Gavaldà
Servicio de Enfermedades Infecciosas
Hospital Universitari Vall d'Hebron
Barcelona

M.ª Jesús Hernández
Medicina Preventiva y Salud Pública
Hospital Universitario Miguel Servet
Zaragoza

Carlos Lapresta
Medicina Preventiva y Salud Pública
Hospital Universitario Miguel Servet
Zaragoza

Thiago Lisboa
Servicio de Medicina Intensiva
Hospital Universitari Joan XXIII
Universitat Rovira i Virgili, Institut Pere
Virgili
CIBER Enfermedades Respiratorias
(CIBERes)
Tarragona

Carlos A. Mestres
Servicio de Cirugía Cardiovascular
Hospital Universitari Clínic i Provincial-
IDIBAPS
Universitat de Barcelona
Barcelona

José M. Miró
Servicio de Enfermedades Infecciosas
Hospital Universitari Clínic i Provincial-
IDIBAPS
Universitat de Barcelona
Barcelona

Albert Pahissa
Servicio de Enfermedades Infecciosas
Hospital Universitari Vall d'Hebron
Barcelona

Álvaro Pascual
Servicio de Microbiología
Hospital Universitario Virgen Macarena
Universidad de Sevilla
Sevilla

Carlos Pigrau
Servicio de Enfermedades Infecciosas
Hospital Universitari Vall d'Hebron
Barcelona

Miquel Pujol
Servicio de Enfermedades Infecciosas
Hospital Universitari de Bellvitge
L'Hospitalet, Barcelona

Jordi Rello
Servicio de Medicina Intensiva
Hospital Universitari Joan XXIII
Universitat Rovira i Virgili, Institut Pere
Virgili
CIBER Enfermedades Respiratorias
(CIBERes)
Tarragona

Marta Ulldemolins
Servicio de Medicina Intensiva
Hospital Universitari Joan XXIII
CIBER Enfermedades Respiratorias
(CIBERes)
Tarragona

Prólogo

Agradecimientos

Este libro se ha podido escribir gracias a la colaboración de Novartis, que en ningún momento ha influido sobre la opinión de los diferentes autores de los capítulos.

Desde que en 1880 el médico cirujano escocés sir Alexander Ogston demostró que determinados cocos eran responsables de la producción de abscesos piógenos, a los cuales identificó y denominó dos años más tarde estafilococos, nombre derivado del griego *staphyle* («racimo de uvas») y *kokkus* («baya»), el género *Staphylococcus* ha sido considerado uno de los grandes responsables de la enfermedad infecciosa en el ser humano.

Staphylococcus aureus es la especie más virulenta, y con los años ha mantenido una importante morbimortalidad a pesar de los numerosos antibióticos supuestamente activos frente a dicho microorganismo. Se trata de una bacteria que ocasiona enfermedad a través de diferentes mecanismos patogénicos, responsable tanto de infección adquirida en la comunidad como en el hospital.

Staphylococcus aureus forma parte de la flora normal humana. Entre un 25 y un 50 % de la población sana está persistente o transitoriamente colonizada por esta bacteria. La mayoría de las infecciones están provocadas por las bacterias colonizantes, aunque el citado microorganismo puede ser adquirido a través del contacto con otras personas o de una exposición medioambiental.

Durante estos últimos años, se han incrementado de forma notable las infecciones estafilocócicas, en particular las producidas por estafilococos resistentes a la meticilina. Una publicación reciente del Center for Disease Control and Prevention (CDC) estimaba que en EE.UU. en el año 2005 se habían producido un total de 94.360 infecciones invasivas por *Staphylococcus aureus* resistentes a la meticilina (SARM), responsables de 18.650 *exitus*. En España, entre un 30 y un 40 % de todas las infecciones por *Staphylococcus aureus* están producidas por SARM.

Las infecciones graves producidas por SARM como la endocarditis, bacteriemia o neumonía, suelen estar asociadas a infección adquirida en el hospital. Sin embargo, en estos últimos años, se ha observado un incremento progresivo de infecciones producidas por SARM, con un perfil de sensibilidad antibiótica algo diferente, que afecta a la población sana y sin contacto previo con el entorno sanitario. Estas infecciones provocadas por un SARM calificado comunitario pueden provocar diversos síndromes clínicos, los más comunes con afectación de la piel y las partes blandas.

En el momento actual, existe una importante controversia respecto a cuál es el mejor tratamiento para las infecciones producidas por SARM, especialmente en lo que se refiere a los procesos invasivos. La vancomicina ha sido considerada durante mucho tiempo el antibiótico de elección; no obstante, su toxicidad potencial y su, cada vez más comunicada, pérdida de sensibilidad *in vitro*, junto con la aparición de nuevas moléculas activas, condiciona que se planteen alternativas terapéuticas diferentes, aunque por ahora los resultados obtenidos no sean todo lo exitosos que cabría esperar.

Así pues, hoy la infección estafilocócica sigue siendo uno de los grandes problemas sanitarios que tenemos, con un buen número de aspectos sólo parcialmente resueltos.

Por todas estas razones, nos ha parecido un momento muy oportuno para proponer a una serie de profesionales españoles, expertos en este tipo de infecciones, que participen en la elaboración de este libro. En él se efectúa una profunda revisión de los principales problemas patogénicos, epidemiológicos, clínicos, terapéuticos y de prevención de la infección provocada por *Staphylococcus aureus*. Asimismo, hemos considerado interesante incluir un capítulo que haga referencia a los diferentes modelos animales para poder estudiar *in vivo* los principales síndromes clínicos provocados por esta bacteria.

Se trata sin duda de una obra que se centra en el problema actual que representa la infección provocada por *Staphylococcus aureus,* y pretende servir de suplemento educacional, aportando a los profesionales de la sanidad una herramienta útil para desempeñar su trabajo diario.

Dr. Albert Pahissa
Servicio de Enfermedades Infecciosas
Hospital Vall d'Hebron
Barcelona

Infecciones producidas por *Staphylococcus aureus*

Capítulo 1
Microbiología y patogenia de las infecciones producidas por *Staphylococcus aureus*

M. DE CUETO, Á. PASCUAL

Servicio de Microbiología
Hospital Universitario Virgen Macarena
Universidad de Sevilla
Sevilla

Dirección para correspondencia
Hospital Universitario Virgen Macarena
Dr. Á. Pascual
apascual@us.es

1 Género *Staphylococcus*

1.1 Descripción y características generales

El género *Staphylococcus* se ha incluido tradicionalmente en la familia *Micrococaceae* junto a los géneros *Micrococcus, Stomatococcus* y *Planococcus,* de escasa importancia clínica.[1]

Sin embargo, estudios recientes de homología genética (secuenciación de ADN, hibridación ADN-rARN, secuenciación comparativa de 16S rARN) han demostrado que los géneros *Staphylococcus* y *Micrococcus* están poco relacionados y, tentativamente, el género *Staphylococcus* se ha incluido junto con los géneros *Gemella, Macrococcus* y *Salinicoccus* en la familia *Staphylococceae,* dentro del orden *Bacillales,* con los que comparte mayor similitud genética.[2]

El género *Staphylococcus* incluye actualmente 42 especies diferentes.[2] Algunas de ellas forman parte de la flora microbiana normal de piel y mucosas en humanos y otras se encuentran sólo entre la flora de animales mamíferos y aves. Por lo general, cada especie tiende a ocupar una localización anatómica específica en el huésped que coloniza. Entre las especies que suelen colonizar al ser humano (véase la tabla 1), las de mayor importancia clínica son: *Staphylococcus epidermidis, Staphylococcus saprophyticus* y *Staphylococcus aureus;* siendo esta última, sin duda, la más importante de todo el género en patología infecciosa.[3-6]

Las bacterias del género *Staphylococcus* son cocos (bacterias de forma esférica) grampositivas, de 0,5 a 1,5 µm de diámetro, que se agrupan de forma irregular.

El nombre del género procede del griego *staphylé,* que significa «en racimo de uvas». Este nombre fue propuesto por el cirujano escocés Alexander Ogdson en 1880, y se refiere al hecho

Especie	Área colonizada	Infección
Coagulasa positivo		
S. aureus	Piel, fosas nasales	Muy frecuente
Coagulasa negativos*		
S. epidermidis	Fosas nasales, piel, mucosas	Frecuente**
S. saprophyticus	Tracto urinario	Frecuente
S. haemolyticus	Piel	Poco frecuente
S. hominis	Piel	Poco frecuente
S. capitis	Cuero cabelludo	Rara
S. warnerii	Piel	Rara
S. simulans	Piel, uretra femenina	Rara
* Con frecuencia se encuentran como contaminantes de muestras clínicas y su aislamiento debe ser valorado clínicamente. ** Infecciones asociadas a prótesis y catéteres intravasculares.		

Tabla 1. Especies de estafilococos que se encuentran normalmente colonizando al ser humano.

de que estos cocos grampositivos presentan al microscopio un patrón de agrupación característico que recuerda a un racimo de uvas. La disposición en racimos se favorece tras el cultivo en medios sólidos o líquidos; sin embargo, en tinciones directas de muestras clínicas los estafilococos pueden aparecer como células aisladas o agrupadas en parejas, tétradas o cadenas cortas; estas agrupaciones se asemejan a las que presentan los géneros *Streptococcus* y *Enterococcus*, por lo que, en ocasiones, puede resultar difícil realizar una identificación presuntiva de género cuando se observan cocos grampositivos en el examen directo de muestras clínicas[7,8] (véase la figura 1).

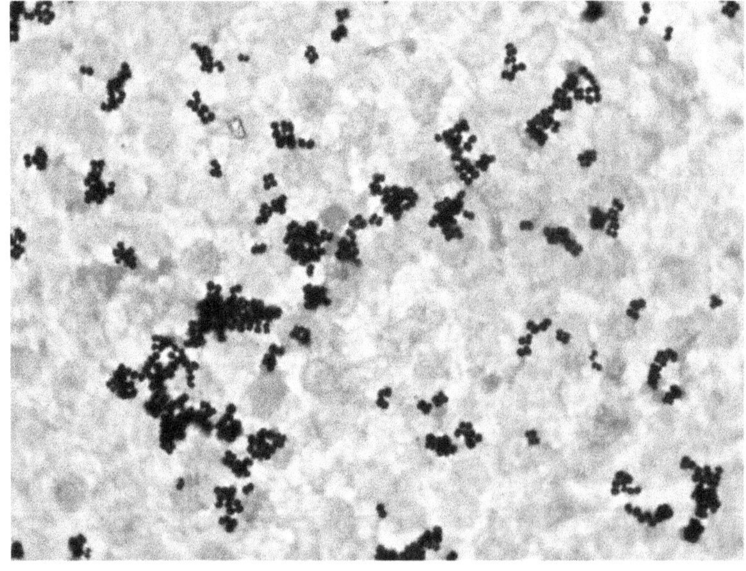

Figura 1. Tinción de Gram de una muestra de sangre. Agrupación característica en «racimo de uvas» del género Staphylococcus.

1.2　Características bioquímicas y fisiológicas

Los estafilococos son bacterias inmóviles, no forman esporas, generalmente no poseen cápsula y salvo raras excepciones son anaerobias facultativas. Por lo común, no requieren medios enriquecidos para crecer, aunque algunas cepas excepcionales necesitan la presencia de CO_2 o factores de enriquecimiento como hemina y menadiona para su desarrollo.[9,10]

La mayoría de las especies producen catalasa, un enzima que permite desdoblar el peróxido de hidrógeno (H_2O_2) en H_2O y oxígeno libre. Esta característica se utiliza para diferenciar el género *Staphylococcus* (catalasa positivo) de los géneros *Streptococcus* y *Enterococcus,* que no producen este enzima (catalasa negativos).[7-9]

En medios de cultivo no selectivos, la mayoría de las especies crecen después de 18-24 horas de incubación formando colonias de 1 a 3 mm de diámetro. La morfología colonial es una característica muy útil que ayuda a diferenciar inicialmente la especie *Staphylococcus aureus* de las otras especies de estafilococos.

Tras 24 horas de incubación, *Staphylococcus aureus* crece formando colonias lisas, elevadas, brillantes y de bordes enteros. Típicamente, las colonias presentan una consistencia cremosa, con una coloración amarillenta o dorada, debida a la producción de un pigmento carotenoide; casi todas las cepas tienen un halo de β-hemólisis o hemólisis completa alrededor de la colonia, cuando crecen en medios de cultivo con sangre (véase la figura 2). Las colonias de las otras especies ofrecen un aspecto variable, dependiendo de la especie, pero suelen ser de color blanco intenso, no pigmentadas.

La principal característica que diferencia a *Staphylococcus aureus* de las demás especies de estafilococos es la producción del enzima coagulasa, que permite a la bacteria coagular el

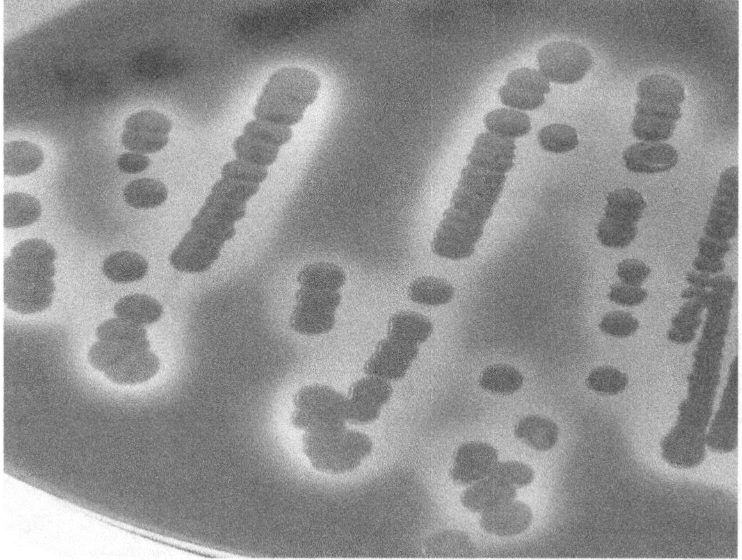

Figura 2. Colonias pigmentadas y β-hemolíticas de Staphylococcus aureus en un medio de agar sangre.

<table>
<tr><td colspan="2">

Orden *Bacillales*
Familia *Staphylococceae*
Género *Staphylococcus*

</td></tr>
<tr><td>

– Bacterias esféricas (cocos)
– Grampositivas
– Agrupación típica en racimos
– Catalasa positivos
– Anaerobios facultativos

</td><td>

– Inmóviles
– No esporulados
– Crecimiento rápido (18-24 h)*
– Resistentes a condiciones ambientales adversas

</td></tr>
<tr><td colspan="2">

* Las variantes de colonias pequeñas de *S. aureus* requieren 48 h para desarrollarse en cultivo.

</td></tr>
</table>

Tabla 2. Características principales del género Staphylococcus.

plasma. Las demás especies no producen este enzima (coagulasa negativos) y de forma genérica se agrupa con esta denominación a todas las especies de *Staphylococcus* diferentes de *Staphylococcus aureus* (coagulasa positivo).[8-11]

2   *Staphylococcus aureus*

2.1   *Características generales*

Las características generales de *Staphylococcus aureus* son las descritas para el género (véase la tabla 2). Son bacterias muy resistentes al calor y la desecación que pueden crecer en medios con elevada salinidad (7,5 % de ClNa). Estas propiedades son importantes para explicar algunos aspectos epidemiológicos de esta bacteria.[12-14]

2.2   *Estructura*

2.2.1   *Pared celular*

Como en la mayoría de las bacterias grampositivas, los componentes fundamentales de la pared celular son el peptidoglicano y los ácidos teicoicos. El peptidoglicano representa la mitad del peso de la pared celular y proporciona forma y estabilidad al microorganismo; además, tiene actividad de tipo endotoxina, por lo que interviene de forma importante en la patogenia de la infección. Los ácidos teicoicos representan el 40 % del peso de la pared. Son polímeros compuesto por ribitol y N-acetil-glucosamina (polisacárido A) y son específicos de especie; están unidos covalentemente al peptidoglicano de la pared o ligados a los lípidos de la membrana celular. Los ácidos teicoicos median la unión de *Staphylococcus aureus* a las superficies mucosas mediante uniones específicas a la fibronectina.[15]

La mayoría de las cepas de *Staphylococcus aureus* (pero no las de estafilococos coagulasa negativos) están recubiertas uniformemente por una proteína, denominada proteína A, la cual se utiliza para una prueba específica de aglutinación con anticuerpos monoclonales en la identificación de *Staphylococcus aureus*.[8,15]

Otra proteína asociada a la pared celular es la coagulasa, que puede encontrarse ligada a la célula (coagulasa ligada o *clumping factor*) o de forma libre en el medio (coagulasa libre). La coagulasa ligada es capaz de convertir directamente, sin intervención de factores plasmáticos, el fibrinógeno en fibrina produciendo la coagulación del plasma. La coagulasa libre requiere unirse a la protrombina para activarse y catalizar la conversión del fibrinógeno en fibrina.[8,9,15,16]

La detección de la proteína A, el *clumping factor*, o la coagulasa libre es fundamental en la identificación de *Staphylococcus aureus*.[16,17]

Otras proteínas de superficie median la adherencia a los tejidos del huésped mediante uniones específicas al colágeno, elastina y fibronectina.[15,16]

2.2.2   Membrana citoplasmática

La membrana citoplasmática está formada por un complejo de proteínas, lípidos e hidratos de carbono y sirve de barrera osmótica para la célula.[15]

2.2.3   Cápsula

Algunas cepas de *Staphylococcus aureus* están recubiertas por una capa de polisacáridos externos, denominada *slime* o cápsula mucoide, que confiere, en ciertas condiciones, una mayor capacidad de adherencia, así como un aumento del efecto antifagocítico.[15,17]

2.3   Diagnóstico microbiológico

Los datos clínicos y epidemiológicos son fundamentales para orientar el diagnóstico microbiológico. Para el diagnóstico etiológico de la infección se requiere la identificación de *Staphylococcus aureus* a partir de muestras clínicas.

2.3.1   Obtención de muestras clínicas para diagnóstico microbiológico

Deben seguirse los principios generales de obtención, transporte y conservación de muestras clínicas. *Staphylococcus aureus* es relativamente resistente a la desecación y a los cambios de temperatura, por lo que se recupera con facilidad de muestras clínicas y no requiere condiciones o métodos especiales de obtención, transporte o conservación de las mismas.[18]

2.3.2 Examen directo

La tinción de Gram de muestras de sangre, tejidos, líquidos normalmente estériles, aspirados de abscesos y otras colecciones purulentas, permite la observación de cocos grampositivos agrupados en parejas, tétradas o racimos, habitualmente con abundante respuesta inflamatoria de leucocitos polimorfonucleares. Sin embargo, las características microscópicas no hacen posible distinguir *Staphylococcus aureus* de otras especies de estafilococos, por lo que la observación microscópica sólo permite realizar un informe preliminar genérico de infección estafilocócica.[8,18]

2.3.3 Cultivo y aislamiento

Staphylococcus aureus crece bien en medios de cultivo no selectivos, como agar sangre, agar chocolate o agar infusión cerebro-corazón. También los medios líquidos utilizados para hemocultivos permiten recuperar fácilmente este microorganismo.

En el cultivo de muestras clínicas donde puedan encontrarse bacterias gramnegativas junto con *Staphylococcus aureus*, debe incluirse un medio selectivo.

El medio selectivo más empleado en los laboratorios clínicos para aislar *Staphylococcus aureus* es el medio agar sal manitol (medio de Chapman), que por su elevado contenido en sal inhibe el crecimiento de la mayoría de las bacterias gramnegativas. Además, este medio permite realizar una identificación presuntiva basándose en la coloración amarilla característica que adquieren las colonias. *Staphylococcus aureus* fermenta manitol con producción de ácido. La acidificación produce un cambio en el color del medio que vira de rosa pálido a amarillo. La mayoría de los estafilococos coagulasa negativos no fermentan manitol y crecen en el medio formando colonias de color blanco-rosado.

Otros medios de cultivo selectivos empleados para el aislamiento de *Staphylococcus aureus* son el agar sangre suplementado con colistina y ácido nalidíxico y el agar feniletanol, que también inhibe el crecimiento de bacterias gramnegativas.[8,15,18]

En los últimos años, se han desarrollado medios de cultivo que incorporan sustratos cromogénicos y permiten la identificación directa de *Staphylococcus aureus*. En presencia de enzimas específicos, los sustratos son modificados y los cromógenos colorean específicamente las colonias. Aunque el coste de estos medios es elevado, permiten realizar la identificación directa de *Staphylococcus aureus*, facilitando además la detección de cultivos polimicrobianos.[19-21]

En el cultivo de muestras normalmente estériles deben emplearse, además de medios sólidos, caldos de enriquecimiento como tioglicolato o caldo *brain hearth*.[18]

2.3.3.1 Variantes de colonias pequeñas

Se han descrito variantes de colonias pequeñas de *Staphylococcus aureus* que crecen en medio de agar sangre como colonias de aproximadamente 1/10 del tamaño del morfotipo habitual. Estas colonias son no pigmentadas y no hemolíticas y requieren al menos 48 horas de incubación para desarrollarse en cultivo. Son auxotróficas para hemina o menadiona, utilizan pocos carbohidratos y son resistentes a gentamicina.

En los cultivos, estas variantes pequeñas pueden aparecer solas o junto con el morfotipo habitual, dando la impresión de un cultivo mixto. Tras subcultivos pueden quedar estables o revertir al morfotipo salvaje, especialmente si se suplementa el medio con hemina y menadiona y se incuba el cultivo en atmósfera de CO_2.

Las variantes de colonias pequeñas se aíslan con mayor frecuencia a partir de muestras clínicas de pacientes con infecciones persistentes, tales como fibrosis quística y osteomielitis crónica, y de muestras de pacientes que han recibido tratamientos prolongados con aminoglicósidos y trimethoprim-sulfametoxazol.[10,22,23]

2.3.4 Identificación

Una vez aislado *Staphylococcus aureus*, la identificación puede realizarse mediante unas pocas pruebas bioquímicas convencionales. Inicialmente, la detección de catalasa permite diferenciar el género *Staphylococcus* (catalasa positivo) de los géneros *Streptococcus* y *Enterococcus* (catalasa negativos). La fermentación de glucosa permite diferenciar el género *Staphylococcus* del género *Micrococcus,* que es también catalasa positivo pero no fermenta glucosa en anaerobiosis.[24]

La prueba de la coagulasa (véase la figura 3) sigue siendo la más utilizada para la identificación de *Staphylococcus aureus*. Se basa en la capacidad de las cepas de *Staphylococcus*

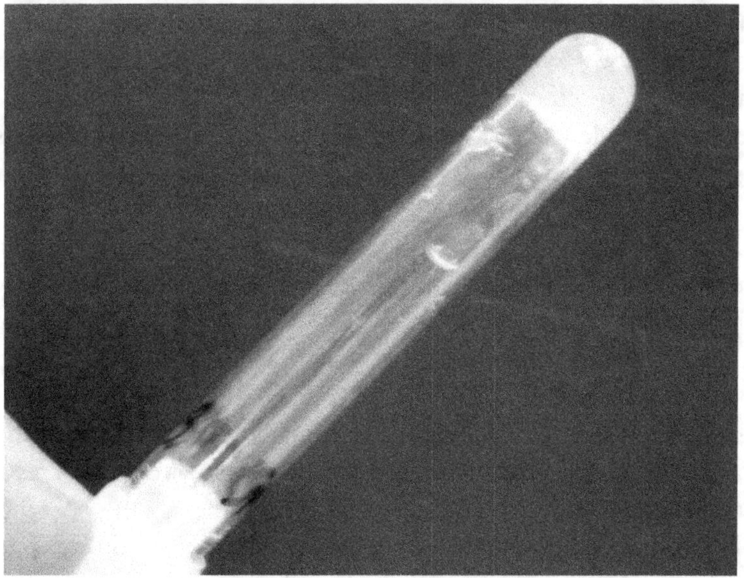

Figura 3. Prueba de coagulasa en tubo para determinar la producción de coagulasa libre.

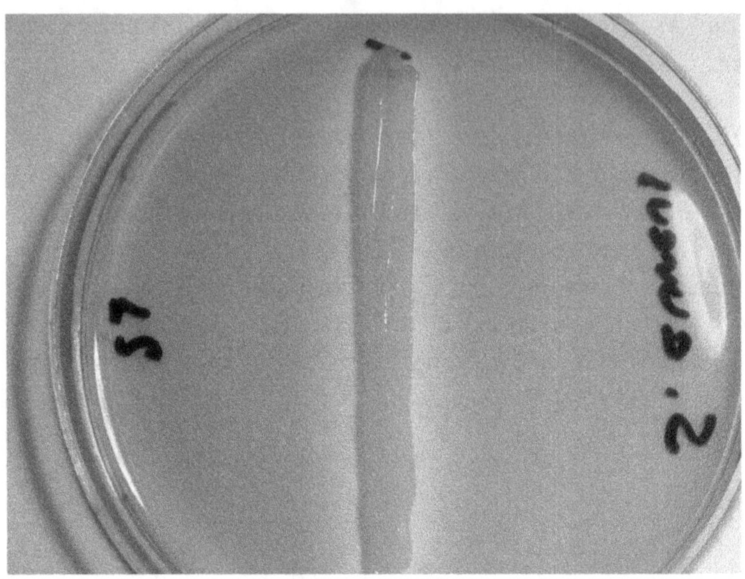

Figura 4. Actividad ADNsa de Staphylococcus aureus en medio ADN verde-malaquita.

aureus para producir este enzima extracelular que coagula el plasma. La detección de coagulasa permite diferenciar *Staphylococcus aureus* (coagulasa positivo) de todas las demás especies de estafilococos (coagulasa negativos) (véase la figura 3). Se han desarrollado diferentes técnicas comerciales que permiten detectar mediante hemaglutinación o aglutinación en látex el *clumping factor* (coagulasa ligada) y la proteína A, utilizando partículas de látex sensibilizadas con fibrinógeno humano y un anticuerpo monoclonal frente a la proteína A. Estas pruebas resultan más sensibles y específicas que la prueba convencional que determina únicamente el *clumping factor* o coagulasa ligada (prueba sobre portaobjetos).[24-26]

Otra característica específica de *Staphylococcus aureus* es la producción de una ADNsa termoestable que se puede identificar fácilmente mediante cultivo en medios que contienen ADN, por ejemplo el medio ADN verde-malaquita[24] (véase la figura 4). Algunas especies de estafilococos coagulasa negativos pueden presentar una actividad ADNsa débil.

Otras pruebas que ayudan en la identificación de *Staphylococcus aureus*, aunque no son específicas de esta especie, son la fermentación de manitol y la producción de fosfatasa alcalina[24] (véase la tabla 3).

Los laboratorios clínicos generalmente disponen de sistemas comerciales de identificación. Estos sistemas, manuales o automáticos, utilizan distintos sustratos deshidratados y permiten la identificación de diversas especies de estafilococos con una fiabilidad que oscila del 70 a más del 90 %, dependiendo del sistema; la tecnología es de fácil realización y permite obtener resultados con relativa rapidez.[27]

La identificación directa de *Staphylococcus aureus* en muestras clínicas puede realizarse mediante técnicas de amplificación genética, como la reacción en cadena de la polimerasa (PCR) y PCR en tiempo real, utilizando genes exclusivos de la especie *Staphylococcus*

Propiedad	S. aureus	S. epidermidis	S. saprophyticus
Colonias pigmentadas	+	-	-
Producción de coagulasa	+	-	-
Proteína A	+	-	-
Producción de ADNsa	+	-/v*	-
Fermentación de manitol	+	-/v	-
Sensibilidad a novobiociona	-	-	+

* v = variable. Raras cepas de *S. epidermidis* presentan una débil actividad ADNsa y pueden fermentar manitol.

Tabla 3. Características bioquímicas que permiten diferenciar S. aureus de las principales especies patógenas de estafilococos coagulasa negativos.

aureus.[28] Sin embargo, estas técnicas tienen un elevado coste, son muy laboriosas y, de momento, no se encuentran disponibles en la mayoría de los laboratorios clínicos.

En ocasiones, con fines epidemiológicos, se requiere identificar cepas o grupos de cepas. Para ello, pueden emplearse técnicas fenotípicas como la fagotipia o técnicas genotípicas, entre las que hay una gran variabilidad.[29-33]

2.3.4.1   Técnicas genotípicas de identificación

Para establecer la relación clonal de aislados de *Staphylococcus aureus,* se pueden utilizar diversos métodos moleculares. La electroforesis en campo pulsado (PFGE) es el método de referencia para la tipificación molecular de *Staphylococcus aureus* debido a su elevado poder de discriminación y reproducibilidad.[29] Los métodos basados en la PCR de secuencias repetidas, como la REP-PCR, son bastante más económicos que el PFGE y resultan muy útiles para estudiar pequeños brotes nosocomiales.[30] Para grandes estudios multinacionales o estudios de evolución clonal de *Staphylococcus aureus,* se puede recurrir a métodos moleculares de secuenciación (*multilocus sequence typing*, MLST, o el *spa-typing*) que, aunque son más caros que el PFGE, tienen la ventaja de que los resultados son más fáciles de analizar y se pueden depositar en bases de datos electrónicas.[31-33]

3   Patogenia de las infecciones producidas por *Staphylococcus aureus*

La patogenia de las infecciones producidas por *Staphylococcus aureus* es un fenómeno complejo debido principalmente al amplio *armamentarium* de factores de virulencia que puede expresar este microorganismo.

Aproximadamente un 20 % de la población es portadora permanente de *Staphylococcus aureus* en las fosas nasales y un 30 % lo es de manera intermitente. *Staphylococcus aureus* puede además colonizar otras áreas tales como la piel y el tracto gastrointestinal. Cuando la integridad de las barreras mecánicas se rompe, estos microorganismos pueden alcanzar tejidos más profundos y producir infección. Los pacientes con infecciones por *Staphylococcus aureus* suelen infectarse por la misma cepa que coloniza sus fosas nasales. La colonización también permite la transmisión entre individuos tanto en el ambiente hospitalario como en la comunidad.

Para una adecuada supervivencia e invasión del huésped, todo este sistema complejo de factores de virulencia tiene que estar coordinado por un sistema de comunicación célula-célula que se conoce con el nombre de *quorum sensing* (QS).[34,35] El QS está mediado por pequeñas proteínas producidas por las bacterias que se denominan autoinductores y que, dependiendo de factores ambientales, pueden activar un gran número de genes incluyendo factores de virulencia. El sistema de QS más estudiado en *Staphylococcus aureus* se denomina regulador de genes accesorios o *agr*, cuyo papel en las diferentes fases de producción de infección, y especialmente en la formación de biocapas, es controvertido. Cepas mutantes en *agr* tienen disminuida la virulencia y determinados tipos de *agr* se relacionan con cuadros clínicos específicos.[35]

3.1   Factores de virulencia de Staphylococcus aureus

Fase	Factores de virulencia más relevantes	Infecciones asociadas
Adherencia bacteriana	Factor de agregación *(clumping factor)*, proteínas de unión a fibrinógeno, fibronectina y sialoproteína ósea.	Endocarditis, infecciones asociadas a prótesis y catéteres intravasculares, osteomielitis, artritis.
Persistencia bacteriana	Formación de biocapas (polisacárido de adhesión intracelular), variantes de colonias pequeñas y persistencia intracelular.	Infecciones recurrentes, fibrosis quística y todas las anteriores.
Evasión de los mecanismos de defensa del huésped	Cápsula polisacárida, proteína A, proteína inhibidora de la quimiotaxis (CHIP), proteína de adherencia extracelular (Eap), citotoxinas (leucocidina de Panton Valentine y α-toxina).	Infecciones cutáneas invasivas, neumonía necrotizante, abscesos.
Penetración e invasión tisular	Proteasas, lipasas, nucleasas, hialuronidasas, fosfolipasa C y elastasas.	Destrucción tisular e infecciones metastásicas.
Shock séptico y cuadros tóxicos	Enterotoxinas, toxina del síndrome del *shock* tóxico 1, toxinas exfoliativas A y B, α-toxina, peptidoglicano y ácidos teicoicos.	Toxiinfecciones alimentarias, síndrome del *shock* tóxico, síndrome de la piel escaldada, impétigo bulloso y sepsis.

Tabla 4. Fases de la patogenia de las infecciones por Staphylococcus aureus y factores de virulencia involucrados.

3.1.1 Adherencia bacteriana

Staphylococcus aureus posee diferentes proteínas de superficie que median la adherencia a los tejidos del huésped. Se conocen con el nombre de componentes microbianos de superficie que se adhieren a moléculas titulares (MSCRAMM).[36] Estas proteínas reconocen como receptores a moléculas tales como el fibrinógeno, la fibronectina y el colágeno y no sólo desempeñan un papel relevante en la patogenia de infecciones asociadas a dispositivos protésicos sino también en endocarditis, osteomielitis y artritis. Entre ellas destaca el factor de agregación, las proteínas de unión al fibrinógeno, a la fibronectina o a la sialoproteína ósea.[37] Los MSCRAMM se producen principalmente en bacterias en fase de crecimiento logarítmico, lo que favorece la colonización de superficies.

3.1.2 Persistencia bacteriana

Una vez colonizada la superficie tisular o protésica, *Staphylococcus aureus* tiene la capacidad de constituir una biocapa bacteriana mediada principalmente por la producción de una sustancia denominada polisacárido de adhesión intracelular (PIA) mediado, a su vez, por un gen denominado *ica*.[38] La constitución de biocapas bacterianas protege a *Staphylococcus aureus* de la actividad de los mecanismos de defensa del huésped y de los antimicrobianos y explica parcialmente la dificultad de erradicar infecciones asociadas a dispositivos protésicos sin la retirada de los mismos (véase la figura 5). Esta bacteria, además, parece tener la capacidad de so-

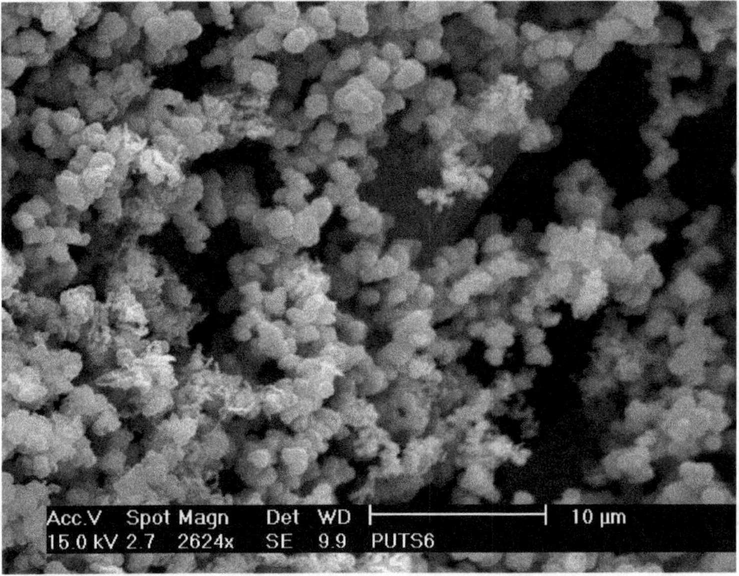

Figura 5. Biocapa de Staphylococcus aureus en catéter de poliuretano.

brevivir intracelularmente, incluso en células endoteliales, lo que contribuye a la evasión de los sistemas defensivos en casos de endocarditis. Algunas cepas de *Staphylococcus aureus* pueden formar lo que se conoce con el nombre de variantes de colonias pequeñas que se hallan en estado de semilatencia, evadiendo de esta manera la acción de los mecanismos de defensa y de algunos antimicrobianos, pero que pueden revertir a su estado salvaje produciendo infecciones recurrentes.[23] Muchos de estos factores están regulados por el sistema QS.[35]

3.1.3   Estrategia frente a los mecanismos de defensa del huésped

Staphylococcus aureus posee diferentes factores que le permiten evadir los sistemas defensivos.[39] Muchos aislados pueden producir una cápsula polisacárida, especialmente las tipo 5 y 8, con características antifagocíticas y de formación de abscesos.[40] Posee una proteína de superficie denominada proteína A (de hecho, una MSCRAMM) que tiene la capacidad de unirse a la fracción Fc de la IgG, lo que inactiva la actividad opsonizante de esta inmunoglobulina.[8] Adicionalmente, puede producir la proteína inhibidora de la quimiotaxis (CHIP) o la proteína de adherencia extracelular (Eap) que impiden la quimiotaxis y la extravasación de los leucocitos polimorfonucleares (PMN) en el lugar de la infección.[37] Finalmente, *Staphylococcus aureus* puede producir una gran cantidad de citotoxinas capaces de destruir, entre otros, a los leucocitos polimorfonucleares (PMN). Destacan las hemolisinas, especialmente la α-toxina, y la leucocidina de Panton-Valentine (LPV), que parece tener especial relevancia en las infecciones que se producen en la comunidad.

3.1.4   Penetración e invasión de tejidos

Staphylococcus aureus tiene la capacidad de producir un número importante de enzimas que facilitan la invasión y destrucción tisular. Destacan las proteasas, lipasas, nucleasas, hialuronidasa, fosfolipasa C y elastasas, que tienen un papel relevante en la instauración de infecciones metastásicas.

3.1.5   Shock séptico y producción de toxinas

Staphylococcus aureus puede producir shock séptico mediante la activación del sistema inmunológico y del sistema de coagulación mediado por el peptidoglicano, los ácidos teicoicos de su superficie y por la α-toxina.[41] Adicionalmente, también puede producir superantígenos tales como las enterotoxinas, que causan toxinfecciones alimentarias, y la toxina TSST-1, causante del síndrome del shock tóxico.[42] A diferencia de lo descrito anteriormente para los elementos estructurales como el peptidoglicano, estos superantígenos pueden generar cuadros similares al shock séptico por la producción incontrolada de citocinas. Finalmente, *Staphylococcus aureus* puede producir la toxina exfoliativa o epidermolisina, responsable del síndrome de la piel escaldada o del impétigo bulloso. La producción de toxinas tiene lugar especialmente en bacterias en fase de latencia, lo que favorece su diseminación. Los factores de virulencia de *Staphylococcus aureus* para producir enfermedad y evadir los mecanismos de defensa del huésped son numerosos. Sin embargo, cabe resaltar que no todas las cepas de esta especie se comportan de la misma manera. Existen diferencias importantes en cuanto a tipos de adhesinas o toxinas y en cuanto a la capacidad de evadir los mecanismos de defensa o la capacidad de producir biocapas bacterianas. Si bien algunos determinantes de virulencia se relacionan con el tipo clonal, otros no se relacionan con información genética. De hecho, no existe demasiada información sobre la expresión de muchos de estos genes durante la infección.

3.2   Resistencia a la meticilina y virulencia

Existen numerosas dudas sobre si las cepas de *Staphylococcus aureus* resistentes a la meticilina (SARM) son más virulentas que las cepas sensibles (SASM). Se ha descrito, incluso en metaanálisis, que las infecciones nosocomiales por SARM tienen una mayor morbimortalidad que las infecciones producidas por SASM.[43] Sin embargo, estas diferencias pueden estar relacionadas con las comorbilidades del paciente o con el tiempo transcurrido hasta iniciar el tratamiento adecuado. Algunos estudios describen diferencias en mortalidad en bacteriemias, pero no en neumonías; otros no encuentran distinciones en ninguna de ellas.[44] Tampoco se han encontrado en la evolución de infecciones producidas en la comunidad por cepas sensibles (C-SASM) o resistentes (C-SARM) a la meticilina.[45] Por lo tanto, si bien no existe una evidencia clara en cuanto a diferencias en virulencia de cepas SASM y SARM, lo que no ofrece ninguna duda es que las producidas por estas últimas se caracterizan por una menor disponibilidad de alternativas terapéuticas y un aumento en los costos de hospitalización y de tratamiento.

3.3   Patogenia de las infecciones nosocomiales producidas por SARM (N-SARM)

La resistencia a la meticilina está mediada por el gen *mecA* que codifica la proteína de unión a la penicilina (PBP2A) que presenta una disminución en la afinidad por los antibióticos beta-lactámicos. Este gen forma parte de un elemento genético móvil denominado *cassette* cromosómico estafilocócico *mec* (SCC*mec*). Este casete está flanqueado por genes de recombinasas que permiten una transmisión intra e interespecies de SCC*mec*.[46] Se desconoce cuál fue el reservorio inicial de SCC*mec*. Como consecuencia de la transferencia de SSC*mec* a clones de SASM, ha aparecido una serie de estirpes de SARM. Las infecciones nosocomiales por SARM han sido producidas por un número limitado de clones mayoritarios que han sido descritos y nominados de diversas maneras en función de la tecnología utilizada para su clasificación. Estos escasos clones han producido infecciones en diferentes regiones del planeta. Su prevalencia se ha asociado con su capacidad de resistencia a numerosos antimicrobianos, lo que les permite sobrevivir en el ambiente hospitalario, pero también con una mayor virulencia demostrada por su capacidad de transmisión y de colonización de huéspedes. En algunos de estos clones, como en el clon brasileño, se ha descrito una mayor capacidad para adherirse, persistir, invadir tejidos y producir biocapas.[47] No se sabe si estas características se encuentran también en otros clones mayoritarios.

3.4   *Patogenia de las infecciones comunitarias producidas por SARM (C-SARM)*

Hasta la década de los noventa, SARM rara vez producía infecciones en la comunidad. Desde la primera descripción de un brote de infecciones comunitarias en indígenas australianos en 1989, la prevalencia de infecciones muy agresivas y a veces mortales por SARM en la comunidad ha aumentado de manera alarmante en numerosos países, sobre todo en EE.UU. Estas infecciones fatales eran principalmente neumonías necrotizantes, abscesos pulmonares o sepsis y estaban producidas por una cepa denominada USA400 (también llamada MW2).[48] Adicionalmente, aumentaron las infecciones de piel y tejidos blandos en presidiarios, deportistas, soldados y homosexuales. La cepa responsable era la USA300.[49] Finalmente, en los últimos años se han descrito infecciones producidas por SARM en localizaciones inusuales para este microorganismo tales como fascitis, piomiositis, púrpuras fulminantes, etc. En España, sin embargo, se han descrito pocos casos de infecciones comunitarias y muchos de ellos en población inmigrante. El número de infecciones por C-SARM está aumentando y empiezan a producirse infecciones relacionadas con la atención sanitaria, dificultando la separación entre N-SARM y C-SARM.

Las cepas C-SARM se caracterizan por poseer SCC*mec*IV (y, a veces, SCC*mec*V), que es el *cassette mec* más pequeño de los conocidos, y además son sensibles a numerosos antimicrobianos no beta-lactámicos. Las cepas N-SARM poseen *cassettes mec* de gran tamaño y suelen ser resistentes a numerosos antimicrobianos no beta-lactámicos.

Las razones de la elevada virulencia de las cepas C-SARM no se conocen con exactitud. Entre los factores que se postulan están una mayor capacidad de evadir las defensas del huésped y la producción de determinadas toxinas. Puesto que la mayoría de las cepas C-SARM, a diferencia de las cepas nosocomiales, tienen la capacidad de producir LPV, muchos autores relacionan la producción de esta proteína, con capacidad leucocitolítica y dermonecrótica, con una mayor virulencia.[37]

LPV es una toxina con dos componentes denominados proteínas S y F. La capacidad leucocitolítica, hemolítica y dermonecrótica de la LPV dependerá de la combinación de tales proteínas.[39] LPV puede inducir la liberación de enzimas inflamatorios y citocinas en PMN. También puede producir apoptosis de PMN y necrosis en altas concentraciones. Teniendo en cuenta la alta relación epidemiológica entre C-SARM productor de LPV con infecciones de piel y tejidos blandos y neumonía necrotizante, todo apunta a un papel relevante de esta leucocidina.[37] Sin embargo, algunos estudios que han determinado la virulencia de cepas productoras y no productoras de LPV han mostrado resultados contradictorios. La lisis de PMN *in vitro* y los resultados en diferentes modelos experimentales al comparar cepas productoras y no productoras de LPV fueron similares.[50] Algunos autores consideran que LPV no constituye un factor esencial en la virulencia de estas cepas, pero sí es quizás un marcador de otros determinantes más relevantes y de momento desconocidos. Otros autores consideran que LPV es sólo relevante en determinadas infecciones como la neumonía necrotizante. Otras toxinas tales como las enterotoxinas o las recientemente descritas modulinas solubles en fenol pueden también ser relevantes en el curso de estas infecciones.[51] En la actualidad, se conoce el genoma de cepas C-SARM y es posible que su estudio comparativo nos permita averiguar las diferencias con cepas N-SARM.

Las cepas C-SARM parecen tener una capacidad de colonización diferente a las cepas nosocomiales. Por ejemplo, se ha descrito transmisión por contacto heterosexual en personas que tenían colonización genital y sin colonización nasal.[52] Es, por lo tanto, posible que en la transmisión de C-SARM puedan desempeñar un papel relevante otros reservorios desconocidos hasta el momento.

Aunque disponemos de una gran información sobre la virulencia de *Staphylococcus aureus*, existen todavía muchas preguntas sin respuesta. Se desconoce, por ejemplo, la función de numerosos factores de virulencia en la patogenia de las infecciones producidas por este microorganismo, así como la regulación de los mismos. Se desconoce también por qué determinados clones prevalecen a lo largo del tiempo y se transmiten con gran facilidad; incluso qué factores, además de LPV, son determinantes en las infecciones producidas por C-SARM y cuáles son los principales reservorios. El conocimiento de la patogenia de estas infecciones permitirá desarrollar medidas preventivas y terapéuticas adecuadas en un futuro.

BIBLIOGRAFÍA

1. Scheleifer KH. Grampositive cocci. En Holt JG, Sneath PHA, Mair NS, Sharpe MS (ed.). Bergey's Manual of Systematic Bacteriology. The Williams & Wilkins Co., Baltimore, Md 1986; 2: 999-1002.
2. List of Procaryotic Names with Standing in Nomenclatura (LPNS): http://www.bacterio.cict.fr/).
3. Wertheim HF, Melles DC, Vos MC *et al.* The role of nasal carriage in *Staphylococcus aureus* infections. Lancet Infect Dis 2005; 5: 751-62.
4. Von Eiff C, Becker K, Machka K *et al.* Nasal carriage as a source of *Staphylococcus aureus* bacteremia. Study Group. N Engl J Med 2001; 344: 11-6.
5. Nafziger DA, Wenzel RP. Coagulase-negative *staphylococci*. Epidemiology, evaluation, and therapy. Infect Dis Clin North Am 1989; 3: 915-29.
6. Pfaller MA, Herwaldt LA. Laboratory, clinical and epidemiological aspects of coagulase-negative *staphylococci*. Clin Microbiol Rev 1988; 1: 281-99.
7. Waldvogel FA. *Staphylococcus aureus* (including *staphylococcal* toxic shock). En Mandell GL, Bennett JE, Dolin R (ed.). Principles and Practice of Infectious Diseases. Churchill Livingstone, Philadelphia 2000; 5: 2069-092.
8. Bannerman TL, Peacock SJ. *Staphylococcus, Micrococcus,* and other catalase positive cocci. En Murray PR, Baron EJ, Jorgensen JH, Landry ML, Pfaller MA (eds.). Manual of Clinical Microbiology. American Society for Microbiology, Washington DC 2007; 9: 390-411.
9. Peacock SJ. *Staphylococcus.* En Borriello SP, Murray PR, Funke G (ed.). Topley & Wilson's Microbiology and Microbial infection. Hodder Arnold, London 2005; 10: 771-832.
10. Looney WJ. Small colony variants of *Staphylococcus aureus*. Br J Biomed Sci 2000; 57: 317-22.

11. Heikens E, Fleer A, Paauw A *et al.* Comparison of genotypic and phenotipyc methods for species level identification of clinical isolates of coagulase negative *staphylococci.* J Clin Microbiol 2005; 43: 2286-290.

12. Boucher HW, Corey GR. Epidemiology of methicillin-resistant *Staphylococcus aureus.* Clin Infect Dis 2008; 1: 46(suppl. 5): S344-49.

13. Miller LG, Diep BA. Clinical practice: colonization, fomites, and virulence: rethinking the pathogenesis of community-associated methicillin-resistant *Staphylococcus aureus* infection. Clin Infect Dis 2008; 46: 752-60.

14. Graham PL 3rd, Lin SX, Larson EL. A U.S. population-based survey of *Staphylococcus aureus* colonization. Ann Intern Med 2006; 144: 318-25.

15. Murray PR, Roshental KS, Pfaller MA. *Staphylococcus* y organismos relacionados. En microbiología médica. Elsevier-Mosby, Madrid 2005; 5: 221-36.

16. Kaplan MH, Tenebaum MJ. *Staphylococcus aureus:* cellular biology and clinical application. Am J Med 1982: 72: 248.

17. Rodríguez Luzón MA, Rodríguez Baño J. Infecciones por estafilococos. En Ausina Ruiz V, Moreno Guillen S (ed.). Tratado SEIMC de enfermedades infecciosas y microbiología clínica. Panamericana, Madrid 2005; 253-82.

18. Thomson RB Jr. Specimen collection, transport and processing: bacteriology. En Murray PR, Baron EJ, Jorgensen JH, Landry ML, Pfaller MA (eds.). Manual of Clinical Microbiology. American Society for Microbiology, Washington DC 2007; 9: 292-331.

19. Krishna BV, Smith M, McIndeor A *et al.* Evaluation of chromogenic MRSA medium, MRSA select and Oxacillin Resistance Screening Agar for the detection of methicillin-resistant *Staphylococcus aureus.* J Clin Pathol 2008; 1: 841-43.

20. Lagacé-Wiens PR, Alfa MJ, Manickam K *et al.* Reductions in workload and reporting time by use of methicillin-resistant *Staphylococcus aureus* screening with MRSA Select medium compared to mannitol-salt medium supplemented with oxacillin. J Clin Microbiol 2008; 46: 1174-177.

21. Cherkaoui A, Renzi G, François P *et al.* Comparison of four chromogenic media for culture-based screening of meticillin-resistant *Staphylococcus aureus.* J Med Microbiol 2007; 56: 500-03.

22. Besier S, Zander J, Kahl BC *et al.* The thymidine-dependent small-colony-variant phenotype is associated with hypermutability and antibiotic resistance in clinical *Staphylococcus aureus* isolates. Antimicrob Agents Chemother 2008; 52: 2183-189.

23. Linksvon Eiff C. *Staphylococcus aureus* small colony variants: a challenge to microbiologists and clinicians. Int J Antimicrob Agents 2008; 31: 507-10.

24. Ruoff KL. Algorithm for identification of aerobic grampositive cocci. En Murray PR, Baron EJ, Jorgensen JH, Landry ML, Pfaller MA (eds.). Manual of Clinical Microbiology. American Society for Microbiology, Washington DC 2007; 9: 365-70.

25. Van Griethuysen A, Bes M, Etienne J *et al.* International multicenter evaluation of latex agglutination tests for identification of *Staphylococcus aureus.* J Clin Microbiol 2001; 39: 86-9.

26. Weist K, Cimbal AK, Lecke C *et al.* Evaluation of six agglutination tests for *Staphylococcus aureus* identification depending upon local prevalence of methicillin-resistant *S. aureus* (MRSA). J Med Microbiol 2006; 55: 283-90.

27. Evangelista AT, Truant AL, Bourbeau PP. Rapid systems and instruments for the identification of bacteria. En Truant AL (ed.). Manual of Comercial Methods in Clinical Microbiology. American Society for Microbiology. Wasington DC 2002; 22-49.

28. Hogg GM, McKenna JP, Ong G. Rapid detection of methicillin-susceptible and methicillin-resistant *Staphylococcus aureus* directly from positive BacT/Alert blood culture bottles using real-time polymerase chain reaction: evaluation and comparison of 4 DNA extraction methods. Diagn Microbiol Infect Dis 2008; 61: 446-52.

29. Murchan S, Kaufmann ME, Deplano A *et al.* Harmonization of pulsed-field gel electrophoresis protocols for epidemiological typing of strains of methicillin-resistant *Staphylococcus aureus*: a single approach developed by consensus in 10 European laboratories and its application for tracing the spread of related strains. J Clin Microbiol 2003; 41: 1574-585.

30. Van der Zee A, Verbakel H, Van Zon JC *et al.* Molecular genotyping of *Staphylococcus aureus* strains: comparison of repetitive element sequence-based PCR with various typing methods and isolation of a novel epidemicity marker. J Clin Microbiol 1999; 37: 342-49.

31. Cookson BD, Robinson DA, Monk AB *et al.* Evaluation of molecular typing methods in characterizing a European collection of epidemic methicillin-resistant *Staphylococcus aureus* strains: the HARMONY collection. J Clin Microbiol 2007; 45: 1830-837.

32. Murchan S, Kaufmann ME, Deplano A *et al.* Harmonization of pulsed-field gel electrophoresis protocols for epidemiological typing of strains of met-

hicillin-resistant *Staphylococcus aureus*: a single approach developed by consensus in 10 European laboratories and its application for tracing the spread of related strains. J Clin Microbiol 2003; 41: 1574-585.

33. Hallin M, Deplano A, Denis O *et al*. Validation of pulsed-field gel electrophoresis and spa typing for long-term, nationwide epidemiological surveillance studies of *Staphylococcus aureus* infections. J Clin Microbiol 2007; 45: 127-33.

34. Yarwood JM, Schlievert PM. Quorum sensing in *Staphylococcus infections*. J Clin Invest 2003; 112: 1620-625.

35. Kong K, Vuong C, Otto M. *Staphylococcus* quorum sensing in biofilm formation and infection. Int J Med Microbiol 2006; 296: 133-39.

36. Patti JM, Allen BL, McGavin MJ *et al*. MS-CRAMM-mediated adherente of microorganisms to host tissues. Annu Rev Microbiol 1994; 48: 585-617.

37. Gordon RJ, Lowry FD. Pathogenesis of methicillin-resistant *Staphylococcus aureus* infections. Clin Infect Dis 2008; 46: S350-S359.

38. Donlan RM, Costerton JW. Biofilms: survival mechanisms of clinically relevant microorganisms. Clin Microbiol Rev 2002; 15: 611-19.

39. Foster TJ. Immune evasion by staphylococci. Nat Rev Microbiol 2005; 3: 948-58.

40. O'Riordan K, Lee JC. *Staphylococcus aureus* capsular polysacharides. Clin Microbiol Rev 2004; 17: 218-34.

41. Lowry FD. *Staphylococcus aureus* infections. N Engl J Med 1998; 339: 520-32.

42. Dinges MM, Orwin PM, Schlievert PM. Exotoxins of *Staphylococcus aureus*. Clin Microbiol Rev 2000; 16: 71-6.

43. Cosgrove SE, Sakoulas G, Perencevich EN *et al*. Comparison of mortality between methicillin-resistant and methicilli-susceptible *Staphylococcus aureus* bacteremia: a meta-analysis. Clin Infect Dis 2003; 36: 53-9.

44. Cosgrove SE, Qi Y, Kaye KS *et al*. The impact of methicillin-resistance in *Staphylococcus aureus* bacteremia on patient outcome: mortality, length of stay, and hospital charges. Infect Control Hosp Epidemiol 2005; 26: 166-74.

45. Miller LG, Quan C, Shay A *et al*. A prospective investigation of outcomes after hospital discharge for endemic, community-acquired methicillin-resistant and susceptible *Staphylococcus aureus* skin infection. Clin Microbiol Dis 2007; 44: 483-92.

46. Hiramatsu K, Cui L, Kuroda M *et al*. The emergence and evolution of methicillin-resistant *Staphylococcus aureus*. Trends Microbiol 2001; 9: 486-93.

47. Amaral MM, Coelho LR, Flores RP *et al*. The predominant variant of the Brazilian epidemia clonal complex of methicillin-resistant *Staphylococcus aureus* has an enhanced ability to produce biofilm and to adhere to and invade airway epithelial cells. J Infect Dis 2005; 192: 801-10.

48. McDougal LK, Steward CD, Kilgore GE *et al*. Pulsed field gel electrophoresis typing of oxacillin-resistant *Staphylococcus aureus* isolates from the United States: establishing a national database. J Clin Microbiol 2003; 41: 5113-120.

49. Tenover FC, McDougal LK, Goering RV *et al*. Characterization of a strain of community-associated methicillin-resistant *Staphylococcus aureus* widely disseminated in the United States. J Clin Microbiol 2006; 44: 108-18.

50. Said-Salim B, Mathema B, Braughton K *et al*. Differential distribution and expression of Panton-Valentine leukocidin among community-acquired methicillin-resistant *Staphylococcus aureus* strains. J Clin Microbiol 2005; 43: 3373-379.

51. Wang R, Braughton KR, Kretschmer D *et al*. Identification of novel cytolytic peptides as key virulence determinants for community-associated MRSA. Nat Med 2007; 13: 1510-514.

52. Cook HA, Furuya EY, Larson E *et al*. Heterosexual transmission of community-associated methicillin-resistant *Staphylococcus aureus*. Clin Infect Dis 2007; 44: 410-13.

Capítulo 2
Mecanismos de resistencia y epidemiología molecular de la infección producida por *Staphylococcus aureus*

E. Cercenado

Especialista en Microbiología y Parasitología
Servicio de Microbiología
Hospital General Universitario Gregorio Marañón
Facultad de Medicina
Universidad Complutense
Madrid

Dirección para correspondencia
Hospital General Universitario
Gregorio Marañón
Dra. E. Cercenado
ecercenado@terra.es

1 Introducción

Staphylococcus aureus constituye un magnífico ejemplo de patógeno en constante evolución. Desde que se conoce su papel como agente causal de patología infecciosa, este microorganismo ha demostrado una eficaz adaptación a las condiciones cambiantes del medio circundante, y tanto desde el punto de vista de su patogenicidad como del de la evolución de la resistencia a los antimicrobianos, puede considerársele el paradigma de la progresión evolutiva.[1] En las dos últimas décadas, se ha observado un progresivo aumento en la incidencia de las infecciones causadas por este microorganismo[2,3] al que se le ha añadido un incremento de su resistencia a los antibióticos de primera elección utilizados para el tratamiento de las infecciones que produce.[4] A lo largo de los años, *Staphylococcus aureus* ha desarrollado múltiples mecanismos de resistencia a los antimicrobianos, y aunque actualmente su resistencia a la meticilina constituye el principal problema terapéutico, se han descrito aislados de *Staphylococcus aureus* con resistencia frente a todos los antimicrobianos utilizados para el tratamiento de la infección estafilocócica.[4,5] En *Staphylococcus aureus*, la evolución de la resistencia se ha producido de forma lenta y continuada, desde la detección de los primeros aislados con resistencia a la penicilina en 1944,[6] hasta las más recientes descripciones de aislados con resistencia a la vancomicina a partir de 2002[7] e incluso de aislados resistentes a nuevos antimicrobianos como el linezolid o la daptomicina.[8,9] Junto al problema de la resistencia a los antimicrobianos, *Staphylococcus aureus* posee múltiples factores de virulencia que le permiten aumentar su capacidad de producir infecciones graves en todos los estadios de la vida tanto en pacientes hospitalizados como en la comunidad.[10,11] Todos estos aspectos relacionados con las infecciones producidas por este microorganismo tienen importantes implicaciones clínicas, terapéuticas y epidemiológicas.

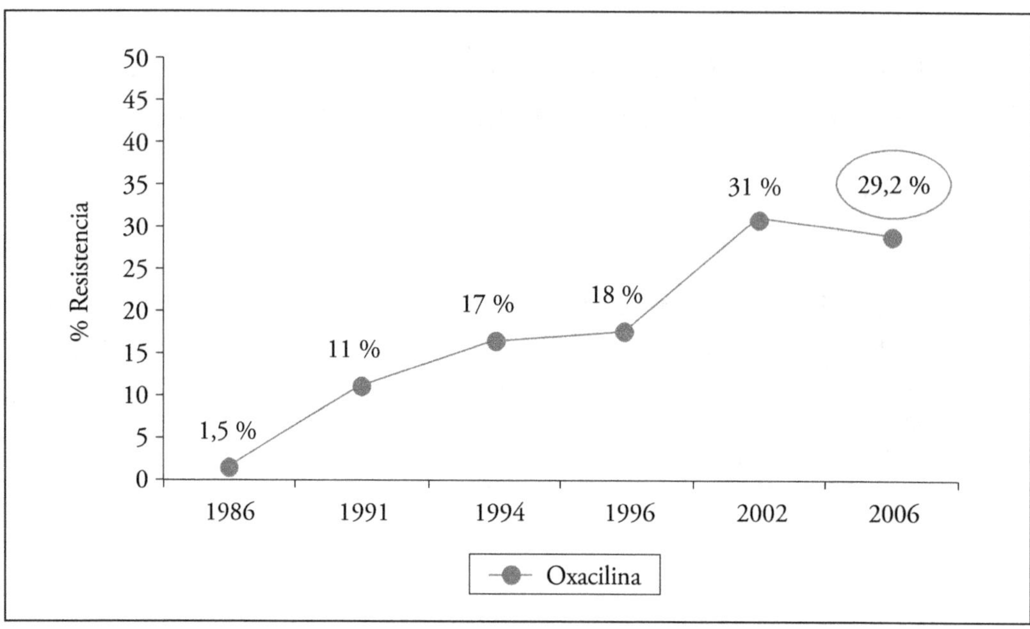

Figura 1. Evolución de la resistencia de Staphylococcus aureus a la meticilina (oxacilina) en España.
Modificado de: Cuevas O, Cercenado E, Goyanes MJ, et al. Enferm Infecc Microbiol Clin 2008; 26: 269-77.

2   Evolución de la sensibilidad de *Staphylococcus aureus* a los antimicrobianos

La resistencia de *Staphylococcus aureus* a los antimicrobianos es un proceso complejo y diná-
mico.[12] A principios de la década de los cuarenta, la mayoría de los aislados de *Staphylococcus
aureus* eran sensibles a la penicilina G. Sin embargo, este microorganismo rápidamente desarrolló la capacidad de producir penicilinasa, un enzima que inactiva las penicilinas naturales
y las aminopenicilinas, y cuya codificación plasmídica favoreció su diseminación. Esta resistencia fue inicialmente esporádica y observada en el medio hospitalario, pero en dos décadas,
más del 75 % de los aislados eran resistentes y se habían diseminado a la comunidad.[5] Poco
después, y tras la introducción de nuevos antimicrobianos como la estreptomicina, la tetraciclina, el cloranfenicol y la eritromicina, *Staphylococcus aureus* desarrolló resistencia a los
mismos junto con la producción de penicilinasa.[5] La resistencia a la penicilina estimuló el desarrollo de penicilinas semisintéticas resistentes a la penicilinasa, como la meticilina, pero en
1961, el mismo año de su introducción como agente terapéutico, se describieron los primeros casos de *Staphylococcus aureus* con resistencia a la meticilina (SARM) en el Reino Unido[13]
que muy poco después fueron endémicos en hospitales de todo el mundo.[14-16]

A partir de 1965 en Europa y de 1974 en Estados Unidos, la infección por SARM creó
importantes retos epidemiológicos, terapéuticos y de control de la infección nosocomial.
En España, la primera descripción de un aislado de SARM se produjo en 1981,[17] y actualmente estos aislados suponen el 29,2 % (véase la figura 1).[4] En Europa, la resistencia de

Staphylococcus aureus a la meticilina es, en general, elevada, aunque hay diferencias entre países, por ejemplo entre Grecia, Reino Unido, Bélgica e Irlanda (con porcentajes de resistencia próximos al 40 %) con respecto a los países del norte de Europa, donde la resistencia es inferior al 3 %, presentando incluso tasas del 0,6 % en Suecia.[18,19] En Estados Unidos, el SARM es el patógeno hospitalario resistente a los antibióticos más frecuente, y su prevalencia en algunas unidades de cuidados intensivos es superior al 60 %.[20]

Una característica de los aislados de SARM es su resistencia a otros antimicrobianos pertenecientes a diferentes clases. Desde la descripción de cepas con resistencia a la gentamicina, la resistencia a los aminoglucósidos ha sido un marcador habitual en SARM. Posteriormente, el espectro de la multirresistencia se amplió a otros antimicrobianos como el cloranfenicol, las tetraciclinas, los macrólidos, las lincosamidas, los aminoglucósidos y las fluoroquinolonas. Esta «coevolución» de la resistencia limitó las opciones terapéuticas de las infecciones producidas por SARM, lo que obligó a incrementar el consumo de glicopéptidos en el tratamiento de las infecciones por *Staphylococcus aureus*, y trajo como consecuencia la aparición de cepas con sensibilidad disminuida a la vancomicina. En 1997, se describe en Japón el primer aislado de *Staphylococcus aureus* con sensibilidad disminuida a la vancomicina (VISA, *vancomycin-intermediate Staphylococcus aureus*)[21] y la existencia de cepas con resistencia heterogénea a este antimicrobiano,[22] y poco más tarde aparecen cepas con estas mismas características de sensibilidad en Estados Unidos,[23] Europa[24] y España.[25]

La descripción en 2002 de cepas de SARM con resistencia de alto nivel a la vancomicina y la demostración de su transferencia plasmídica *in vivo*, constituyen en la actualidad un motivo de preocupación.[7,26] No obstante, se ha descrito que tanto los aislados VISA como los resistentes a la vancomicina son habitualmente sensibles a la quinupristina/dalfopristina, al trimetoprim-sulfametoxazol y al linezolid. Del mismo modo, los aislados descritos con resistencia a la vancomicina en los que se ha evaluado la actividad de la daptomicina, han sido sensibles a este antimicrobiano. Pero a pesar de la actividad de los nuevos antimicrobianos recientemente introducidos en la práctica clínica frente a aislados multirresistentes de *Staphylococcus aureus,* este microorganismo ha desarrollado resistencia frente al linezolid[8] y a la daptomicina.[9] Por último, aunque su resistencia se ha manifestado principalmente en aislados hospitalarios, en los últimos años han aparecido brotes comunitarios de infección por SARM en niños y adultos sanos sin ninguna relación con centros sanitarios.[27-29] La diseminación de SARM de los hospitales a la comunidad era un hecho predecible; sin embargo, la aparición de nuevas cepas de SARM en la comunidad genéticamente distintas a las hospitalarias quizá no lo era tanto. Si se mantienen los mismos patrones observados que con la evolución de la resistencia de aislados hospitalarios de *Staphylococcus aureus,*[30] es de esperar que la prevalencia de este microorganismo multirresistente en la comunidad aumente en la próxima década.

Hoy en día, el rápido aumento de la prevalencia de *Staphylococcus aureus* de origen comunitario en algunos países, así como su reciente introducción y diseminación en los hospitales, ha difuminado las fronteras entre cepas de adquisición comunitaria y hospitalaria, y ha creado la necesidad de realizar una detección precoz y de reconsiderar nuevas estrategias terapéuticas.[31,32]

3 Mecanismos de resistencia de *Staphylococcus aureus* a los antimicrobianos

3.1 Mecanismos de resistencia a los beta-lactámicos

En *Staphylococcus aureus* se han caracterizado tres mecanismos de resistencia a los beta-lactámicos. El primero que se describió fue la inactivación enzimática por beta-lactamasas (penicilinasas) que afecta a las penicilinas naturales y semisintéticas, pero no al resto de los beta-lactámicos; en segundo lugar, se describe la resistencia por alteración de las proteínas fijadoras de penicilina (PBPs) –resistencia a la meticilina–, que afecta a todos los beta-lactámicos; y en tercer lugar, el fenómeno de la tolerancia, que asimismo afecta a todos los beta-lactámicos.

Existen cuatro tipos serológicos de beta-lactamasas en *Staphylococcus aureus*; se denominan A, B, C y D, y son extracelulares, generalmente inducibles y codificadas por plásmidos. Estos enzimas hidrolizan todas las penicilinas naturales y semisintéticas, y con menor eficacia a la meticilina y a las cefalosporinas. Las de los tipos A y C predominan entre las cepas hospitalarias y tienen una elevada actividad hidrolítica, mientras que las de los tipos B y D son menos frecuentes y menos hidrolíticas.[33] La resistencia de *Staphylococcus aureus* a la meticilina se debe a la presencia del gen *mecA,* de localización cromosómica y origen desconocido, el cual codifica la síntesis de una nueva proteína fijadora de penicilina supernumeraria y alterada, la PBP2a, también denominada PBP2', que le confiere resistencia a todos los antibióticos beta-lactámicos, incluyendo las penicilinas, cefalosporinas, carbapenemas y monobactamas. Como excepción a esta regla, recientemente se han sintetizado dos nuevas cefalosporinas, el ceftobiprol y la ceftarolina, que son activas frente a cepas de SARM debido a su gran afinidad por la PBP2a.[34,35] La expresión de esta PBP2a puede ser inducible o constitutiva[36] y sus diferencias de afinidad por la meticilina, otras penicilinas resistentes a las penicilinasas, las cefalosporinas y otros beta-lactámicos se reflejan en el mayor o menor grado de resistencia que se manifiesta en las pruebas de sensibilidad. De este modo, algunos aislados de SARM pueden aparecer en los estudios de sensibilidad *in vitro* como «sensibles» a cefalosporinas y a carbapenemas.

Aunque los SARM presentan resistencia cruzada a todos los beta-lactámicos, las cepas pueden ser homogéneamente, o más frecuentemente, heterogéneamente resistentes. En este último caso, la mayoría de las células expresan bajo nivel de resistencia a la meticilina, pero pueden estar presentes pequeñas subpoblaciones de células altamente resistentes a la meticilina.[36] Este fenómeno es debido a que la expresión fenotípica del gen *mecA* se ve afectada por una serie de factores que incluyen el pH, la temperatura, la osmolaridad, las secuencias regulatorias y algunos genes cromosómicos no relacionados.[36] Estos genes, denominados *femA, femB, femC* y *femD* (factores esenciales para la expresión de la resistencia a la meticilina), o genes *aux* (auxiliares), están presentes en el cromosoma de SARM y también en el de *Staphylococcus aureus* sensible a la meticilina. En definitiva, la resistencia a la meticilina es un fenómeno complejo con una expresión variable y multifactorial, lo que puede dificultar su detección en el laboratorio. Las cepas con resistencia a la meticilina (homogénea o heterogénea) que presentan el gen *mecA* suelen ser, en general, resistentes a múltiples antimicrobianos no beta-lactámicos, como los aminoglucósidos, los macrólidos, las fluoroquinolonas y la tetraciclina; por ello, la observación de multirresistencia debe hacer sospechar de la posibilidad de resistencia a la meticilina.

Por último, algunos aislados de *Staphylococcus aureus* presentan otro tipo de resistencia a la meticilina, denominado MOD-SA, en alusión a la presencia de PBPs modificadas diferentes a la PBP2a, y que no presentan el gen *mecA*, ni producen la PBP2a, ni presentan una población reducida altamente resistente. Por el contrario, se demuestra la presencia de PBPs modificadas (PBP1 y PBP2, de baja afinidad) o hiperproducidas (PBP4). No existen datos clínicos que sugieran que el nivel de resistencia expresado por las cepas *borderline mecA* negativas conduzca a un fracaso terapéutico, y los datos obtenidos en estudios en animales con estas cepas demuestran que la oxacilina es eficaz en el tratamiento de infecciones causadas por cepas *borderline mecA* negativas. Por tanto, el único problema ante una cepa con resistencia intermedia a la oxacilina sería la dificultad de diferenciar si es *mecA* positiva o negativa.[36] Las situaciones anteriormente indicadas delimitan tres tipos de cepas de *Staphylococcus aureus* con bajo nivel de resistencia a la meticilina (también denominadas *borderline oxacillin-resistant Staphylococcus aureus* o BORSA): las que presentan resistencia heterogénea y contienen el gen *mecA*, las de resistencia MOD, y las que hiperproducen beta-lactamasa. Estos tres tipos no son excluyentes entre sí, por lo que en una misma cepa puede coexistir más de un mecanismo de resistencia.[36]

En cuanto a la distribución de los diferentes patrones de sensibilidad/resistencia a los beta-lactámicos, en *Staphylococcus aureus* se observan tres patrones: el de sensibilidad a todos los beta-lactámicos, incluyendo las penicilinas sensibles a las penicilinasas, que representa aproximadamente un 5 %; el de resistencia exclusivamente a las penicilinas sensibles a las penicilinasas, que supone alrededor de un 70-90 % de los aislados; y el de resistencia a la meticilina, que aunque ha seguido un curso ascendente en los hospitales españoles a lo largo de las últimas décadas y constituye alrededor de un 15-35 % de los aislados, en los últimos años parece haberse estabilizado. Estas últimas cifras varían mucho según las diferentes áreas geográficas y las distintas unidades de hospitalización.[4]

En *Staphylococcus aureus* también se ha documentado la tolerancia al efecto bactericida de los beta-lactámicos. Este fenómeno implica que para la lisis y muerte del microorganismo se requieren concentraciones de antibiótico mucho más elevadas que las necesarias para la inhibición de su crecimiento. Más que la ausencia de actividad bactericida de los antimicrobianos, la tolerancia significa una disminución de la actividad autolítica por exceso de inhibidor de autolisinas (enzimas autolíticos intracelulares responsables finales de la muerte bacteriana), lo que conlleva un efecto bactericida más lento. Se desconoce la base genética, la significación clínica y la incidencia real de la tolerancia en aislados clínicos de *Staphylococcus aureus*, pero la baja tasa bactericida puede ser un factor crítico en la evolución clínica en infecciones en las que se requiere un efecto bactericida de los beta-lactámicos, como es el caso de la endocarditis y la meningitis.[37]

3.2 *Resistencia a los macrólidos, lincosamidas y estreptograminas*

Los macrólidos, lincosamidas y estreptograminas (MLS) poseen mecanismos de acción y de resistencia muy relacionados. Estos antimicrobianos actúan en la subunidad 50S del ribosoma bacteriano, impidiendo la traslocación de la cadena peptídica en la síntesis de proteínas. Los mecanismos de resistencia de *Staphylococcus aureus* a MLS pueden ser de cuatro tipos:[38]

a) Modificación de la diana (ARNr 23S) por la acción de metilasas codificadas por los genes *erm*(A), *erm*(C) y *erm*(Y).

b) Expulsión activa del antimicrobiano, codificada por los genes *mef*(A), *mef*(E), *mrs*(A), *mrs*(B), *erp*(A), *erp*(B), *vga*(A) y *vga* (B).

c) Inactivación del antibiótico por los genes *lnu*(A), *vat*(A), *vat*(B), *vat* (C), *vgb*(A) y *vgb*(B).

d) Modificación de la diana por mutación del ARNr 23S o de proteínas ribosómicas.

En *Staphylococcus aureus*, el mecanismo de resistencia más frecuente a MLS es el codificado por los genes *erm*. Los genes *erm*(A) están principalmente diseminados en SARM y su origen se halla en los transposones, mientras que los genes *erm*(C) suelen ser los responsables de la resistencia a la eritromicina en aislados de este microorganismo sensibles a la meticilina y son de origen plasmídico. La presencia de genes *erm* confiere resistencia a los macrólidos de 14, 15 y 16 átomos, las lincosamidas y las estreptograminas del grupo B, fenotipo que puede ser de expresión constitutiva o inducible. El fenotipo más frecuente es el inducible, en el que la eritromicina induce la expresión del mecanismo de resistencia. Los genes *mrs*(A) confieren resistencia a los macrólidos de 14 y 15 átomos y a las estreptograminas, y el gen *lnu*(A) a las lincosamidas, aunque estos mecanismos de resistencia son muy poco frecuentes.[39] En el último estudio multicéntrico de participación nacional realizado en 2006,[4] la resistencia de *Staphylococcus aureus* a la eritromicina fue del 31,7 %, mientras que la resistencia a la clindamicina fue del 19,9 %, distribuida entre el 10,4 % de resistencia constitutiva y el 9,5 % de resistencia inducible. Se observó la presencia del fenotipo M (resistencia a la eritromicina mediada por bombas de expulsión activa y sensibilidad a la clindamicina) en el 11,8 % de las cepas de *Staphylococcus aureus*. No se observó en ninguna cepa del mismo el patrón de resistencia a la clindamicina y sensibilidad a la eritromicina.

3.3 *Resistencia a los aminoglucósidos*

En *Staphylococcus aureus* se han caracterizado tres mecanismos de resistencia a los aminoglucósidos:

a) Mutaciones puntuales en la diana ribosómica.

b) Entrada reducida por alteración de la permeabilidad.

c) Modificación enzimática del antibiótico por acetilación, fosforilación o nucleotidilación de grupos amino e hidróxilo.[39]

El primer mecanismo afecta a la estreptomicina y se debe a la presencia de los genes cromosómicos *strA* y *strB*. La resistencia a los aminoglucósidos por alteraciones en la permeabilidad es infrecuente en *Staphylococcus aureus* y se debe a una alteración en el transporte dependiente de energía. La existencia de este mecanismo conlleva resistencia cruzada de bajo nivel a todos los aminoglucósidos. Finalmente, el mecanismo de resistencia a los aminoglucósidos con mayores implicaciones clínicas derivadas de su incidencia y de los fenotipos de resistencia que conlleva es el de la modificación enzimática del aminoglucósido.

En *Staphylococcus aureus* se han identificado ocho enzimas –cuatro nucleotidiltransferasas (ANT [6'], ANT [9], ANT [3"][9] y ANT [4'][4"]), tres fosfotransferasas (APH [3"], APH [3'] III y APH [2"]), y una acetiltransferasa (AAC [6'])– que modifican los distintos aminoglucósidos y que pueden actuar en combinación, es decir, que un mismo sustrato puede ser modificado por más de un enzima y, a su vez, cada enzima puede afectar a más de un aminoglucósido.[40] Los genes responsables de la resistencia a los aminoglucósidos pueden localizarse tanto en los plásmidos como en el cromosoma, siendo habitual también su presencia en los transposones. La frecuencia relativa de cada enzima en *Staphylococcus aureus* determina la distribución de los diferentes fenotipos de resistencia. El fenotipo de resistencia a los aminoglucósidos más común en *Staphylococcus aureus* es el debido a la presencia del enzima bifuncional AAC(6')-APH(2"), que incluye resistencia a la gentamicina, tobramicina, amicacina, kanamicina y netilmicina; es también relativamente frecuente la asociación de este enzima con la ANT (4')(4"), que confiere resistencia a la tobramicina, kanamicina y, en mayor o menor grado, a la amicacina, así como la asociación de los enzimas ANT (6') con APH (3') III, que confieren resistencia a la estreptomicina, kanamicina y, en mayor o menor grado, a la amicacina.[39] En el mismo estudio nacional realizado en 2006 y referido anteriormente, la resistencia de *Staphylococcus aureus* a la gentamicina fue del 8,6 %, lo que supuso una disminución significativa en la resistencia a este antimicrobiano respecto al estudio anterior realizado en 2002, en el que la resistencia a la gentamicina fue del 16,9 %. Sin embargo, la resistencia a la tobramicina fue superior (27 %).[4] La resistencia a la tobramicina y la sensibilidad a la gentamicina observadas en este estudio son, con toda probabilidad, debidas a la diseminación actual del gen *ant4'*, como ocurre en otros países,[41] y a la menor presencia del enzima bifuncional AAC(6')-APH(2") en nuestro medio.

3.4 Resistencia a las fluoroquinolonas

Se han descrito varios mecanismos de resistencia a las fluoroquinolonas en *Staphylococcus aureus:*

a) Mutaciones en los genes *gyrA* y *gyrB,* que codifican la producción de la ADN-girasa (topoisomerasa II).

b) Mutaciones en los genes *parC* y *parE,* que codifican la producción de la topoisomerasa IV.

c) Mutaciones en el gen *norA,* responsables de un mecanismo de expulsión activa.[39,42]

Las mutaciones responsables de la resistencia se producen, en primer lugar, en los genes que codifican la topoisomerasa IV (diana primaria de *Staphylococcus aureus*) y, posteriormente, en la topoisomerasa II (diana secundaria), las cuales contribuyen a aumentar el nivel de resistencia. La existencia de estas mutaciones significa una resistencia cruzada de *Staphylococcus aureus* frente a todas las fluoroquinolonas. Las diferencias en la actividad de las mismas dependerán de la afinidad de cada una de ellas por las topoisomerasas y de la concentración que alcancen en el interior de la célula. Así, las menos activas son el norfloxacino y el ciprofloxacino, seguidas del ofloxacino, levofloxacino y esparfloxacino, y del moxifloxacino y gemifloxacino.[42] La expresión del gen *norA,* cuando está presente en cepas con mutaciones en las girasas, contribuye al aumento de la resistencia a las fluoroquinolonas. En nuestro medio, la resistencia de *Staphylococcus aureus* al ciprofloxacino ha ido aumentando a lo largo de los años; actualmente, presenta cifras elevadas (37,4 %) y constituye un marcador más de SARM, ya que la casi totalidad de las cepas de SARM de adquisición relacionada con los cuidados sanitarios son resistentes.[4] Por el contrario, una cepa de SARM será con gran probabilidad de origen comunitario si es sensible a este antimicrobiano.[28,29,43]

3.5 *Resistencia a los glucopéptidos y lipopéptidos*

Hasta hace algunos años, los aislados de *Staphylococcus aureus* eran uniformemente sensibles a la vancomicina y la teicoplanina, de modo que éstos eran los únicos antimicrobianos frente a los que se podía predecir su sensibilidad. Sin embargo, en 1997 se describió en Japón la existencia de aislados de *Staphylococcus aureus* con sensibilidad disminuida a la vancomicina (concentración mínima inhibitoria [CMI] de 4-8 mg/L).[21] Posteriormente, se comunicaron aislados con las mismas características en otros hospitales japoneses así como en Estados Unidos, Hong-Kong, Corea y diversos países de Europa, incluyendo España.[22,23,25,26] Estos aislados se denominan VISA *(vancomycin intermediate Staphylococcus aureus),* o también GISA *(glycopeptide intermediate Staphylococcus aureus),* ya que además presentan sensibilidad disminuida o resistencia a la teicoplanina, se suelen aislar con una frecuencia muy baja y, por lo general, después de un tratamiento prolongado con glucopéptidos, y se han asociado con fracasos terapéuticos. Se han descrito dos tipos de expresión de la resistencia a los glucopéptidos:

a) La expresión homogénea (CMI de vancomicina 8-16 mg/L).

b) La expresión heterogénea (CMI de 1-4 mg/L).

Las cepas con expresión heterogénea son más frecuentes y se denominan hetero-VISA o hetero-GISA. Estas cepas aparentemente sensibles contienen subpoblaciones (con una frecuencia de $\geq 10^{-6}$) que pueden crecer en presencia de concentraciones de vancomicina de 4-8 mg/L. El mecanismo de resistencia consiste en una alteración de la estructura del peptidoglicano que conduce a un engrosamiento de la pared y determina un secuestro del glucopéptido, impidiendo su unión a los residuos de D-alanina-D-alanina, que es su diana. También se ha observado que estos aislados presentan un aumento de la expresión de algunas PBPs.[44] Un paso más en la evolución de la resistencia de *Staphylococcus aureus* a los antimicrobianos fue la descripción de aislados de SARM con resistencia de alto nivel a la vancomicina y la teicoplanina en Estados Unidos.[7,26] Las CMIs de la vancomicina frente a estos aislados oscilan entre 32 y > 128 mg/L, y también son resistentes a la teicoplanina. Estas cepas presentan el gen de resistencia a los glucopéptidos *van*A, el mismo que el descrito en enterococos resistentes a la vancomicina. La posible diseminación de estos genes de resistencia en SARM limitaría las opciones terapéuticas de las que se dispone para el tratamiento de las infecciones por estos microorganismos; no obstante, los aislados de SARM con resistencia de alto nivel a la vancomicina en los que se ha evaluado la actividad de otros antimicrobianos se han mostrado sensibles al cloranfenicol, cotrimoxazol, daptomicina, linezolid, minociclina y quinupristina-dalfopristina. En el estudio nacional de 2006, todos los aislados de *Staphylococcus aureus* fueron uniformemente sensibles a los glucopéptidos y ninguna cepa presentó sensibilidad disminuida a los mismos. Sin embargo, la existencia en España de aislados de SARM frente a los cuales la CMI de la vancomicina es de 2 mg/L puede comprometer la actividad de este antimicrobiano en el tratamiento de infecciones graves.[4]

Si bien se han descrito casos de resistencia de *Staphylococcus aureus* a la daptomicina, el mecanismo de resistencia no ha sido clarificado.[9] Dado que el mecanismo de acción de la daptomicina es único, en principio no existe resistencia cruzada entre éste y otros antimicrobianos. Sin embargo, algunos estudios han demostrado que cepas de *Staphylococcus aureus* con sensibilidad reducida a la vancomicina (CMIs de 4-16 mg/L) también presentan sensibilidad reducida a la daptomicina.[45] En la mayoría de aislados frente a los que la CMI de la vancomicina es de 4-16 mg/L, la CMI de la daptomicina es de ≥ 2 mg/L ($p < 0,0001$), es decir, no sensible. No obstante, la resistencia a la vancomicina mediada por *van*A no afecta a la sensibilidad de la daptomicina. Por tanto, deben tomarse precauciones antes de utilizar la daptomicina para el tratamiento de infecciones por *Staphylococcus aureus* cuando existe sospecha o documentación de una sensibilidad reducida a la vancomicina.

3.6   Resistencia a las oxazolidinonas

Actualmente, la única oxazolidinona utilizada en la práctica clínica es el linezolid. Aunque la resistencia de *Staphylococcus aureus* al linezolid es muy poco frecuente, se han descrito cepas con resistencia a este antimicrobiano en diversos países del mundo, incluido España.[4,46] Esta resistencia se debe a la mutación G2576U en el gen que codifica la subunidad

23S del ARNr.[47] Recientemente, se ha descrito la existencia de otro mecanismo de resistencia plasmídica de alto nivel al linezolid, mediada por el gen *cfr*, que codifica una metil-transferasa que modifica la diana del 23S ARNr. Este gen está ligado al gen *ermB* y, conjuntamente, producen resistencia a todos los antibióticos que actúan en el ribosoma.[48]

4   Epidemiología molecular de *Staphylococcus aureus*

Para comprender mejor la dinámica mundial de la epidemiología de *Staphylococcus aureus*, es importante conocer las características genéticas de este microorganismo, debido a la emergencia y diseminación actual de clones virulentos y resistentes a los antibióticos. El análisis de la epidemiología molecular de *Staphylococcus aureus* se realiza mediante el genotipado de las cepas utilizando diversas técnicas moleculares, que incluyen la electroforesis en campo pulsante (PFGE), el *multilocus sequence typing* (MLST) y el *spatyping*. Además, también se ha utilizado la presencia o ausencia de elementos de resistencia y de virulencia para caracterizar a los aislados. Debido a su potencial patógeno, la mayoría de los estudios se han realizado en cepas de SARM, y los análisis de epidemiología molecular han establecido los perfiles característicos y diferenciales de las cepas asociadas con los hospitales o con los cuidados sanitarios y de las cepas de origen comunitario (SARM-CO). Por ejemplo, la asociación entre el *cassette* cromosómico estafilocócico (SCC*mec*) de tipo IV y los genes que codifican la producción de la leucocidina de Panton-Valentine, no sólo ha servido para identificar cepas comunitarias sino también para documentar la cambiante epidemiología del SARM, en la que el clon de SARM comunitario norteamericano más frecuente, el USA300, se ha diseminado rápidamente y se ha introducido en los hospitales, donde ha sustituido a clones hospitalarios.[49] Por otra parte, múltiples estudios han demostrado que *Staphylococcus aureus*, y especialmente SARM, son muy clonales en relación con otras especies de patógenos bacterianos;[50] por tanto, la mayoría de los aislados de SARM asociados con un brote típicamente pertenecen a uno o a pocos tipos clonales. Por el contrario, los aislados de *Staphylococcus aureus* sensibles a la meticilina (SASM) por lo general son genéticamente más variables y han sido objeto de múltiples estudios generales de vigilancia,[4,51] pero de pocos estudios de tipado molecular.

4.1   Epidemiología molecular de Staphylococcus aureus resistente a la meticilina

El análisis de la estructura poblacional de *Staphylococcus aureus* ha revelado la existencia de diversos complejos clonales en los que se incluyen los principales aislados epidémicos descritos (véase la tabla 1).[5] En los años sesenta, el genotipo ancestral ST250-SARM, originado en Dinamarca, era el más frecuente y surgió como consecuencia de la adquisición del gen *mec* por un aislado sensible a la meticilina (ST250-SASM), que a su vez surgió del ST8-SASM.[1] Posteriormente, este clon casi desapareció y fue sustituido por el clon Ibérico

Complejo clonal	Clones SARM más emblemáticos	Otras denominaciones	Distribución geográfica	Origen*	SCC*mec*
CC-5	ST5-SARM-I	EMRSA-3	Mundial	H	I-IV
	ST5-SARM-II	Nueva York/Japonés/GISA			
	ST5-SARM-IV	Pediátrico, USA100, USA800			
	ST125-SARM-IV				
	ST228-SARM-I				
CC-45	ST45-SARM-IV	Berlín	Mundial	H	I-IV
	ST45-SARM-II	USA600			
CC-22	ST22-SARM-IV	EMRSA-15, Barnim	Mundial	H	I-IV
CC-30/39	ST36-SARM-II	EMRSA-16, USA200	Mundial	H	I-IV
	ST30-SASM	80/81		H+C	
	ST30-SARM-IV	SWP (Suroeste Pacífico)	Mundial/Oceanía	H+C	IV
CC-8	ST8-SARM-I-IV	Irlandés-1, EMRSA-2, -6, -7	Mundial	H	I-IV
	ST8-SARM-IV	USA300			
	ST247-SARM-I	Ibérico, EMRSA-5, -17			
	ST239-SARM-III	Húngaro/Brasileño			
	ST239-SARM-IV	Portugués/Brasileño, EMRSA-1, -4, -11			
	ST250-SARM-I	Clon Arcaico (primer SARM descrito)			
CC-1	ST1-SARM-IV	USA 400, MW2	EE.UU., Canadá	C	IV
CC-80	ST-80-SARM-IV	Clon Queensland	Europa, Canadá	C	IV

* H: hospitalario; C: comunitario.

Tabla 1. Epidemiología molecular de Staphylococcus aureus resistente a la meticilina.
(Modificado de: Cercenado E, Coque MT. Enferm Infecc Microbiol Clin, Monogr. 2006; 5 (3):14-26.)

(ST247-SARM-I), que evolucionó a partir del ST250-SARM por una mutación puntual, y fue una importante causa de infección nosocomial en muchos países de Europa y en algunos hospitales de Estados Unidos.[5] En España, antes de 1996, el clon Ibérico (ST247-SARM-I) era el predominante, pero disminuyó de 1996 a 1998 (del 40,1 al 11,4 %) al tiempo que se observó un aumento de otro clon distinto, el ST228-SARM-I, con una frecuencia del 23,3 %.[52] El clon Ibérico también fue remplazado en años posteriores por el clon internacional EMRSA-16 (ST36-SARM-II), muy frecuente en el Reino Unido y derivado del clon ST30-SASM, y principalmente por el clon ST125-SARM-IV, que actualmente es el responsable de aproximadamente el 50 % de los casos de infección por SARM en nuestros hospitales.[52-54] El clon ST125-SARM-IV incluye un elevado número de aislados sensibles a la gentamicina, pero también de aislados resistentes a este antibiótico, lo que evidencia que estas cepas puedan derivar de un ancestro común. Este clon muy probablemente deriva del clon internacional pediátrico ST5-SARM, del que también derivan los primeros aislados de *Staphylococcus aureus* con sensibilidad disminuida a la vancomicina detectados en Japón y en Estados Unidos.[1] Algunos estudios demuestran que desde la década de los sesenta ha habido múltiples introducciones del gen *mec* en aislados de *Staphylococcus aureus* sensibles a la meticilina con genotipos muy divergentes; no obstante, los estudios antes descritos demuestran que en España se han diseminado pocos clones de SARM, lo mismo que ocurre en otras zonas de Europa, y que el clon ST125-SARM-IV que apareció en 1996 es en la actualidad el más frecuente.[1,52]

4.2 *Distribución de los diferentes tipos de* cassette *cromosómico* mec *(SCCmec)*

Todos los aislados de SARM presentan una isla genética móvil denominada el *cassette* cromosómico estafilocócico (SCC*mec*) en el cual se localiza el gen *mecA*, determinante genético necesario para la expresión de la resistencia a la oxacilina (meticilina) y, en consecuencia, a todos los beta-lactámicos. Se han descrito distintos tipos de SCC*mec* con diferentes tamaños moleculares.[55] Los SCC*mec* de tipo IV (21-24 kb) y V (28 kb) son más pequeños que los de los tipos I, II y III (34, 53 y 67 kb, respectivamente) y, en teoría, más fácilmente transferibles. Los SCC*mec* de los tipos I, II y III, además del gen *mecA*, contienen otros genes que codifican la resistencia a diferentes antimicrobianos no beta-lactámicos y se asocian a las cepas hospitalarias; de ahí el fenotipo de multirresistencia característico de las cepas nosocomiales. Por el contrario, los tipos IV y V generalmente sólo presentan el gen *mecA* y se asocian a las cepas de SARM-CO que son sensibles a múltiples antibióticos,[55] si bien, en nuestro medio, la mayoría de las cepas hospitalarias presentan el tipo IV.[54] Recientemente, se ha descrito en Taiwan un nuevo tipo de SCC*mec* relacionado con cepas de SARM-CO, el SCC*mec* V_T.[56] Los análisis de evolución genética han demostrado que el gen *mecA* ha sido transferido a aislados sensibles a la meticilina en más de veinte ocasiones, y que apareció en al menos cinco o más linajes filogenéticamente distintos.[1] Esta adquisición del gen *mecA* (probablemente originado a partir de un estafilococo coagulasa negativa) en aislados de *Staphylococcus aureus* sensibles a la meticilina que ya estaban adaptados al medio hospitalario o al comunitario, generó clones de SARM que proliferaron con éxito en ambos medios. Esta posibilidad explica las diferentes características genotípicas y fenotípicas del SARM-CO respecto al hospitalario o asociado a los cuidados sanitarios. El largo período de tiempo transcurrido entre la aparición de los SARM en los hospitales y su aparición en la comunidad puede ser debido, en parte, a la baja tasa de transferencia genética cromosómica horizontal.[57]

La adquisición del *cassette* de tipo IV por diferentes clones de *Staphylococcus aureus* sugiere que la prevalencia de la infección por SARM puede seguir incrementándose en un futuro. En España, el SCC*mec* de tipo IV es actualmente el más frecuente entre los aislados hospitalarios de SARM (87,4 %) y el único descrito entre los comunitarios. En 2002, el SCC*mec* de tipo I estaba presente en el 20,6 % de los aislados de SARM, mientras que en 2006 sólo se encontró en el 6,6 %. Todos los aislados que presentaban este tipo de *cassette* eran de origen nosocomial y multirresistentes, del mismo modo que lo son los del clon Ibérico. Las cepas que presentan el SCC*mec* de tipo II (6,9 % en 2002, y 5,2 % en 2006 en España) son multirresistentes, pertenecen al clon internacional EMRSA-16 o están encuadradas en clones con perfiles electroforéticos similares a éste, y son responsables de brotes hospitalarios. El SCC*mec* de tipo III es muy infrecuente en nuestro medio (0,8 %) y presenta un perfil electroforético similar al del clon Brasileño (nosocomial y multirresistente).[54,58]

4.3   *Epidemiología molecular de SARM de origen comunitario (SARM-CO)*

Las características genéticas y fenotípicas de los SARM-CO difieren de las de los SARM asociados con los cuidados sanitarios. El origen de los SARM-CO es objeto de debate actualmente. Una posibilidad es que sean descendientes de aislados hospitalarios que sufrieron un considerable cambio, ya que presentan perfiles electroforéticos de campo pulsante muy diversos y han perdido la resistencia a múltiples antibióticos; sin embargo, como se ha indicado anteriormente, es más probable que su aparición se deba la introducción por transferencia horizontal del gen *mecA* y de los SCC*mec* de tipo IV o V en una variedad de entornos genéticos de *Staphylococcus aureus* sensibles a la meticilina,[30,57] lo que explicaría mejor su diversidad electroforética y su ausencia de multirresistencia,[30] pero el hecho de que también existan aislados extrahospitalarios multirresistentes plantea la posibilidad de que algunos aislados comunitarios podrían haberse originado en los hospitales. No obstante, basándose en los datos de los que se dispone actualmente, los SARM-CO parecen derivar de los mismos entornos genéticos de los que derivaron los SARM hospitalarios. Los aislados de SARM-CO por lo general expresan resistencia heterogénea a la meticilina y poseen factores de virulencia asociados, como la leucocidina de Panton-Valentine (PVL). Esta citotoxina lisa los leucocitos, produce necrosis tisular y está codificada por dos genes, *lukF-PV* y *lukS-PV*, que residen en un profago integrado en el cromosoma.[43,55] La PVL, que se encuentra en menos del 5 % de los aislados de *Staphylococcus aureus*, se ha detectado en la mayoría de los aislados de SARM-CO que se han estudiado, excepto en la mayor parte de los aislados comunitarios descritos en Australia, que no la poseen.[12]

Los clones de SARM-CO difieren notablemente de los SARM hospitalarios o de los SARM asociados a los cuidados sanitarios, y presentan genotipos distintos a los de los aislados hospitalarios de la misma comunidad. Se ha descrito que los aislados comunitarios y productores de PVL pertenecen al menos a seis genotipos diferentes: ST1, ST8, ST30, ST59, ST80 y ST93. Sin embargo, los clones comunitarios encontrados en diferentes continentes comparten un entorno genético común con los aislados hospitalarios de SARM o con aislados sensibles a la meticilina de otros continentes, lo que sugiere un intercambio intercontinental de aislados resistentes o sensibles.[5,29,30] Como ejemplo de ello, el clon ST30 causó en los años cincuenta infecciones comunitarias y nosocomiales en todo el mundo y fue eliminado una década más tarde tras la introducción de beta-lactámicos resistentes a las penicilinasas, pero posteriormente adquirió la resistencia a la meticilina y ha vuelto a surgir como un clon comunitario de SARM con elevada prevalencia en Oceanía. Actualmente, la mayor incidencia de SARM-CO se ha observado en Estados Unidos, donde los clones más frecuentes son los denominados USA400 y USA300, pertenecientes a las secuencias tipo ST1 y ST8 de MLST, respectivamente.[31,59] Estos dos clones son los responsables de la mayoría de las infecciones causadas por SARM-CO, sobre todo el USA300 (cepa tipo denominada USA300-0114), que hoy en día ha desplazado al USA400, y que después se ha diseminado por los hospitales de Estados Unidos y también por Europa y Australia.[31,43,60] La resistencia de este clon ha seguido evolucionando mediante la adquisición de plásmidos.[59] En otros continentes, los ST más frecuentes de SARM-CO son el ST30 (Pacífico Sur), el ST59 (Taiwan) y el ST80 (Europa). En Europa también se han descrito el ST8 y el ST30.[29,43] En España, el clon más frecuente de SARM-CO pertenece al ST8 y está relacionado con el clon USA300; con menor frecuencia también se han detectado otros clones pertenecientes al ST80 y al ST5 (Pediátrico).[29,43,61]

El ST398, que históricamente no se ha asociado a infección en humanos (clon de animales), es en la actualidad el SARM-CO más frecuente en granjeros que se hallan en contacto permanente con cerdos, e incluso en la población general en algunas regiones de Europa.[62] En España, hasta el momento actual, todos los SARM-CO descritos presentan el SCC*mec* de tipo IV (con las variantes IVa y IVc); sin embargo, como se indicó anteriormente, este tipo IV también es el más frecuente entre los aislados hospitalarios, por lo que la simple caracterización de este *cassette* no permite en nuestro medio diferenciar entre SARM-CO y SARM hospitalario o relacionado con los cuidados sanitarios (ACS).[28,29,54,61] No obstante, las cepas de SARM-CO, en comparación con las ACS, presentan diferentes patrones de bandas en la electroforesis en campo pulsante y distintos tipos de secuencia en el MLST. De este modo, en España, el genotipo de SARM-ACS más frecuente es el ST125-SARM-IV,[54] mientras que el de SARM-CO más frecuente es el ST8-SARM-IV.[29,61] Aunque el SCC*mec* de tipo IV no contiene otros determinantes de resistencia salvo el *mecA*, las cepas de SARM-CO pueden adquirir resistencia a múltiples antimicrobianos mediante la adquisición de plásmidos. Así, cada vez es más frecuente que presenten resistencia a la eritromicina y la clindamicina por la adquisición de genes *erm* y *msrA*, o a las tetraciclinas por la adquisición de genes *tet*.[59]

Estos cambios en la epidemiología y la resistencia de *Staphylococcus aureus* en la comunidad constituyen un reto en la actualidad que debe conducir a un cambio en la elección de antimicrobianos para el manejo de las infecciones de adquisición comunitaria producidas por este microorganismo.

5   Conclusiones

Durante las últimas décadas, se ha producido un cambio en la epidemiología clínica y molecular de las infecciones ocasionadas por *Staphylococcus aureus* junto con la aparición de cepas resistentes a los antimicrobianos de más reciente introducción en la terapéutica. Si bien la incidencia de SARM en el medio hospitalario parece haberse estabilizado en los últimos años, preocupa sobremanera la diseminación de estas cepas a la comunidad y la aparición de cepas de SARM en la comunidad genéticamente distintas a las hospitalarias y cuyo origen no está relacionado con el hospital ni con los cuidados sanitarios (SARM-CO). Aunque la presencia de estas cepas todavía es poco frecuente en España, en la actualidad constituyen una epidemia en Estados Unidos, donde no sólo se han diseminado en la comunidad sino que también se han introducido y diseminado en los hospitales. La aparición de las cepas de SARM-CO debe conducir a un cambio en la elección de antibióticos para el manejo de las infecciones de adquisición comunitaria. La introducción de nuevos antimicrobianos amplía las posibilidades terapéuticas de tratamiento de las infecciones producidas por estos microorganismos.

BIBLIOGRAFÍA

1. Enright MC, Robinson DA, Randle G *et al.* The evolutionary history of methicillin-resistant *Staphylococcus aureus* (MRSA). Proc Natl Acad Sci USA 2002; 99: 7687-692.

2. Lowy FD. *Staphylococcus aureus* infections. N Engl J Med 1998; 339: 520-32.

3. Moran GJ, Krishnadasan A, Gorwitz RJ *et al.* Methicillin-resistant *Staphylococcus aureus* infections among patients in the emergency department. N Eng J Med 2006; 355: 666-74.

4. Cuevas O, Cercenado E, Goyanes MJ *et al.* y Grupo español para el estudio de estafilococos. *Staphylococcus* spp. en España: situación actual y evolución de la resistencia a los antimicrobianos (1986-2006). Enf Infecc Microbiol Clin 2008; 26: 269-77.

5. Cercenado E, Coque MT. Epidemiología de la resistencia a los antimicrobianos en microorganismos grampositivos. Enf Infecc Microbiol Clin Monogr 2006; 5: 14-26.

6. Kirby WMM. Extraction of a highly potent penicillin inactivator from penicillin resistant staphylococci. Science 1944; 99: 452-53.

7. Centers for Disease Control and Prevention. *Staphylococcus aureus* resistant to vancomycin-United States, 2002. Morb Mortal Wkly Rep 2002; 51: 565-67.

8. Meka VG, Gold HS. Antimicrobial resistance to linezolid. Clin Infect Dis 2004; 39: 1010-015.

9. Mangili A, Bica I, Snydman DR *et al.* Daptomycin-resistant, methicillin-resistant *Staphylococcus aureus* bacteremia. Clin Infect Dis 2005; 40: 1058-060.

10. Grundmann H, Aires-de-Sousa M, Boyce J *et al.* Emergence and resurgence of methicillin-resistant *Staphylococcus aureus* as a public-health threat. Lancet 2006; 368: 874-85.

11. Seybold U, Kourbatova EV, Johnson JG *et al.* Emergence of community-associated methicillin-resistant *Staphylococcus aureus* USA300 genotype as a major cause of health care-associated blood stream infections. Clin Infect Dis 2006; 42: 647-56.

12. Deresinski S. Methicillin-resistant *Staphylococcus aureus*: an evolutionary, epidemiologic and therapeutic odyssey. Clin Infect Dis 2005; 40: 562-73.

13. Barber M. Methicillin-resistant staphylococci. J Clin Pathol 1961; 14: 385-93.

14. Bullow P. Staphylococci in Danish hospitals during the last decade: factors influencing some properties of predominant epidemic strains. Ann NY Acad Sci 1971; 182: 21-39.

15. Rountree PM, Beard MA. Hospital strains of *Staphylococcus aureus*, with particular reference to methicillin-resistant strains. Med J Aust 1968; 2: 1163-168.

16. Barrett FF, McGehee Jr RF, Finland M. Methicillin-resistant *Staphylococcus aureus* at Boston City hospital: bacteriologic and epidemiologic observation. N Engl J Med 1968; 279: 441-48.

17. Pérez-Trallero E, García-Arenzana J, Ansa A *et al.* Unusual multiresistant *Staphylococcus aureus* in a newborn nursery. Am J Dis Child 1981; 135: 689-92.

18. Sader HS, Streit JM, Fritsche TR *et al.* Antimicrobial susceptibility of gram-positive bacteria isolated from European medical centres: results of the Daptomycin Surveillance Programme (2002-2004). Clin Microbiol Infect 2006; 12: 844-52.

19. European Antimicrobial Resistance Surveillance System. EARSS Annual Report 2005. Bilthoven, The Netherlands 2006 (http://www.rivm.nl).

20. Diekema DJ, BootsMiller BJ, Vaughn TE *et al.* Antimicrobial resistance trends and outbreak frequency in United States Hospitals. Clin Infect Dis 2004; 38: 78-85.

21. Hiramatsu K, Hanaki H, Ino T *et al.* Methicillin-resistant *Staphylococcus aureus* clinical strain with reduced vancomycin susceptibility. J Antimicrob Chemother 1997; 40: 135-36.

22. Hiramatsu K, Aritaka N, Hanaki H *et al.* Dissemination in japanese hospitals of strains of *Staphylococcus aureus* heterogeneously resistant to vancomycin. Lancet 1997; 350: 1670-673.

23. Centers for Disease Control and Prevention. *Staphylococcus aureus* with reduced susceptibility to vancomycin-United States, 1997. Morb Mortal Wkly Rep 1997; 46: 765-66.

24. Ploy MC, Grelaud C, Martin C *et al.* First clinical isolate of vancomycin-intermediate *Staphylococcus aureus* in a french hospital. Lancet 1998; 351: 1212.

25. Ariza J, Pujol M, Cabo J *et al.* Vancomycin in surgical infections due to methicillin-resistant *Staphylococcus aureus* with heterogeneous resistance to vancomycin. Lancet 1999; 353: 1587-588.

26. Tenover FC, Weigel LM, Appelbaum PC *et al.* Vancomycin-resistant *Staphylococcus aureus* isolate from a patient in Pennsylvania. Antimicrob Agents Chemother 2004; 48: 275-80.

27. Herold BC, Immergluck LC, Maranan MC *et al.* Community-acquired methicillin-resistant *Staphylococcus aureus* in children with no identified predisposing risk. JAMA 1998; 279: 593-98.

28. Broseta A, Chaves F, Rojo P *et al.* Emergence of a single clone of community-associated methicillin-resistant *Staphylococcus aureus* in southern Madrid children. Enferm Infecc Microbiol Clin 2006; 24: 31-5.

29. Cercenado E, Cuevas O, Marín M *et al.* Community-acquired methicillin-resistant *Staphylococcus aureus* in Madrid, Spain: transcontinental importation and polyclonal emergence of Panton-Valentine leukocidin-positive isolates. Diagn Microbiol Infect Dis 2008; 61: 143-49.

30. Chambers HF. The changing epidemiology of *Staphylococcus aureus*? Emerg Infect Dis 2001; 7: 178-82.

31. Tenover F. Community-associated methicillin-resistant *Staphylococcus aureus*: It's not just in communities anymore. Clin Microbiol Newslett 2006; 28: 33-6.

32. Moellering RC Jr. The growing menace of community-acquired methicillin-resistant *Staphylococcus aureus*. Ann Intern Med 2006; 144: 368-70.

33. Bonfiglio G, Livermore DM. Beta-lactamase types amongst *Staphylococcus aureus* isolates in relation to susceptibility to beta-lactamase inhibitor combinations. J Antimicrob Chemother 1994; 33: 465-81.

34. Cheng M, Antignac A, Kim C *et al.* Comparative study of the susceptibilities of major epidemic clones of methicillin-resistant *Staphylococcus aureus* to oxacillin and to the new broad-spectrum cephalosporin ceftobiprole. Antimicrob Agents Chemother 2008; 52: 2709-717.

35. Ge Y, Biek D, Talbot GH *et al.* In vitro profiling of ceftaroline against a collection of recent bac-

terial isolates from across the United States. Antimicrob Agents Chemother 2008; 52: 3398-407.
36. Chambers HF. Methicillin resistance in staphylococci: molecular and biochemical basis and clinical implications. Clin Microbiol Rev 1997; 10: 781-91.
37. Sabath LD, Wheeler N, Laverdiere M *et al.* A new type of penicillin resistance of *Staphylococcus aureus.* Lancet 1977; 1: 433.
38. Leclercq R. Mechanisms of resistance to macrolides and lincosamides: nature of the resistance elements and their clinical implications. Clin Infect Dis 2002; 34: 482-92.
39. Torres C. Lectura interpretada del antibiograma de cocos grampositivos. Enferm Infecc Microbiol Clin 2002; 20: 354-64.
40. Gómez-Lus R. Enzimas modificantes de aminoglucósidos. Rev Esp Quimioterap 1989; 2: 107-14.
41. Lelievre H, Lina G, Jones ME *et al.* Emergence and spread in french hospitals of methicillin-resistant *Staphylococcus aureus* with increasing susceptibility to gentamicin and other antibiotics. J Clin Microbiol 1999; 37: 3452-457.
42. Hooper DC. Emerging mechanisms of fluoroquinolone resistance. Emerg Infect Dis 2001; 7: 337-41.
43. Cercenado E, Ruiz de Gopegui E. *Staphylococcus aureus* resistente a la meticilina de origen comunitario. Enf Infecc Microbiol Clin 2008; 26(Supl 4): 20-5.
44. Sieradki K, Roberts RB, Haber SW *et al.* The development of vancomycin resistance in a patient with methicillin-resistant *Staphylococcus aureus* infection. N Eng J Med 1999; 340: 517-23.
45. Patel JB, Jevitt LA, Hageman J *et al.* An association between reduced susceptibility to daptomycin and reduced susceptibility to vancomycin in *Staphylococcus aureus.* Clin Infect Dis 2006; 42: 1652-653.
46. Tsiodras S, Gold HS, Sakoulas G *et al.* Linezolid resistance in a clinical isolate of *Staphylococcus aureus.* Lancet 2001; 358: 2087-089.
47. Pillai SK, Sakoulas G, Wennersten C *et al.* Linezolid resistance in *Staphylococcus aureus*: characterization and stability of resistant phenotype. J Infect Dis 2002; 186: 1603-607.
48. Toh SM, Xiong L, Arias CA *et al.* Acquisition of a natural resistance gene renders a clinical strain of methicillin-resistant *Staphylococcus aureus* resistant to the synthetic antibiotic linezolid. Mol Microbiol 2007; 64: 1506-514.
49. González BE, Rueda AM, Shelburne III SA *et al.* Community-associated strains of methicillin-resis-

tant *Staphylococccus aureus* as the cause of healthcare-associated infection. Infect Control Hosp Epidemiol 2006; 27: 1051-056.
50. Feil EJ, Enright MC. Analyses of clonality and the evolution of bacterial pathogens. Curr Opin Microbiol 2004; 7: 308-13.
51. Kuehnert MJ, Kruszon-Moran D, Hill HA *et al.* Prevalence of *Staphylococcus aureus* nasal colonization in the United States, 2001-2002. J Infect Dis 2006; 193: 172-79.
52. Vindel A, Trincado P, Gómez E *et al.* Prevalence and evolution of methicillin-resistant *Staphylococcus aureus* in spanish hospitals between 1996 and 2002. J Clin Microbiol 2006; 44: 266-70.
53. Pérez-Roth E, Lorenzo-Díaz F, Batista N *et al.* Tracking methicillin-resistant *Staphylococcus aureus* clones during a 5-year period (1998 to 2002) in a spanish hospital. J Clin Microbiol 2004; 42: 4649-656.
54. Cuevas O, Cercenado E, Bouza E *et al.* Molecular epidemiology of methicillin-resistant *Staphylococcus aureus* in Spain: a multicentre prevalence study (2002). Clin Microbiol Infect 2007; 13: 250-56.
55. Crawford SE, Boyle-Vavra S, Daum RS. Community-associated methicillin-resistant *Staphylococcus aureus.* En: Scheld WM, Hooper DC, Hughes JM, editores. Emerging Infections 7. Washington: ASM Press, 2007.
56. Boyle-Vavra S, Ereshefsky B, Wang CC *et al.* Successful multiresistant community-associated methicillin-resistant *Staphylococcus aureus* lineage from Taipei, Taiwan, that carries either the novel staphylococcal chromosome *cassette mec* (SCC*mec*) type VT or SCC*mec* type IV. J Clin Microbiol 2005; 43: 4719-730.
57. Eady EA, Cove JH. Staphylococcal resistance revisited: community-acquired methicillin-resistant *Staphylococcus aureus* –an emerging problem for the management of skin and soft tissue infections. Curr Opin Infect Dis 2003; 16: 103-24.
58. Cuevas O, Marcos C, Trincado P *et al.* Evolution of methicillin-resistant *Staphylococcus aureus* in Spain (2002-2006): molecular epidemiology and antimicrobial resistance patterns. 47th Interscience Conference on Antimicrobial Agents and Chemotherapy. Chicago, Ill. 2007. Abstract C2-148.
59. Tenover FC, McDougal LK, Goering RV *et al.* Characterization of a strain of community-associated methicillin-resistant *Staphylococcus aureus* widely disseminated in the United States. J Clin Microbiol 2006; 44: 108-18.

60. Nimmo GR, Coombs GW. Community-associated methicillin-resistant *Staphylococcus aureus* (MRSA) in Australia. Int J Antimicrob Agents 2008; 31: 401-10.

61. Manzur A, Domínguez AM, Pujol M *et al.* Community-acquired methicillin-resistant *Staphylococcus aureus* infections: an emerging threat in Spain. Clin Microbiol Infect 2008; 14: 377-80.

62. Khanna T, Friendship R, Dewey C *et al.* Methicillin-resistant *Staphylococcus aureus* colonization in pigs and pig farmers. Vet Microbiol 2008; 128: 298-303.

Capítulo 3
Endocarditis y osteomielitis experimental por *Staphylococcus aureus*

J. Gavaldà,[1] C. García de la Mària,[2] J. M. Miró[3]

[1]Médico Adjunto Servicio de Enfermedades Infecciosas
Hospital Universitari Vall d'Hebron
Barcelona

[2]Doctora en Biología
Investigadora, Endocarditis Experimental
Hospital Universitari Clínic i Provincial
Barcelona

[3]Servicio de Enfermedades Infecciosas
Hospital Universitari Clínic i Provincial
Universitat de Barcelona
Barcelona

Dirección para correspondencia
Hospital Universitari Vall d'Hebron
Dr. Gavaldà
algavala@telefonica.net

1 Introducción

Los modelos animales son el puente de unión entre los estudios *in vitro* y la evaluación clínica de los antimicrobianos. A diferencia de las técnicas *in vitro,* en las que se determina la actividad inherente del antimicrobiano, en los modelos animales se coloca al antimicrobiano en una situación donde su actividad puede verse alterada por factores del huésped, como son el metabolismo o la farmacocinética. Los resultados en los modelos animales nos servirán para planificar futuros ensayos clínicos.

En este capítulo nos centraremos en los modelos experimentales de osteomielitis y endocarditis por *Staphylococcus aureus.* También se comentan de forma resumida los estudios que se realizan *in vitro* previos a la aplicación del modelo animal, el cultivo de tejidos y los estudios de farmacocinética.

Estos modelos pertenecen a la categoría de modelos discriminativos. Los modelos animales para la evaluación de la eficacia de un antimicrobiano se clasifican según la naturaleza de la infección en: básicos de *screening* (p. ej. sepsis en ratón evaluando mortalidad), *ex vivo* (p. ej. modelo de *tissue cage* subcutáneo), monoparamétricos (p. ej. sepsis en ratón evaluando mortalidad y concentración bacteriana) y discriminativos. Los modelos discriminativos son los más complicados técnicamente. Se diseñan para tener una aproximación lo más real posible al curso de las enfermedades infecciosas en humanos. Valgan como ejemplos la aspergilosis pulmonar invasora en conejos neutropénicos, la endocarditis y la neumonía en ratas no neutropénicas. Estos modelos nos permiten evaluar los efectos terapéuticos potenciales del tratamiento antibiótico, así como diferenciar y delimitar las indicaciones en las que serán efectivas en humanos. Se han utilizado para probar nuevas estrategias terapéuticas (combinaciones de antimicrobianos, regímenes de aminoglucósidos una vez al día), nuevos antimicrobianos y tratamientos inmunomoduladores o antiinflamatorios asociados.

2   Introducción a la endocarditis infecciosa

La endocarditis infecciosa (EI) es una infección que puede afectar a las válvulas y al endocardio del corazón. Su incidencia es aproximadamente de 3,3 casos por 100.000 habitantes con una tasa de mortalidad del 21 al 35 % anual en EE.UU.[1] *Staphylococcus aureus* y los estafilococos coagulasa negativos (ECNE) son en la actualidad los agentes etiológicos más frecuentes de la EI.[2,3] Los datos más recientes publicados sobre la etiología y el pronóstico de la EI se basan en dos estudios[2,3] efectuados por el International Collaboration on Endocarditis (ICE). El primero está basado en un estudio prospectivo observacional en 39 centros de 15 países, con un total de 1.779 pacientes diagnosticados de EI de forma consecutiva en el período 2000-2003.[2] En él se pone de manifiesto que los estafilococos fueron los agentes etiológicos en el 42 % del total de casos, *Staphylococcus aureus* fue el agente etiológico en el 32 % y los ECNE en el 10,5 %. En el segundo estudio efectuado en siete hospitales de cinco países durante 20 años (1979-1999), *Staphylococcus aureus* fue el agente etiológico en el 29,5 % de los 2.212 episodios de EI diagnosticados.[3]

Junto al incremento de la endocarditis por *Staphylococcus aureus*, se han observado importantes cambios en la epidemiología en la EI, con un aumento significativo de la EI nosocomial y la asociada a los cuidados sanitarios (pueden llegar hasta el 39 % de los casos del total de EI por *Staphylococcus aureus*).[2,4,5] También ha aumentado el porcentaje de cepas resistentes a la meticilina no sólo adquiridas en el hospital, sino también en la comunidad.[4,6] Además, desde 1997 se han empezado a describir infecciones causadas por cepas de *Staphylococcus aureus* con sensibilidad reducida a la vancomicina (GISA) y se han publicado algunos casos de EI por GISA, pero aún no se sabe cuál es el mejor tratamiento antibiótico de esta entidad.[7-10] La vancomicina es el antibiótico de elección para la endocarditis por *methicillin-resistant Staphylococcus aureus* (SARM), pero la tasa de fracasos terapéuticos es elevada. Por dicho motivo, por la introducción de nuevos fármacos antiestafilocócicos y por el desarrollo de resistencia a la vancomicina, es importante conocer cuáles son sus alternativas terapéuticas.

En este contexto, los modelos animales constituyen una de las herramientas más valiosas en el estudio de la EI. Han contribuido de forma decisiva en el conocimiento de la fisiopatología y en el desarrollo de la prevención y el tratamiento de las mismas con el uso de terapias antibióticas. Además, permiten evaluar el desarrollo de nuevos fármacos o de nuevas

Técnica de infección	Simple
Organismo causante	
Puerta de entrada	
Diseminación en el cuerpo	Idéntica o lo más similar posible a la situación en humanos
Afectación de los tejidos	
Severidad, curso y duración de la enfermedad	Predecible, reproducible y susceptible de análisis
Sensibilidad a la quimioterapia	Medible y reproducible

Tabla 1. Características de un modelo animal discriminativo ideal.[15]

combinaciones de antibióticos ya conocidos.[11-14] Como hemos comentado, se trata de modelos discriminativos. Sus características principales quedan recogidas en la tabla 1.[15]

3   Estudios *in vitro*

En el desarrollo de los modelos experimentales en enfermedades infecciosas son fundamentales los estudios *in vitro*, que nos permiten valorar de forma previa la actividad de los antibióticos para testar en el modelo *in vivo*.[16] La metodología recomendada está estandarizada en los documentos publicados por el CLSI (Clinical and Laboratory Standards Institute), antes conocido como NCCLS. Se fundamentan en el estudio de la sensibilidad de un microorganismo frente a un antimicrobiano con la determinación de la concentración mínima inhibitoria (CMI) y la concentración mínima bactericida (CMB);[17] en estudios de sinergia, por medio de las curvas de letalidad o el tablero de ajedrez, que nos permiten valorar la actividad de los antimicrobianos solos o en combinación,[17] y en la determinación de las concentraciones antibióticas en el suero, que nos permite comprobar que el antibiótico administrado alcanza los valores esperados. Esto es especialmente importante en la aplicación del modelo de farmacocinética humanizada. El procedimiento microbiológico que generalmente se utiliza es el bioensayo. Métodos como la High Presure Liquid Cromatography (HPLC) son más precisos y recomendables, pero podemos encontrarnos frente a un antibiótico para el que no se haya desarrollado el sistema de detección por HPLC o no exista la posibilidad de utilizarlo; en este caso, la alternativa suele ser el bioensayo.[18] Mediante el bioensayo se determinan las concentraciones de antibiótico en suero una vez conocidos los halos de inhibición que generan concentraciones conocidas de antibiótico frente a un microorganismo sensible (p. ej. *Micrococcus lutea*).

3.1   Cultivo de tejidos

En los modelos experimentales en animales, el cultivo de los tejidos infectados es el parámetro más importante que empleamos para valorar la eficacia del tratamiento antibiótico.[16]

Puede realizarse de forma cualitativa (presencia o no de crecimiento) o cuantitativa (determinamos el número de ufc/g de tejido). En el análisis estadístico de los distintos grupos objeto del estudio, los resultados pueden expresarse en medianas y los percentiles 25 y 75 % o bien en medias y desviación estándar. El tejido objeto de estudio se extrae, se pesa y se homogeneiza en un medio líquido con un volumen conocido (2 mL de caldo de tripticasa-soja). Se efectúan diluciones y se siembran en placas de agar apropiadas según el microorganismo. Tras la incubación, se realiza el recuento de colonias y se calcula el número de bacterias por gramo de tejido.[16] El resto del homogeneizado se cultiva para poder detectar el crecimiento bacteriano en caso de que el número de ufc/g de tejido sea inferior a 10^2 ufc/mL.

4　Estudios farmacocinéticos

La eficacia *in vivo* de un antimicrobiano se ve afectada por su farmacocinética y su farmacodinamia. Por este motivo, antes de iniciar los estudios *in vivo* deben llevarse a cabo los estudios farmacocinéticos de los antimicrobianos que se van a estudiar. Los fármacos se administran a los animales a una dosis más elevada para que alcancen unas concentraciones séricas similares en humanos, pero siempre se eliminan de forma más rápida debido a su mayor metabolismo.

4.1　*Modelo de farmacocinética humanizada*

El modelo de farmacocinética humanizada se basa en la administración de dosis decrecientes de antibiótico en el animal por vía intravenosa mediante una bomba de infusión controlada por ordenador que permite simular el perfil farmacocinético del antibiótico en humanos.[19] Para poder aplicar este modelo matemático se tiene que hacer primero el estudio de la farmacocinética del antibiótico en los animales (constante de eliminación [K_{el}], vida media [$T_{1/2}$], volumen de distribución [V_d], y área bajo la curva [ABC]). En un segundo paso, se aplica el modelo matemático, que nos permite conocer las dosis que debemos administrar a los animales en cada período de tiempo para pasar de un perfil farmacocinético animal a uno humanizado. Por último, se estudia la farmacocinética humanizada en los animales para comprobar que la aproximación es correcta. Este sistema nos permite infundir diferentes volúmenes a distintos intervalos de tiempo, así como repetir la secuencia tantas veces como deseemos. Por tanto, si consideramos una secuencia como la administración de una dosis de un antimicrobiano en humanos, podemos administrar al animal un tratamiento que simule al máximo la administración en humanos.

5　Modelo experimental de endocarditis aórtica

El modelo experimental de endocarditis aórtica es discriminativo y se lleva a cabo en conejos o en ratas. La infección en estas últimas alcanza una densidad menor, del orden de

10^6 ufc/g de vegetación, que en el modelo en conejos, donde se alcanza una densidad de 10^9 ufc/g de vegetación similar a la alcanzada en las vegetaciones en humanos. Esto puede suponer una dificultad para detectar la presencia de subpoblaciones resistentes al tratamiento en el modelo en ratas.[20]

El procedimiento consiste en provocar una endocarditis trombótica no bacteriana al lesionar la válvula aórtica con un catéter y en la posterior colonización e infección de la vegetación resultante. En la actualidad, se utiliza una modificación de la técnica descrita por Garrison y Freedman en 1970.[21] Los animales son anestesiados y por la arteria carótida derecha se inserta un catéter de polietileno estéril a través de una pequeña incisión hasta emplazarlo en el ventrículo izquierdo.[12] El catéter se deja instalado durante todo el procedimiento. A continuación, se cateteriza la vena yugular derecha para poder administrar por vía intravenosa los antibióticos. A las 24-48 horas del cateterismo, se inocula la cepa bacteriana por la vena periférica de la oreja para provocar las vegetaciones en la válvula aórtica. Transcurridas 16-48 horas, se obtiene una muestra de sangre para asegurar la presencia de endocarditis, y se inicia el tratamiento durante dos días.[12] Los animales son sacrificados (con una sobredosis de pentobarbital sódico) cuando han transcurrido seis vidas medias después de la última dosis de antibiótico. Acto seguido, se efectúa la autopsia del animal y se disecan asépticamente las vegetaciones de la válvula aórtica que se cultivan de la forma antes explicada.

6　Evaluación de nuevos fármacos frente a *Staphylococcus aureus*

El modelo de endocarditis experimental (EE) sirve para la evaluación preclínica de nuevos fármacos o de nuevas combinaciones de antibióticos. En este apartado, desarrollaremos los estudios que se han efectuado en los últimos años.

6.1　Lisostafina

La lisostafina es un muropéptido con acción peptidasa frente a otros de *Staphylococcus* spp. En diferentes estudios[22-24] de EE se ha mostrado la efectividad de la lisostafina en monoterapia o asociada a la vancomicina[22] o a la oxacilina[24] para reducir la densidad de bacterias de las vegetaciones infectadas con SARM,[22] GISA[23] o *methicillin-resistant Staphylococcus epidermidis* (MRSE).[24] Ello indica que la lisostafina en monoterapia o combinada con la vancomicina podría utilizarse como alternativa a la vancomicina en el caso de endocarditis por SARM, y que las reacciones alérgicas observadas en el pasado probablemente tuvieran relación con el uso de moléculas menos purificadas. Sin embargo, la falta de disponibilidad del fármaco y la ausencia de estudios en el ser humano desaconsejan en la actualidad recomendarla.

6.2   *Fosfomicina combinada con beta-lactámicos*

La combinación de la fosfomicina con diferentes beta-lactámicos se ha mostrado eficaz en estudios *in vitro* e *in vivo* para el tratamiento de infecciones por *Staphylococcus aureus* tanto sensibles como resistentes a la meticilina.[25-30] Asimismo, se han publicado datos sobre la sinergia frente a aislados de *Staphylococcus epidermidis* y *Staphylococcus aureus,* incluidas una cepa SARM y otra GISA, con la combinación de la fosfomicina con otros antibióticos no beta-lactámicos como el linezolid (combinación bacteriostática), la quinupristina y la dalfopristina (combinación bactericida) o el moxifloxacino. La combinación de vancomicina con fosfomicina resultó antagónica en dos de las siete cepas testadas.[31]

Tras utilizar el modelo de endocarditis experimental en conejos siguiendo una farmacocinética humanizada,[32,33] se ha demostrado la eficacia de la combinación de la fosfomicina con los beta-lactámicos (sobre todo con la ceftriaxona y el imipenem) para el tratamiento de la EI experimental por SARM. Dicha combinación fue más efectiva que la monoterapia con vancomicina en el tratamiento de la endocarditis experimental por SARM (con una CIM para la vancomicina de 2 mcg/mL) o GISA.[32,33] Recientemente, se han presentado los resultados preliminares de un ensayo clínico en el que se incluyeron nueve pacientes con endocarditis por SARM que había fracasado a la vancomicina, en el que se demostró la eficacia y seguridad de esta combinación.[34]

6.3   *Quinupristina + dalfopristina (Synercid®)*

La combinación de la quinupristina y la dalfopristina en el modelo de EE se ha demostrado igualmente eficaz que la vancomicina para esterilizar vegetaciones en cepas de SARM sensibles o que mostraban *in vitro* resistencia inducible a la estreptogramina B.[35,20] En el caso de cepas con resistencia constitutiva, la combinación no se mostró eficaz, lo que se atribuyó inicialmente a la diferente vida media de ambos componentes y a la diferente penetración de ambos componentes en el interior de las vegetaciones.[20] Cambios en la posología tampoco mejoraron los resultados.[35] La combinación de quinupristina/dalfopristina con beta-lactámicos[36] o con vancomicina[37] ha resultado más efectiva que los antibióticos en monoterapia. También está publicada la sinergia en la combinación de quinupristina/dalfopristina con rifampicina para cepas de SARM sensibles a estos antimicrobianos o resistentes a la dalfopristina.[38] En cualquier caso, existe muy poca experiencia clínica con este antimicrobiano, solo o combinado.

6.4   *Linezolid*

El linezolid ha demostrado tener eficacia en los modelos de endocarditis experimental por *Staphylococcus aureus* sensible a la meticilina (SASM)[39] o por SARM,[40] donde los animales se trataron con dosis de 25, 50 y 75 mg/kg/día de peso administrados por vía oral, comparándolo con el tratamiento con vancomicina (25 mg/kg/día). Se observó que el porcentaje de esterilización de vegetaciones conseguido con dosis de 50 o 75 mg/kg/día de linezolid y vancomicina (25 mg/kg/día) era similar, y no aparecían diferencias estadísticamente significativas entre ellos.[40] En otro estudio se compararon los resultados de tratar a los animales con diferentes pautas de vancomicina o linezolid,[41] y el resultado fue que el linezolid administrado de forma intermitente tiene un efecto bacteriostático, mientras que la infusión continua tiene un efecto bactericida. El mismo grupo ha publicado los resultados de la sinergia obtenida con la combinación de linezolid más imipenem en el modelo de EE por SARM.[42] El incremento de la dosis de linezolid a 600 mg/8 h por vía i.v. durante los dos primeros días puede mejorar su actividad antibacteriana. En un estudio que evaluó la actividad de dos pautas de linezolid diferentes frente a la vancomicina, utilizando un modelo de farmacocinética humanizada en los modelos de EE por SARM y GISA, a las 48 horas de tratamiento, la actividad del linezolid simulando la administración de 600 mg/12 h i.v. fue inferior a la de la vancomicina simulando una administración de 1 g cada 12 h i.v.[43] Sin embargo, la actividad del linezolid mejoró de forma importante y fue similar a la de la vancomicina cuando se administraron 600 mg/8 h i.v. durante las primeras 48 horas de tratamiento.[43] En cualquier caso, debe tenerse en cuenta que el linezolid es un antibiótico bacteriostático, con un perfil de seguridad que hace poco aconsejable tratamientos prolongados y con el que existe poca experiencia en el campo de la endocarditis por SARM, por lo que no se recomienda su uso clínico.

6.5　Daptomicina

La daptomicina tiene una actividad bactericida rápida frente a *Staphylococcus aureus*. Diferentes estudios han evaluado la eficacia *in vivo* de la daptomicina en la EI estafilocócica, utilizando el modelo de EE en monoterapia[44,45] o asociada a otros antimicrobianos.[46] Comparada la eficacia de la daptomicina (8 mg/kg/8 h), la teicoplanina (12,5 mg/kg/12 h o 40 mg/kg/12 h) y la vancomicina (17,5 mg/kg/6 h) utilizando una cepa de SASM y otra de SARM,[45] se observó que la daptomicina fue tan eficaz como la teicoplanina en dosis altas y más que la teicoplanina en dosis bajas y la vancomicina (p = 0,02) en reducir el recuento de bacterias en las vegetaciones. Posteriormente, se publicó otro estudio que evaluaba la eficacia de la daptomicina en monoterapia o asociada a la rifampicina comparada con la vancomicina en monoterapia o asociada a la rifampicina, frente a SARM, utilizando un modelo de EE en ratas.[46] Según los resultados, la daptomicina (40 mg/kg) fue significativamente más eficaz que la vancomicina (150 mg/kg) (p = 0,004). La daptomicina asociada a la rifampicina fue más eficaz que la daptomicina en monoterapia (p = 0,006). Utilizando un modelo de farmacocinética humanizada,[45] se ha estudiado la eficacia de la daptomicina (6 mg/kg/día) comparada con dos pautas de vancomicina (la dosis recomendada [30 mg/kg/día] o una dosis mayor [60 mg/kg/día para alcanzar ABC/CMI > 350]) frente a una cepa de SARM (CMI de vancomicina de 2 µg/ml) y una cepa GISA. El estu-

Grupo de tratamiento	Tasa de supervivencia (%)	Vegetaciones estériles/total (%)	Mediana (IQR) ($\log_{10}$ UFC/g de veg)
SARM 277			
Control	–[a]	0/20 (0)	9 (8,6-9,3)
Daptomicina[b]	18/19 (95)	13/18 (72)[c]	0 (0-1,5)[d]
Vancomicina[e]	20/20 (100)	7/20 (35)[c]	2 (0-5,6)[d]
GISA ATCC 700788			
Control	–[a]	0/17 (0)	9,5 (8,3-9,8)
Daptomicina[b]	19/19 (100)	12/19 (63)[f]	2 (0-2)[g]
Vancomicina[e]	20/23 (87)	4/20 (20)[f]	6,6 (2-6,9)[g]

[a]Los animales del grupo control fueron sacrificados a las 18 h de su inoculación; [b]Simulando 6 mg/kg q 24 h i.v.; [c]$P < 0,05$; [d]$P = 0,02$; [e]Simulando 1 g q 12 h i.v.; [f]$P < 0,01$; [g]$P < 0,01$.
UFC = unidades formadoras de colonias; GISA = *S. aureus* con resistencia intermedia a los glicopéptidos; IQR = rango intercuartil; SARM = *S. aureus* resistente a la meticilina.

Tabla 2. Tratamiento de la EE causada por las cepas SARM 277 o ATCC 700788.[45]

dio mostró cómo la pauta de daptomicina fue más efectiva que las dos pautas de vancomicina en el tratamiento de las vegetaciones infectadas con la cepa GISA. Además, la daptomicina fue más eficaz en el tratamiento de la endocarditis aórtica experimental que la dosis recomendada de vancomicina (13/18 [72 %] respecto a 7/20 [35 %]; $p = 0,02$), pero no se detectaron diferencias significativas respecto a la dosis alta de vancomicina (véase la tabla 2). Estudios llevados a cabo con dosis más elevadas de daptomicina (equivalente a 10 mg/kg/día en humanos) evidenciaron su eficacia frente a cepas con CMI a la daptomicina de 2 mcg/ml.[47] En la actualidad, está aprobado el uso de la daptomicina para el tratamiento de la endocarditis derecha por *Staphylococcus aureus* (tanto si es sensible como resistente a la meticilina). Si embargo, su actividad frente a la endocarditis izquierda, en particular por SARM, es muy pobre, por lo que deben realizarse más estudios clínicos para ver qué dosis de daptomicina (10 mg/kg) o qué combinaciones sinérgicas de antibióticos podrían recomendarse para el tratamiento de la endocarditis izquierda por *Staphylococcus aureus*.

6.6   Telavancina

Un estudio reciente evaluó la eficacia de la telavancina, administrada según un modelo de farmacocinética humanizada en el tratamiento de la EE en conejos infectados con dos cepas diferentes de GISA.[12] La telavancina y la vancomicina esterilizaron 5 de 16 (31 %) y 1 de 15 (7 %) vegetaciones ($p = 0,17$), respectivamente. Aunque la telavancina redujo la densidad de bacterias en las vegetaciones del orden de 2 log más que la vancomicina, estas diferencias no fueron significativas. En un estudio anterior,[48] los resultados mostraron que frente a SARM no hubo diferencias estadísticamente significativas con respecto a la vancomicina, mientras que frente a GISA, la telavancina fue notablemente más activa que la vancomicina.

6.7   Otros antibióticos evaluados en la EE

6.7.1   Cefalosporinas con actividad anti PBP2a

Se trata de nuevas cefalosporinas de amplio espectro como la ceftarolina[49] y el ceftobiprole,[50] así como BAL9141,[51] BMS 247243[52] y S-3578.[53] Todas ellas han mostrado eficacia en modelos de EE por SARM[51-53] y GISA.[49,50]

6.7.2   Nuevas tetraciclinas: tigeciclina

La tigeciclina es un antibiótico bacteriostático de amplio espectro con actividad frente a SARM. Únicamente se han realizado estudios en el modelo *in vitro* de endocarditis infecciosa.[54]

6.8   Otros antimicrobianos

Otros antimicrobianos que se han evaluado en modelos animales de EE por SARM son: nuevos glucopéptidos como la dalvabancina,[55] LY333328[56] o la evernimicinia;[57] nuevas quinolonas como el garenoxacin (BMS-284756);[58] nuevos carbapenemes parenterales como CP5609[59] y oxazolidinonas de segunda generación como PNU-288034.[60]

De lo anteriormente expuesto podemos concluir que, si bien existen en la actualidad diversas opciones terapéuticas para el tratamiento de la EI por SARM, de momento ninguna de ellas ha demostrado una clara superioridad frente a la vancomicina.

7   Introducción a la osteomielitis infecciosa

Las infecciones articulares y óseas por *Staphylococcus aureus* son difíciles de curar. La dificultad está relacionada con la presencia de bacterias con un metabolismo disminuido en el interior del hueso infectado o, en ocasiones, adheridas a material extraño. Los ensayos clínicos son muy difíciles de realizar por la heterogeneidad de la enfermedad y por el elevado número de variables que pueden influir en la eficacia terapéutica. Para controlar estas variables, se han intentado desarrollar diferentes modelos experimentales de osteomielitis que pretenden simular la infección humana y nos permiten evaluar tratamientos antimicrobianos sistémicos y locales, así como la patogenia de esta enfermedad.

8   Modelos experimentales

8.1   Historia. El modelo de Norden y similares

Rodent desarrolló en 1884[61] el primer modelo experimental al demostrar en conejos lesiones de osteomielitis similares a las humanas después de inyectarles, vía endovenosa, un *micrococcus*. Algunos animales fallecían al segundo o tercer día, pero otros mostraban lesiones típicas de osteomielitis en la metáfisis tibial y en el fémur compatibles con una infección hematógena. Posteriormente, en 1941, Scheman[62] describió un modelo de osteomielitis crónica mediante la inyección local de un agente esclerosante (morruato sódico) en la tibia de los conejos antes de administrarles la inyección local o endovenosa de *Staphylococcus aureus*.

En 1980, Norden mejoró este modelo y es el que más se utiliza en la actualidad.[63] Aquí, la enfermedad se produce por la inyección de 0,1 mL al 5 % de morruato sódico en la diáfisis tibial seguido de 10^4 o 10^6 ufc de *Staphylococcus aureus*. Este inóculo induce la infección en el 100 % de los animales y la concentración media de microorganismos en la tibia es de 10^5/mL.

El modelo diseñado por Norden presenta algunos aspectos parecidos a los de la osteomielitis hematógena (se inicia en la metáfisis tibial y progresa a una osteomielitis difusa, aunque el microorganismo no tiene un origen hematógeno). La existencia de macronecrosis y el origen de la infección se parecen más a una osteomielitis crónica. En los diferentes estudios, el tratamiento antibiótico se inicia a los 14 días de producida la infección y dura 28 días. El tratamiento antibiótico en solitario, a diferencia de la osteomielitis hematógena y de forma más parecida a la forma crónica, no es capaz de esterilizar la infección.

Las principales limitaciones de este modelo son, por un lado, la utilización de morruato sódico, lo que limita su uso para estudios de fisiopatología de la enfermedad. Por otro, el tratamiento prolongado con antibióticos, que puede inducir mortalidad en los animales a causa de una colitis pseudomembranosa. Las principales ventajas son la facilidad técnica y el control y reproducibilidad de las variables de la enfermedad en un número elevado de animales.

El primer modelo en rata fue descrito por Zak.[64] Este modelo también implica la apertura de un agujero a través de la cortical de la diáfisis tibial y la inyección secuencial de morruato sódico y *Staphylococcus aureus*. El agujero se cierra con yeso dental o cera ósea. Cuando se compara el modelo de rata con el de conejo (inyección percutánea), la concentración bacteriana en el hueso es más alta. Esto podría deberse a un efecto del trauma local, o bien al yeso o cera, que actuarían como cuerpo extraño.

El modelo de rata tiene algunas ventajas respecto al de conejo: las ratas son más baratas, más resistentes al tratamiento prolongado con antibióticos y sus huesos más pequeños y fáciles de pulverizar para hacer los cultivos cuantitativos. Estos modelos de osteomielitis crónica han sido usados en su mayoría para comparar regímenes antimicrobianos. Como en el modelo en conejo, el tratamiento se inicia a los 14 días y suele durar 28 días.

8.2 *Modelos de osteomielitis secundaria a implantes ortopédicos*

La principal razón para crear estos modelos fue la evaluación de nuevas técnicas quirúrgicas asociadas al tratamiento de la osteomielitis; sin embargo, la mayoría de los estudios realizados se han basado en la valoración de la administración local de antibióticos para el tratamiento o la prevención de esta infección.[65-67]

8.2.1 *Modelos experimentales con cemento*

El primer modelo de este tipo de osteomielitis fue descrito en perros en 1983[66] por Fitgerald. En este modelo se practica una ventana en la cortical de la metáfisis tibial, se retira el hueso subyacente, se inyecta 10^9 ufc de *Staphylococcus aureus* y se rellena el agujero con cemento óseo. Esto produce una osteomielitis crónica localizada progresiva. El cemento óseo impregnado de gentamicina previno la aparición de infección, pero en la infección instaurada fue incapaz de curarla. Este modelo en perro puede utilizarse para probar muchas técnicas quirúrgicas, pero su uso está limitado por cuestiones económicas y éticas.

Rodeheaver *et al.*,[68] utilizando un modelo similar en conejos, demostraron que el cemento impregnado con colistina o eritromicina previno la aparición de infección, incluso en presencia de concentraciones muy elevadas de *Staphylococcus aureus* (10^7 ufc/ml). Recientemente, se ha publicado la eficacia del cemento impregnado con calcio y teicoplanina para prevenir la osteomielitis protésica en ratas.[69]

8.2.2 *Modelos experimentales con implantes ortopédicos*

En estos modelos, que se realizan en ratas o en conejos, se practica una incisión en la metáfisis tibial, se retira el hueso subyacente, se inyecta morruato sódico y *Staphylococcus aureus* y se coloca algo metálico, por ejemplo una aguja de 25 G, que actúa como kirshner infectado.

Estos modelos se han utilizado para evaluar la influencia en la infección de los distintos materiales de los que están hechos los implantes.[70-72]

Recientemente, se han utilizado para estudiar la eficacia de los antibióticos administrados localmente para el tratamiento de la osteomielitis secundaria a implantes ortopédicos.[73-77]

8.3   *Modelos que simulan la osteomielitis hematógena humana*

El modelo publicado por Heinz en 1995[78] es el más cercano a la osteomielitis hematógena humana. Consiste en practicar un agujero en la mandíbula o la tibia de la rata, inocular morruato sódico y, posteriormente, inyectar *Staphylococcus aureus* en la vena femoral del animal. Este modelo no se ha utilizado para estudios terapéuticos.

8.4   *Modelos experimentales de infección protésica*

El primer modelo de osteomielitis protésica experimental fue descrito en conejos en 1985 por Southwood.[79] Se trataba de reemplazar parcialmente la cadera del conejo e inyectarle *Staphylococcus aureus* por vía endovenosa o de forma local a las tres semanas. El modelo más eficaz fue el de la inyección endovenosa, modelo que no ha sido muy utilizado.

Posteriormente, el grupo de Carbon describió un modelo de infección de prótesis de rodilla en conejos.[80] Se practicaba una artroplastia parcial con un implante de silicona y después del cierre se inyectaba 5×10^6 de SARM en la rodilla. Se produjo una infección protésica en todos los animales, infección que se propagó a la metáfisis y a la diáfisis tibial y creó un modelo de osteomielitis crónica. Este modelo se utilizó para probar la eficacia de antibióticos y la distribución de antimicrobianos marcados con radioisótopos en el tejido infectado.[81,82]

9   Lecciones aprendidas del modelo animal de osteomielitis experimental por *Staphylococcus aureus*

9.1   *Tratamiento antimicrobiano sistémico*

La mayoría de los estudios de eficacia terapéutica en este modelo se han realizado para evaluar la validez de combinaciones de antimicrobianos con rifampicina. Casi siempre, demuestra mayor eficacia la combinación de éstos que el antibiótico por separado. De esta manera, se ha estudiado la efectividad de la combinación de vancomicina,[83-85] cefalotina,[86] ciprofloxacino,[83,85] cotrimoxazol,[86,87] clindamicina[88] y tigeciclina[89] asociadas a rifampicina. En algunos de estos estudios se demuestra la aparición de cepas resistentes si los antibióticos se utilizan por separado, sobre todo en el caso de la rifampicina. La aparición de resistencias en este modelo puede deberse a las condiciones locales de crecimiento de las bacterias, a características inherentes del antibiótico o a problemas de difusión de los antimicrobianos.

Recientemente, los nuevos antimicrobianos que han salido al mercado han sido probados en el modelo de osteomielitis experimental por SARM. Así, se ha demostrado la eficacia del ceftobiprole,[90,91] linezolid,[90,91] teicoplanina,[92] daptomicina local y sistémica,[93] tigeciclina[92] y moxifloxacino.[94]

A partir de estos estudios y de las pocas experiencias clínicas, algunos expertos recomiendan para el tratamiento de la osteomielitis crónica, además de la cirugía, la combinación quinolonas-rifampicina, considerando las asociaciones de rifampicina con clindamicina, linezolid, cotrimoxazol o ácido fusídico como alternativas eficaces según los casos.[95]

9.2 Tratamiento antibiótico administrado localmente

En los últimos años, la mayoría de estudios en osteomielitis experimental publicados analizan la eficacia de diferentes compuestos (quitosano, microsferas…) impregnados con distintos antibióticos (vancomicina, grepafloxacino, vancomicina, tobramicina…).[65-67] Se ha demostrado la eficacia de los distintos materiales impregnados con antibiótico para el tratamiento en el modelo experimental con implante ortopédico.

Muchos cirujanos ortopédicos utilizan antibioterapia local. El antibiótico más usado en el cemento es la gentamicina, que se libera en el medio alcanzando niveles elevados durante semanas. Aunque se han empleado otros antibióticos, la alternativa más frecuente a la gentamicina es la vancomicina, por su perfil de actividad frente a los estafilococos plasmocoagulasa negativos, si bien su liberación en el medio se considera irregular y, a menudo, insatisfactoria.

10 Perspectivas y conclusión de la osteomielitis experimental

Probablemente, sería conveniente perfilar más estos modelos para hacerlos más similares a la enfermedad humana con el fin de realizar estudios de fisiopatología de esta enfermedad.

En cambio, se han mostrado válidos para evaluar estudios de eficacia terapéutica, tanto de antibioterapia sistémica como local.

BIBLIOGRAFÍA

1. Sanabria TJ, Alpert JS, Goldberg R *et al.* Increasing frequency of staphylococcal infective endocarditis. Experience at a university hospital, 1981 through 1988. Arch Intern Med 1990; 150: 1305-309.
2. Fowler VG, Miró JM, Hoen B *et al. Staphylococcus aureus* endocarditis. A consequence of medical progress. JAMA 2005; 293(24): 3012-021.
3. Miró JM, Anguera I, Cabell C *et al. Staphylococcus aureus* native valve infective endocarditis: report of 566 episodes from the International Collaboration on Endocarditis Merged Database. Clin Infect Dis 2005; 41: 507-14.
4. Wisplinghoff H, Bischoff T, Tallent SM *et al.* Nosocomial bloodstream infections in US hospitals. Clin Infect Dis 2004; 39: 309-17.
5. Chirouze C, Cabell C, Fowler VG *et al.* Prognostic factors in 61 cases of *Staphylococcus aureus* prosthetic valve infective endocarditis fron the International Collaboration on Endocarditis Merged Database. Clin Infect Dis 2004; 38: 1323-327.

6. Naimi TS, LeDell KH, Como-Sabetti K *et al.* Comparison of community and health care associated methicillin-resistant *Staphylococcus aureus* infection. JAMA 2003; 290: 2976-984.

7. Andrade-Baiocchi S, Tognim MC, Baiocchi O *et al.* Endocarditis due to glycopeptide-intermediate *Staphylococcus aureus*: case report and strain characterization. Diag Microb Infect Dis 2003; 45: 149-52.

8. Woods CW, Cheng AC, Fowler VG *et al.* Endocarditis caused *by Staphylococcus aureus* with reduced susceptibility to vancomycin. Clin Infect Dis 2004; 38 (8): 1189-191.

9. Leung KT, Tong MK, Siu YP *et al.* Treatment of vancomycin-intermediate *Staphylococcus aureus* endocarditis with linezolid. Scand J Infect Dis 2004; 36(6-7): 483-85.

10. Howden BP, Ward PB, Charles PG *et al.* Treatment outcomes for serious infections caused by methicillin-resistant *Staphylococcus aureus* with reduced vancomycin susceptibility. Clin Infect Dis 2004; 38: 521-28.

11. Hershberger E, Coyle E, Kaatz GW *et al.* Comparison of a rabbit model of bacterial endocarditis and an in vitro infection model with simulated endocardial vegetations. Antimicrob Agents Chemother 2000; 44: 921-24.

12. Miró JM, García de la María C, Armero Y *et al.* Efficacy of telavancin in the treatment of experimental endocarditis due to glycopeptide-intermediate *Staphylococcus aureus*. Antimicrob Agents Chemother 2007; 51: 2373-377.

13. Garrison PK, Freedman LR. Experimental endocarditis. I. Staphylococcal endocarditis in rabbits resulting from placement of a polyethylene catheter in right side of the heart. Yale J Biol Med 1970; 42: 394-410.

14. Levine DP, Fromm BS, Reddy BR. Slow response to vancomycin or vancomycin plus rifampin in methicillin-resistant *Staphylococcus aureus* endocarditis. Ann Intern Med 1991; 115: 674-80.

15. Handbook of animal models of infection. Ed. Oto Zak, Sande M. 1999, Academic Press, London, UK.

16. Modelos experimentales en patología infecciosa. Ed. Miró JM, Gatell JM. 2000. Fundación Dr. Antonio Esteve, Ediciones Doyma, S.L., Barcelona, España.

17. National Committee for Clinical Laboratory Standards (NCCLS). 2006. Performance standards for antimicrobial susceptibility testing, ninth informational supplement. M100-S11. National Committee for Clinical Laboratory Standards, Villanova, PA.

18. Edberg S. 1996. The measurement of antibiotics in human body fluids: techniques and significance. En: V. Lorian (ed.), Antibiotics in laboratory medicine. William and Wilkins, Co., Baltimore, MD.

19. Gavaldà J, Cardona PJ, Almirante B *et al.* Treatment of experimental endocarditis due to Enterococcus faecalis using once- daily dosing regimen of gentamicin plus simulated profiles of ampicillin in human serum. Antimicrob Agents Chemother 1996; 40: 173-78.

20. Entenza JM, Drugeon H, Glauser MP *et al.* Treatment of experimental endocarditis due to erythromycin-susceptible or -resistant methicillin-resistant *Staphylococcus aureus* with RP 59500. Antimicrob Agents Chemother 1995; 39: 1419-424.

21. Garrison PK, Freedman LB. Experimental endocarditis I. Staphylococcal endocarditis in rabbits resulting from placement of a polyethylene catheter in the right side of the heart. Yale J Biol Med 1970; 42: 394-410.

22. Climo MW, Patron RL, Goldstein BP *et al.* Lysostaphin treatment of experimental methicillin resistant *Staphylococcus aureus* aortic valve endocarditis. Antimicrob Agents Chemother 1998; 42(6): 1355-363.

23. Patron RL, Climo RW, Golstein BP *et al.* Lysostaphin treatment of experimental aortic valve endocarditis caused by *Staphylococcus aureus* isolate with reduced susceptibility to vancomycin. Antimicrob Agents Chemother 1999; 43(7): 1754-755.

24. Kiri N, Archer G, Climo MW. Combinations of lysostaphin with betalactams are synergistic against oxacillin-resistant *Staphylococcus epidermidis*. Antimicrob Agents Chemother 2002; 46(6): 2017-020.

25. Duez JM, Kohli E, Pechinot A *et al.* Associations entre la fosfomycine et l'oxacilline ou le céfotaxime chez les staphylocoques méthicilline-résistants et les entérocoques. Path Biol 1983; 31(6): 515-18.

26. Fosse T, David MF, Duluc F *et al.* Étude *in vitro* de l'association céfamandole -fosfomycine vis-à-vis de souches cliniques de staphylocoques méthicilline-résistants. Path Biol 1984; 32(5): 528-31.

27. Álvarez S, Jones M, Berk S. *In vitro* activity of fosfomycin, alone and in combination, against methicillin-resistant *Staphylococcus aureus*. Antimicrob Agents Chemother 1985; 28(5): 689-90.

28. Utsui Y, Ohya S, Magaribuchi T *et al.* Antibacterial activity of cefmetazol alone and in combination with fosfomycin against methicillin and cephem resistant *Staphylococcus aureus*. Antimicrob Agents Chemother 1986; 30(6): 917-22.

29. Portier H, Kazmierczak A, Lucht F *et al*. Cefotaxime in combination with other antibiotics for the treatment of severe methicillin-resistant *Staphylococcus aureus* infections. Infection 1985; 13(suppl. 1): 123-28.

30. Sieradzki K, Tomasz A. Supression of lactam antibiotic resistance in a methicillin-resistant *Staphylococcus aureus* through synergic action of early cell wall inhibitors and some other antibiotics. J Antimicrob Chemother 1997; 39(suppl. A): 47-51.

31. Grif K, Dierich MP, Pfaller K *et al*. *In vitro* activity of fosfomycin in combination with various antistaphylococcal substances. J Antimicrob Chemother 2001; 48(2): 209-17.

32. Miró JM, Marco F, García C *et al*. Efficacy of Fosfomycin (Fos) plus Imipenem (I) Combination in the Treatment of Experimental Endocarditis (EE) due to Methicillin-Resistant *Staphylococcus aureus* (MRSA). 39th Interscience Conference of Antimicrobial Agents and Chemotherapy (ICAAC). S. Diego (USA). September 1999. Abstract: 1015.

33. Marco F, Miró JM, del Río A *et al*. Efficacy of Fosfomycin (Fos) plus Imipenem (Imi) or Ceftriaxone (Cro) combination in the Treatment of Experimental Endocarditis (EE) due to Methicillin-Resistant *Staphylococcus aureus* (MRSA). 40th Interscience Conference on Antimicrobial Agents and Chemotherapy (ICAAC). Toronto, Ontario, Canada. September 17-20, 2000. Abstract 1009.

34. Miró JM, del Río A, Moreno A *et al*. Efficacy and Safety of Fosfomycin (F) plus Imipenem (I) for the Treatment of Methicillin-Resistant *Staphylococcus aureus* (MRSA) Native Valve Endocarditis (NVE): Preliminary Results of a Clinical Trial. 48th Interscience Conference on Antimicrobial Agents and Chemotherapy (ICAAC). Washington, DC. 2008; 25-28.

35. Fantin B, Leclercq R, Merlé Y *et al*. Critical influence of resistance to Streptogramine B-type antibiotics on activity of RP 59500 (Quinupristin-Dalfopristin) in experimental endocarditis due to *Staphylococcus aureus*. Antimicrob Agents Chemother 1995; 39(2): 400-05.

36. Vouillamoz J, Entenza JM, Féger C *et al*. Quinupristin/Dalfopristin combined with α-lactams for treatment of experimental endocarditis due to *Staphylococcus aureus* constitutively resistant to mecrolide-lincosamine streptogramin B antibiotics. Antimicrob Agents Chemother 2000; 44(7): 1789-795.

37. Pavie J, Lefort A, Zarrouk V *et al*. Efficacies of quinupristin-dalfopristin combined with vancomycin *in vitro* and in experimental endocarditis due to methicilli-resistant *Staphylococcus aureus* in relation to cross-resistance to macrolides, lincosamides, and streptogramin B-type antibiotics. Antimicrob Agents Chemother 2002; 46(9): 3061-064.

38. Zarrouck V, Bozdogan B, Leclercq R *et al*. Activities of the combination of quinupristin-Dalfopristin with rifampin *in vitro* an in experimental endocarditis due to *Staphylococcus aureus* strains with various phenotypes of resistance to macrolide-lincosamine-streptogramin antibiotics. Antimicrob Agents Chemother 2001; 45(4):1244-248.

39. Oramas-Shirey MP, Buchana L, Dileto-Fang Ch *et al*. Efficacy of linezolid in a staphylococcal endocarditis rabbit model. J Antimicrob Chemother 2001; 47: 349-52.

40. Dailey Ch, Dileto-Fang Ch, Buchanan L *et al*. Efficacy of linezolid in treatment of experimental endocarditis caused by methicillin-resistant *Staphylococcus aureus*. Antimicrob Agents Chemother 2001; 45 (8): 2304-308.

41. Jacqueline C, Batard E, Pérez L *et al*. *In vivo* efficacy of continuous infusion versus intermittent closing of linezolid compared to vancomycin in a methicillin-resistant *Staphylococcus aureus* rabbit endocarditis model. Antimicrob Agents Chemother 2002; 46: 3706-711.

42. Jacqueline C, Navas D, Batard E *et al*. *In Vitro* and *in vivo* synergistic activities of linezolid combined with subinhibitory concentrations of imipenem against methicillin-resistant *Staphylococcus aureus*. Antimicrob Agents Chemother 2005; 49: 45-51.

43. Jiménez-Alzate MP, Armero Y, Miró JM *et al*. Efficacy of linezolid in the treatment of experimental endocardits due to methicillin-resistant (MRSA) or glycopeptide intermediate resistant (GISA) *Staphylococcus aureus*. 43th Interscience Conference on Antimicrobial Agents and Chemotherapy (ICAAC). Chicago IL. September 14-17, 2003. B-136.

44. Kaatz GW, Seo SM, Reddy VN *et al*. Daptomycin compared with teicoplanin and vancomycin for therapy of experimental *Staphylococcus aureus* endocarditis. Antimicrob Agents Chemother 1990; 34(11): 2081-085.

45. Marco F, de la María CG, Armero Y *et al*. Hospital Clinic Experimental Endocarditis Study Group. Daptomycin is effective in treatment of experimental endocarditis due to methicillin-resistant and glycopeptide-intermediate *Staphylococcus aureus*. Antimicrob Agents Chemother 2008; 52: 2538-543.

46. Sakoulas G, Eliopoulos GM, Alder J *et al*. Efficacy of daptomycin in experimental endocarditis due to methicillin-resistant *Staphylococcus aureus*. Antimicrob Agents Chemother 2003; 47: 1714-718.

47. Chambers HF, Basuino L, Diep B *et al.* Effect of reduced susceptibility to daptomycin on efficacy in the rabbit model of *Staphylococcus aureus* aortic valve endocarditis. 47th Interscience Conference on Antimicrobial Agents and Chemotherapy (ICAAC). Chicago IL. September 17-20, 2007. B-815.

48. Madrigal AG, Basuino L, Chambers HF. Efficacy of telavancin in a rabbit model of aortic valve endocarditis due to methicillin-resistant *Staphylococcus aureus* or vancomycin intermediate *Staphylococcus aureus*. Antimicrob Agents Chemother 2005; 49: 3163-165.

49. Jacqueline C, Caillon J, Le Mabecque V *et al. In vivo* efficacy of ceftaroline (PPI-0903), a new broad-spectrum cephalosporin, compared with linezolid and vancomycin against methicillin-resistant and vancomycin intermediate *Staphylococcus aureus* in a rabbit endocarditis model. Antimicrob Agents Chemother 2007; 51(9): 3397-400.

50. Chambers HF. Evaluation of ceftobiprole in a rabbit model of aortic valve endocarditis due to methicillin-resistant and vancomycin intermediate *Staphylococcus aureus*. Antimicrob Agents and Chemother 2005; 49(3): 884-88.

51. Entenza JM, Hohl P, Heinze-Krauss I *et al.* BAL9141, a novel extended-spectrum cephalosporin active against methicillin-resistant *Staphylococcus aureus* in treatment of experimental endocarditis. Antimicrob Agents Chemother 2002; 46(1): 171-77.

52. Fung-Tomc JC, Clark J, Minassian B *et al. In vitro* and *in vivo* activities of a novel cephalosporin, BMS-247243, against methicillin-resistant and susceptible staphylococci. Antimicrob Agents Chemother 2002; 46(4): 971-76.

53. Tsuji M, Matsuda H, Miwa H. S-3578, a new broad spectrum cephalosporin with anti-MRSA activity: *in vivo* activity against experimental animal infection models. 42nd Interscience Conference on Antimicrobial Agents and Chemotherapy. San Diego, California. September 27-30, 2002. Abstract F-339.

54. Mercier R, Mazzola J, Dietz R. Pharmacodinamic evaluation of Tigecycline in an *in vitro* model of infective endocarditis. 42 nd Interscience Conference on Antimicrobial Agents and Chemotherapy. San Diego, California. September 27-30, 2002. Abstract A-500.

55. Lefort A, Pavie J, Garry L *et al.* Activities of dalbavancin *in vitro* an in a rabbit model of experimental endocarditis due to *Staphylococcus aureus* with or without reduced susceptibility to vancomycin or teicoplanin. Antimicrob Agents Chemother 2004; 48(3): 1061-064.

56. Kaatz GW, Seo SM, Aeschlimann JR *et al.* Efficacy of LY333328 against experimental methicillin-resistant *Staphylococcus aureus* endocarditis. Antimicrob Agents Chemother 1998; 42(4): 981-84.

57. Boucher HW, Thauvin-Eliopoulos C, Loebenberg D *et al. In vivo* activity of evernimicin (SCH27899) against methicillin-resistant *Staphylococcus aureus* in experimental infective endocarditis. Antimicrob Agents and Chemother 2001; 45(1): 208-13.

58. Entenza JM, Vouillamoz J, Giddey M. Activity of Garenoxacin (BMS-284756) against experimental endocarditis due to methicillin-susceptible and resistant *Staphylococcus aureus* (MSSA and MRSA) carrying or not a grlA quinolone-resistance mutation. 42nd Interscience Conference on Antimicrobial Agents and Chemotherapy. San Diego, California. September 27-30, 2002. Abstract B-277.

59. Nagura J, Sugano T, Yamamoto A. CP5609, a novel parenteral carbapenem: efficacy on experimental endocarditis due to methicillin-resistant *Staphylococcus aureus*. 42nd Interscience Conference on Antimicrobial Agents and Chemotherapy. San Diego, California. September 27-30, 2002. Abstract F-321.

60. Dailey CF, Buchanan LV, Pagano PJ. Efficacy of PNU-288034 in the treatment of experimental methicillin-resistant *Staphylococcus aureus* (MRSA) endocarditis. 42nd Interscience Conference on Antimicrobial Agents and Chemotherapy. San Diego, California. September 27-30, 2002. Abstract F-1340.

61. Rissing JP. Animal models of osteomyelitis: knowledge, hypothesis, and speculation. Infect Dis Clin North Am 1990; 4: 377-90.

62. Scheman L, Janota M, Lewin P. The production of experimental osteomyelitis: prelimary report. JAMA 1941; 117: 1525-529.

63. Norden CW. Experimental osteomyelitis. I. A description of the model. J Infect Dis 1970; 122: 410-18.

64. Zak O, Zak F, Rich R *et al.* Experimental staphylococcal osteomyelitis in rats: therapy with rifampin and cloxacillin alone or in combination. En: Perity P, Grassi GG, eds. Current chemotherapy and immunotherapy. Washington, DC: American Society for Microbiology 1982: 973-74.

65. Korkusuz F, Uchida A, Inoue K *et al.* Experimental implant-related osteomyelitis treated by antibiotic-calcium hydroxyapatite ceramic composites. J Bone Joint Surg Br 1993; 75: 111-14.

66. Fitzgerald RH. Experimental osteomyelitis: description of a canine model and the role of depot ad-

ministration of antibiotics in the prevention and treatment of sepsis. J Bone Joint Surg Br 1983; 65: 371-80.

67. Giavaresi G, Borsari V, Fini M *et al.* Preliminary investigations on a new gentamicin and vancomycin-coated PMMA nail for the treatment of bone and intramedullary infections: an experimental study in the rabbit. J Orthop Res 2008; 26: 785-92.

68. Rodeheaver GT, Rukstalis D, Bono M *et al.* A new model of bone infection used to evaluate the efficacy of antibiotic-impregnated polymethylmethacrylate cement. Clin Orthop 1983; 178: 303-11.

69. Tuzuner T, Sencan I, Ozdemir D *et al. In vivo* evaluation of teicoplanin- and calcium sulfate-loaded PMMA bone cement in preventing implant-related osteomyelitis in rats. J Chemother 2006; 18: 628-33.

70. Petty W, Spanier S, Shuster JJ *et al.* The influence of skeletal implants on incidence of infection: experiments in a canine model. J Bone Joint Surg Am 1985; 37: 1236-244.

71. Melcher GA, Claudi B, Schlegel U *et al.* Influence of type of medullary nail on the development of local infection: an experimental study of solid and slotted nail in rabbits. J Bone Joint Surg Br 1994; 76: 955-59.

72. Sanzen L, Linder L. Infection adjacent to titanium and bone cement implants: an experimental study in rabbits. Biomaterials 1995; 16: 1273-277.

73. Efstathopoulos N, Giamarellos-Bourboulis E, Kanellakopoulou K *et al.* Treatment of experimental osteomyelitis by methicillin-resistant *Staphylococcus aureus* with bone cement system releasing grepafloxacin. Injury 2008. [Epub ahead of print]

74. Álvarez H, Castro C, Moujir L *et al.* Efficacy of ciprofloxacin implants in treating experimental osteomyelitis. J Biomed Mater Res B Appl Biomater 2008; 85: 93-104.

75. Cevher E, Orhan Z, Sensoy D *et al.* Sodium fusidate-poly (D,L-lactide-co-glycolide) microspheres: preparation, characterisation and *in vivo* evaluation of their effectiveness in the treatment of chronic osteomyelitis. J Microencapsul 2007; 24: 577-95.

76. Cevher E, Orhan Z, Mülazimoğlu L *et al.* Characterization of biodegradable chitosan microspheres containing vancomycin and treatment of experimental osteomyelitis caused by methicillin-resistant *Staphylococcus aureus* with prepared microspheres. Int J Pharm 2006; 317: 127-35.

77. Nijhof MW, Fleer A, Hardus K *et al.* Tobramycin-containing bone cement and systemic cefazolin in a one-stage revision. Treatment of infection in a rabbit model. J Biomed Mater Res 2001; 58: 747-53.

78. Heinz S, Sakamoto H, Flock JI *et al.* Development and characterization of a new model of hematogenous osteomyelitis in the rat. J Infect Dis 1995; 171: 1230-236.

79. Southwood RT, Rice JL, McDonald PJ *et al.* Infection in experimental hip arthroplasties. J Bone Joint Surg Br 1985; 37: 229-31.

80. Belmatoug N, Crémieux AC, Bleton R *et al.* A new model of experimental prosthesis joint infection due to methicillin-resistant *Staphylococcus aureus*: a microbiologic, histopathologic, and magnetic resonance imaging characterization. J Infect Dis 1996; 174: 414-17

81. Sarda L, Saleh-Mghir A, Peker C *et al.* Evaluation of (99m) Tc-ciprofloxacin scintigraphy in a rabbit model of *Staphylococcus aureus* prosthetic joint infection. J Nucl Med 2002; 43(2): 239-45.

82. Saleh Mghir A, Crémieux AC, Bleton R *et al.* Efficacy of teicoplanin and autoradiographic diffusion pattern of [14C] teicoplanin in experimental *Staphylococcus aureus* infection of joint prostheses. Antimicrob Agents Chemother 1998; 42(11): 2830-835.

83. Henry NK, Rouse MS, Whitesell AL *et al.* Treatment of methicillin-resistant *Staphylococcus aureus* experimental osteomyelitis with ciprofloxacin or vancomycin alone or in combination with rifampin. Am J Med 1987; 82: 73-5.

84. Norden CW, Shaffer M. Treatment of experimental chronic osteomyelitis due to *Staphylococcus aureus* with vancomycin and rifampin. J Infect Dis 1983;147: 352-57.

85. Dworkin R, Modin G, Kunz S *et al.* Comparative efficacies of ciprofloxacin, pefloxacin, and vancomycin in combination with rifampin in a rat model of methicillin-resistant *Staphylococcus aureus* chronic osteomyelitis. Antimicrob Agents Chemother 1990; 34: 1014-016.

86. Norden CW. Experimental chronic staphylococcal osteomyelitis in rabbits: treatment with rifampin alone and in combination with other antimicrobial agents. Rev Infect Dis 1983; 5(suppl. 3): S491-S4.

87. Norden CW, Keleti E. Treatment of experimental staphylococcal osteomyelitis with rifampin and trimethoprim, alone and in combination. Antimicrob Agents Chemother 1980; 17: 591-94.

88. O'Reilly T, Kunz S, Sande E *et al.* Relationship between antibiotic concentration in bone and efficacy of treatment of staphylococcal osteomyelitis in rats: azithromycin compared with clindamycin and rifampin. Antimicrob Agents Chemother 1992; 36: 2693-697.

89. Yin LY, Lazzarini L, Li F *et al.* Comparative evaluation of tigecycline and vancomycin, with and without rifampicin, in the treatment of methicillin-resistant *Staphylococcus aureus* experimental osteomyelitis in a rabbit model. J Antimicrob Chemother 2005; 55: 995-1002.

90. Yin LY, Calhoun JH, Thomas JK *et al.* Efficacies of ceftobiprole medocaril and comparators in a rabbit model of osteomyelitis due to methicillin-resistant *Staphylococcus aureus*. Antimicrob Agents Chemother 2008; 52: 1618-622.

91. Rouse MS, Steckelberg JM, Patel R. *In vitro* activity of ceftobiprole, daptomycin, linezolid, and vancomycin against methicillin-resistant staphylococci associated with endocarditis and bone and joint infection. Diagn Microbiol Infect Dis 2007; 58: 363-65.

92. Kandemir O, Oztuna V, Colak M *et al.* Comparison of the efficacy of tigecycline and teicoplanin in an experimental methicillin-resistant *Staphylococcus aureus* osteomyelitis model. J Chemother 2008; 20: 53-7.

93. Rouse MS, Piper KE, Jacobson M *et al.* Daptomycin treatment of *Staphylococcus aureus* experimental chronic osteomyelitis. J Antimicrob Chemother 2006; 57: 301-05.

94. Kalteis T, Beckmann J, Schröder HJ *et al.* Treatment of implant-associated infections with moxifloxacin: an animal study. Int J Antimicrob Agents 2006; 27: 444-48.

95. Ariza J, Euba G, Murillo O. Orthopedic device-related infections. Enferm Infecc Microbiol Clin 2008; 26: 380-90.

Capítulo 4
Epidemiología clínica y factores de riesgo de la infección producida por *Staphylococcus aureus*

M. Pujol

Servicio de Enfermedades Infecciosas
Hospital Universitari de Bellvitge
Barcelona

Dirección para correspondencia
Hospital Universitari de Bellvitge
Dr. M. Pujol
mpujol@bellvitgehospital.cat

1 Introducción

1.1 *Tendencias en las infecciones por Staphylococcus aureus e impacto clínico*

Staphylococcus aureus ha sido reconocido a lo largo de la historia como uno de los patógenos humanos de mayor trascendencia clínica.[1] En la actualidad, según los datos del National Nosocomial Infection Surveillance System (NNISS) de los Center for Disease Control (CDC),[2] constituye el principal microorganismo responsable de infecciones nosocomiales en las Unidades de Cuidados Intensivos (UCIs), como bacteriemia primaria, neumonía asociada a ventilación mecánica o infección de herida quirúrgica. En la comunidad, *Staphylococcus aureus* ocasiona un número importante de infecciones de gravedad variable, con mayor frecuencia de la piel y las partes blandas, aunque también es responsable de infecciones de mayor gravedad, por ejemplo osteoarticulares y endovasculares, entre otras.[3]

Diversos estudios poblacionales realizados en EE.UU. han puesto de manifiesto el impacto de las infecciones por *Staphylococcus aureus* observadas en sus hospitales,[4,5] con una incidencia anual de 28,4 infecciones por 100.000 habitantes, el 50 % de ellas de adquisición nosocomial.[6] De gran trascendencia clínica ha sido el incremento observado en el número de infecciones producidas por este microorganismo, tanto en el hospital como en la comunidad, en las últimas décadas.[7] En el ámbito hospitalario, este aumento ha discurrido paralelo a dos factores: por un lado, al incremento en el uso de dispositivos invasivos utilizados en la asistencia médica de los pacientes, especialmente catéteres vasculares; por otro, la emergencia y posterior diseminación en los hospitales de cepas de *Staphylococcus aureus* resistentes a la meticilina (SARM). Esta emergencia se observó en EE.UU. durante la década de los ochenta,[8] y alcanzó Europa y particularmente España a principios de los noventa.[9] Los datos facilitados por la agencia europea de vigilancia de resistencias bacterianas, la European Antimicrobial Resistance Surveillance Ssystem (EARSS),[10] confirman, a su vez, el importante incremento de las infecciones invasivas producidas por SARM en la mayor parte de países europeos, especialmente en la vertiente mediterránea.

A nivel comunitario, el incremento en las infecciones estafilocócicas ha sido también a expensas de la diseminación de cepas de SARM. Si bien la extensión de las infecciones producidas por SARM en la comunidad ha sido mucho más reciente, su implantación, especialmente en determinados colectivos, ha sido muy rápida. En la actualidad, SARM es la causa más frecuente de infecciones de piel y partes blandas en los EE.UU. y se está reforzando su extensión por Europa. Al contrario de lo sucedido con las cepas de SARM de adquisición hospitalaria, con una mayor incidencia en los países del sur de Europa, la diseminación del SARM comunitario está afectando sobre todo a los países de la vertiente norte. Sin embargo, se han descrito distintas series de infecciones por SARM comunitario en España.[11-13]

Las infecciones producidas por *Staphylococcus aureus*, tanto en la comunidad como en los hospitales, comportan un importante coste económico.[5] Alrededor del 0,8 % de los diagnósticos de alta en hospitales estadounidenses durante el período 2000-2001, correspondieron a infecciones por *Staphylococcus aureus*.[4] Se ha calculado que estas infecciones prolongan entre dos y tres veces la estancia hospitalaria y multiplican por cinco el riesgo de morir en el hospital, cuando se comparan con pacientes hospitalizados sin infección estafilocócica.[7] La mortalidad observada en pacientes ingresados con infecciones producidas por SARM (21 %) fue muy superior a la observada en infecciones producidas por *Staphylococcus aureus* sensible (8 %).[5] La peor situación clínica de los pacientes con infecciones producidas por SARM, más que la resistencia a la meticilina, probablemente condicionó también un peor pronóstico.

2   Epidemiología

2.1   *Importancia de los portadores nasales de Staphylococcus aureus*

Los seres humanos son un reservorio natural de *Staphylococcus aureus*.[14] También pueden identificarse portadores en diversas especies de animales, particularmente en mamíferos. *Staphylococcus aureus* se encuentra en la piel y las mucosas de las personas; sin embargo, las fosas nasales constituyen su auténtico nicho ecológico y es el lugar donde se aísla de forma más consistente. De forma concomitante a la nasal, *Staphylococcus aureus* puede identificarse también en otras localizaciones de la piel como las axilas, la región perineal y las mucosas como la orofaringe, la genital y la del tracto digestivo. Significativamente, la eliminación de *Staphylococcus aureus* de las fosas nasales anteriores mediante un tratamiento tópico con mupirocina, conduce a la desaparición subsecuente de la colonización en otras partes del cuerpo.[15] Este aspecto tiene una notable importancia en la prevención de las infecciones endógenas por *Staphylococcus aureus* y en la prevención de la diseminación de cepas epidémicas.

2.2   Definición de portador nasal de Staphylococcus aureus

La colonización nasal por *Staphylococcus aureus* ha sido extensamente estudiada en individuos sanos y en pacientes.[14,16] Los cortes de prevalencia identifican a los individuos exclusivamente en dos grupos: portadores o no portadores. Sin embargo, los estudios longitudinales han determinado de forma más detallada la dinámica de la colonización nasal en el tiempo. Gracias a estos estudios, se han observado frecuentes cambios en el estatus de portador nasal de *Staphylococcus aureus* a lo largo del tiempo. Se han identificado tres patrones de portadores: portador persistente, portador intermitente y no portador. La distinción entre portador persistente e intermitente es importante. La media de unidades formadoras de colonias de *Staphylococcus aureus* en el frotis nasal es superior en los portadores persistentes en comparación con los intermitentes. Ello implica una mayor dispersión de microorganismos, mayor probabilidad de infección, de transmisión y de contaminación del entorno inanimado. Cuando esta dinámica se ha estudiado con técnicas de epidemiología molecular, se ha observado que el número de clones de *Staphylococcus aureus* que coloniza a los portadores persistentes, es muy inferior al de los portadores intermitentes que con frecuencia varían de clon. Estos datos sugieren que los determinantes de la colonización nasal persistente e intermitente podrían ser diferentes y, por lo tanto, el atributo de colonización persistente debería reservarse para las personas o los pacientes con cultivos de frotis nasal repetidamente positivos para *Staphylococcus aureus* de forma sostenida.

2.3   Prevalencia de colonización nasal por Staphylococcus aureus

La prevalencia de colonización nasal en individuos sanos varía en los diferentes estudios entre un 25 y un 55 % de la población estudiada.[17] Los estudios longitudinales sugieren que entre el 10 y el 35 % de la población son portadores persistentes, entre el 20 y el 70 % son portadores intermitentes, y entre el 5 y el 70 % son no portadores. Estas variaciones tan amplias responden a que la mayor parte de estudios longitudinales se han efectuado en poblaciones seleccionadas, por ejemplo en estudiantes de medicina, personal sanitario, etc.

La aplicación de técnicas de tipado molecular ha permitido establecer que en las fosas nasales puede persistir durante meses o incluso un año un único clon de *Staphylococcus aureus*. No necesariamente los portadores persistentes tienen que asociarse a un único clon de este microorganismo y en la mayoría de los casos se han documentado cambios clonales en el tiempo. No obstante, es en los portadores intermitentes donde se observa un recambio clonal más elevado. Asimismo, estas técnicas moleculares han permitido establecer la relación clonal existente entre la cepa procedente del frotis nasal y la cepa identificada en la infección en un individuo concreto. Ello supone una clara evidencia relativa al origen endógeno de la mayor parte de infecciones producidas por *Staphylococcus aureus*.

2.4   Determinantes de la colonización nasal

No se conocen con exactitud los determinantes de la colonización nasal por *Staphylococcus aureus*. Algunos estudios *in vitro* han sugerido una afinidad diferente de este microorganismo por las células epiteliales nasales entre portadores y no portadores.[18] Sin embargo, no se ha podido demostrar ninguna característica genética bacteriana que distinga entre portadores persistentes o no. Sí se han relacionado algunas estructuras de la pared bacteriana, como el ácido teicoico, las proteínas fijadoras de la fibronectina y los polisacáridos capsulares como componentes mediadores de la unión con las células epiteliales nasales. Probablemente, son los factores del huésped, más que los bacterianos, los determinantes de la colonización. Por parte del huésped, parecen existir algunos factores genéticos como el HLA, el sexo y la raza que favorecen la colonización nasal. Se ha observado que dicha colonización es más frecuente en determinados grupos de población, por ejemplo en pacientes con diabetes mellitus insulino-dependientes, en hemodiálisis, o que padecen artritis reumatoide, cirrosis hepática, infección por HIV o bien durante las infecciones virales agudas del tracto respiratorio superior. También los pacientes adictos a drogas por vía parenteral, hospitalizados o sometidos a tratamientos antibióticos, presentan índices de colonización más elevados que el resto de la población.[18] De forma relevante, la presencia de colonización nasal por *Staphylococcus aureus* previene la adquisición de otros clones de este microorganismo procedentes del entorno.

2.5   Relevancia clínica de la colonización nasal

La relación entre colonización nasal y probabilidad de presentar infección por *Staphylococcus aureus*, especialmente durante la cirugía, se conoce bien desde los años cincuenta, momento en que, además, se realizaron los primeros intentos de descolonización nasal.[19-21] Las infecciones quirúrgicas son causa de una elevada morbimortalidad en los enfermos quirúrgicos y *Staphylococcus aureus* es el agente etiológico identificado con mayor frecuencia, sobre todo en las infecciones relacionadas con los procedimientos de cirugía limpia.[22] Durante los últimos años, numerosos estudios han puesto de manifiesto el mayor riesgo de infección por *Staphylococcus aureus* que presentan los portadores nasales en relación con los no portadores.[23] El riesgo relativo es variable, se ha calculado entre 1,5-7 veces superior a los no colonizados,[18] y está muy relacionado con la densidad de colonias observada en las fosas nasales anteriores.[24-26] Estudios más recientes han demostrado esta correlación en distintos tipos de procedimientos quirúrgicos, especialmente en cirugía cardíaca, ortopédica y vascular.[27-33]

Junto con los estafilococos coagulasa negativos, *Staphylococcus aureus* es la causa más frecuente de la bacteriemia de catéter.[34] Las complicaciones secundarias y la mortalidad asociada a la bacteriemia de catéter por *Staphylococcus aureus* son muy elevadas; la mortalidad puede alcanzar hasta el 27 % de los episodios, un porcentaje muy superior a la mortalidad ocasionada por otros microorganismos.[35] En un estudio multicéntrico de pacientes con bacteriemia por *Staphylococcus aureus,* en su mayor parte bacteriemia de catéter, se observó que el 82 % de los pacientes tenían la misma cepa en el frotis nasal y en el hemocultivo.[36] Asimismo, en pacientes ingresados en las UCIs, se observó una mayor frecuencia de bacteriemia por *Staphylococcus aureus* en quienes presentaban colonización nasal cuando se comparó con los no portadores.[37] De forma semejante a la bacteriemia, la colonización nasal por *Staphylococcus aureus* en pacientes críticos, tanto por cepas sensibles como resistentes a la meticilina, incrementó notablemente el riesgo de bacteriemia primaria, neumonía asociada a ventilación mecánica e infecciones quirúrgicas.[38]

En pacientes en hemodiálisis, *Staphylococcus aureus* es una de las principales causas de morbimortalidad. Esta población sufre infecciones estafilocócicas del acceso vascular, fístula o catéter, en un contexto de colonización nasal y cutánea extensa, inmunidad disminuida y venopunciones frecuentes para la diálisis.[39] En pacientes sometidos a diálisis peritoneal, *Staphylococcus aureus* es el principal microorganismo responsable de las infecciones del punto de inserción o de la tunelización del catéter.[40] Estas infecciones pueden progresar hasta la peritonitis y pérdida del catéter. En aquellos estudios en los que se ha comparado mediante técnicas de epidemiología molecular las cepas procedentes de los frotis nasales con las procedentes de las infecciones, se confirma una vez más que en su mayor parte se trata de infecciones endógenas al observarse el mismo clon de *Staphylococcus aureus* en ambas muestras.[41] Los pacientes en hemodiálisis presentan además frecuentes recaídas de la colonización nasal, normalmente por el mismo clon, tras los diversos intentos de descolonización con mupirocina.[42]

2.6   Colonización por SARM

El SARM se ha convertido en un problema de gran magnitud en los hospitales de todo el mundo. Además de su resistencia a la meticilina, las cepas de SARM son también resistentes a múltiples antibióticos, lo cual limita las opciones terapéuticas de infecciones potencialmente muy graves como son las infecciones quirúrgicas, la bacteriemia o la neumonía.

Diversos autores han sugerido que la colonización por SARM comporta un mayor riesgo de infección estafilocócica que la colonización por *Staphylococcus aureus* sensible a la meticilina (SASM). Por ejemplo, en pacientes sometidos a diálisis peritoneal, los portadores de SARM presentaron un mayor número de infecciones del punto de inserción y pérdida del catéter que los portadores de SASM.[43] Igualmente, en pacientes ingresados en las UCIs que presentaban colonización por SARM, el riesgo de bacteriemia fue muy superior al de los pacientes colonizados por SASM y frente a los no colonizados.[37] En centros de larga estancia el problema es similar; se observó un mayor riesgo de infección en los ancianos portadores de SARM, comparado con los portadores de SASM.[44]

Los estudios microbiológicos no han podido demostrar ventajas significativas por parte de las cepas de SARM, comparadas con las cepas de SASM, en relación con la producción de toxinas, proteínas, capacidad de diseminación, supervivencia en el entorno inanimado, etc.[45,46] En este sentido, es probable que la ventaja aparente por parte de las cepas de SARM en ocasionar infecciones en los pacientes colonizados responda primariamente a las características de la población susceptible de colonizarse por SARM (edad, enfermedad de base, dependencia, etc.) más que a la resistencia a la meticilina.

3   Epidemiología clínica del SARM relacionado con la asistencia sanitaria

3.1   *Factores de riesgo de colonización por SARM*

La emergencia de resistencia a la meticilina en *Staphylococcus aureus* se detectó rápidamente, tras la introducción de la meticilina en la práctica clínica en 1959.[47] Hasta hace pocos años, las infecciones por SARM estaban confinadas exclusivamente al sistema sanitario, afectaban a pacientes hospitalizados, ancianos residentes en los centros de crónicos, en diálisis o pacientes asistidos ambulatoriamente. En este apartado, nos vamos a referir exclusivamente a las infecciones por SARM relacionadas con la atención sanitaria, con un contexto epidemiológico diferente hasta la actualidad al de las infecciones por SARM adquiridas en la comunidad, muy recientemente descritas en nuestro entorno.

La introducción y posterior diseminación del SARM en el sistema sanitario español se produjo inicialmente en los centros terciarios en los años noventa,[9] y después en centros de menor tamaño y residencias geriátricas.[48] La introducción en los hospitales de las cepas de SARM se produce habitualmente a través de pacientes con colonización asintomática, procedentes de otros centros o residencias geriátricas, o bien a través de la transmisión por parte del personal sanitario que puede ser portador nasal.[49-52] Una vez introducido en el hospital, el principal mecanismo de transmisión es de paciente a paciente a través de las manos del personal sanitario.[53] Diversos estudios han demostrado la presencia de SARM en las manos del personal sanitario, especialmente después del contacto directo con pacientes colonizados.[54] Esta situación –portador transitorio de SARM en las manos– conduce irremediablemente a la transmisión a los pacientes, salvo que se efectúe una higiene de las manos adecuada. Aunque de menor importancia en la cadena de transmisión, la contaminación por SARM del entorno inanimado del paciente colonizado es muy frecuente.[55] Rara vez se ha demostrado que dicha contaminación desempeñe un papel relevante en la transmisión, pero es determinante la desinfección adecuada de las habitaciones, sobre todo cuando los pacientes colonizados han sido dados de alta. El tercer reservorio que hay que considerar es el personal sanitario, pues se ha demostrado en numerosas ocasiones la

- Edad avanzada.
- Varones.
- Enfermedad de base significativa.
- Estancia previa en centros geriátricos.
- Hemodiálisis.
- Hospitalización previa.
- Estancia hospitalaria prolongada.
- Estancia en UCI.
- Presencia de dispositivos invasivos: catéter vascular, sonda nasogástrica, traqueotomía, gastrostomía, etc.
- Antibióticos previos (especialmente quinolonas).
- Presencia de úlceras por presión.
- Contacto con personal sanitario colonizado.
- Contacto con pacientes colonizados (presión de colonización).
- Prácticas deficientes de control de infección.

Tabla 1. Factores de riesgo para la adquisición de SARM.

interrelación entre la colonización por SARM del personal sanitario y la transmisión del mismo clon a los pacientes. La colonización por parte del personal sanitario es mucho más frecuente en entornos con una elevada incidencia de SARM. En este sentido, el personal sanitario puede ser víctima de la situación de elevada endemia de SARM en un hospital con muchas probabilidades de colonizarse.[52] Por todo ello, es necesaria la implementación de los programas de control, que incluye la detección y descolonización del personal sanitario en situaciones de brote.[56]

Una vez introducido en el entorno hospitalario, la erradicación completa del SARM a pesar de la instauración de medidas de control, acontece muy raramente. El microorganismo se disemina por todo el hospital, estableciendo reservorios entre los pacientes y el personal sanitario. Se asume que cerca de la mitad de los casos de SARM corresponden a pacientes colonizados, sin manifestaciones clínicas, y su detección se basa en la práctica de frotis nasales y cutáneos durante los programas de vigilancia epidemiológica. Las localizaciones más frecuentes en pacientes colonizados son, además de las fosas nasales, las úlceras por presión, las traqueotomías, heridas quirúrgicas y las partes de la piel contiguas a los cuerpos extraños, como las sondas nasogástricas, las gastrostomías y los fijadores externos ortopédicos, entre otros. La presencia de un catéter vascular en un paciente colonizado por SARM representa un riesgo significativo de bacteriemia;[57] es conveniente retirarlo ante la mínima sospecha de infección o cuando ya no se precise. La colonización nasal por SARM puede persistir durante meses o incluso años. En la mayoría de pacientes previamente colonizados por SARM que reingresan en el hospital, persiste la colonización en los frotis nasales de control. La vida media de la colonización nasal por SARM se calcula en unos cuarenta meses.[58] Cuando se intentó la descontaminación con mupirocina nasal, la persistencia de colonización por SARM se asoció con la presencia previa de SARM en múltiples localiza-

SARM-HO	SARM-CO
Infección de localización quirúrgica	Infección de la piel y las partes blandas (furunculosis con mayor frecuencia) Fascitis necrotizante
Bacteriemia primaria Bacteriemia secundaria, endocarditis	Otitis externa/media
Neumonía asociada a ventilación mecánica	Neumonía
Infección de cuerpos extraños, p. ej. dispositivos ortopédicos de fijación externa	Infecciones de heridas no quirúrgicas
Infección de ulceras por presión	Infecciones invasivas (meningitis, endocarditis) Bacteriemia
Infección del tracto urinario en pacientes portadores de sonda urinaria permanente	

Tabla 2. Diferencias en las manifestaciones clínicas de las infecciones producidas por SARM de adquisición hospitalaria (SARM-HO) y SARM de adquisición comunitaria (SARM-CO).

ciones cutáneas y con haber recibido tratamiento previo con quinolonas.[59] Ser el compañero de habitación de un paciente colonizado por SARM entraña un riesgo importante de transmisión, que se calcula en cerca de un 12 % en un estudio de contactos.[60] Para terminar, aunque la política de antibióticos hospitalaria no ha sido considerada tradicionalmente un factor favorecedor de la adquisición de SARM, algunos estudios recientes han sugerido que el tratamiento previo con quinolonas puede constituir un factor de riesgo importante en la selección y adquisición de cepas de SARM.[61] La tabla 1 enumera los factores de riesgo más significativos relacionados con la adquisición de SARM.

4   SARM comunitario

4.1   *Epidemiología clínica de las infecciones por SARM comunitario*

Durante varias décadas, el SARM se había considerado un patógeno confinado al ámbito sanitario. Durante la década de los noventa, se detectó, inicialmente en EE.UU. y algunos años después en la mayoría de países, la emergencia de cepas de SARM responsables de infecciones aparentemente adquiridas en la comunidad.[62] Por un lado, el trasfondo genético de estas cepas, en general productoras de leucocidina de Panton Valentin y mucho más sensibles a todos los antibióticos antiestafilocócicos, era muy diferente al de las cepas de SARM identificadas tradicionalmente en los centros sanitarios; por otro, ocasionaba infecciones auténticamente comunitarias en pacientes sin los factores de riesgo tradiciona-

- Niños y jóvenes.
- Deportistas, especialmente deportes de contacto.
- Individuos que viven en agrupaciones, p. ej: militares, prisiones, correccionales, etc.
- Agregación familiar.
- Homosexuales.
- Antecedentes de cuadros gripales.
- Contactos próximos (en la misma vivienda) con personas colonizadas o infectadas por SARM comunitario.
- Veterinarios (especialmente en países del norte de Europa).
- Inmigrantes (especialmente procedentes del continente latinoamericano).
- No relación con el sistema sanitario.
- No factores de riesgo de SARM-hospitalario.

Tabla 3. Factores de riesgo para infección por SARM comunitario.

les para SARM. Se trataba de pacientes jóvenes, muchas veces deportistas,[63] con un abanico de infecciones más parecidas a las producidas por SASM, con predominio en la piel y las partes blandas, tratadas en general en los servicios de urgencias[64] y muy diferentes a las infecciones tradicionalmente producidas por el SARM hospitalario,[65,66] (véase la tabla 2). Ocasionalmente, puede tratarse de infecciones de extrema gravedad, como neumonía necrotizante, bacteriemia o endocarditis, entre otras.[67] En la actualidad, el SARM de adquisición comunitaria constituye la primera causa de infección de la piel y las partes blandas en algunas zonas de EE.UU., y es una causa progresivamente frecuente de infecciones en España.[11-13] Los cambios epidemiológicos más destacados del SARM comunitario han sido:

a) Rápida implantación en la comunidad, mucho más rápida de lo que ha sido la diseminación del SARM en el ámbito hospitalario.

b) Capacidad de producir infecciones espontáneas, sin los factores de riesgo típicos del SARM hospitalario que rompen las barreras defensivas de la piel y las mucosas (véase la tabla 3).

c) Progresiva implantación también en el ámbito hospitalario, donde ocasiona infecciones nosocomiales.[68]

Estos datos sugieren que estas cepas poseen ventajas genéticas notables respecto a las cepas de SARM responsables de las infecciones hospitalarias.

En Europa, el contexto epidemiológico de estas infecciones varía notablemente en los diferentes países. En el norte de Europa, se ha detectado la transmisión de cepas de SARM comunitario entre animales de granja y las personas en contacto con ellos,[69] mientras que en España los primeros casos se han descrito particularmente en núcleos familiares de personas inmigrantes de Latinoamérica.[11-13]

BIBLIOGRAFÍA

1. Lowy FD. *Staphylococcus aureus* infections. N Engl J Med 1998; 339: 520-32.

2. National Nosocomial Infection Surveillance System. National Nosocomial Infection Surveillance (NNIS) System report, data summary from January 1992 through June 2003, issued August 2003. Am J Infect Control 2003; 31: 481-98.

3. Lowy FD. *Staphylococcus aureus* infections. N Engl J Med 1998; 339: 520-32.

4. Noskin GA, Rubin RJ, Schentag JJ *et al.* The burden of *Staphylococcus aureus* infections on hospitals in the United States: an analysis of the 2000 and 2001 Nationwide Inpatient Sample Database. Arch Intern Med 2005; 165: 1756-761.

5. Rubin RJ, Harrington CA, Poon A *et al.* The economic impact of *Staphylococcus aureus* infection in New York City hospitals. Emerg Infect Dis 1999; 5: 9-17.

6. Laupland KB, Church DL, Mucenski M *et al.* Population-based study of the epidemiology of and the risk factors for invasive *Staphylococcus aureus* infections. J Infect Dis 2003; 187: 1452-459.

7. Noskin GA, Rubin RJ, Schentag JJ *et al.* National trends in *Staphylococcus aureus* infection rates: impact on economic burden and mortality over a 6-year period (1998-2003). Clin Infect Dis 2007; 45: 1132-140.

8. Panlilio AL, Culver DH, Gaynes RP *et al.* Methicillin-resistant *Staphylococcus aureus* in U.S. hospitals, 1975-1991. Infect Control Hosp Epidemiol 1992; 13: 582-86.

9. Domínguez MA, de Lencastre H, Linares J *et al.* Spread and maintenance of a dominant methicillin-resistant *Staphylococcus aureus* (MRSA) clone during an outbreak of MRSA disease in a spanish hospital. J Clin Microbiol 1994; 32: 2081-087.

10. EARSS annual report 2007. Accesible: http://www.rivm.nl/earss/Images/EARSS%202007_FINAL_tcm61-55933.pdf

11. Broseta A, Chaves F, Rojo P *et al.* Emergence of a single clone of community-associated methicillin-resistant *Staphylococcus aureus* in southern Madrid children. Enferm Infecc Microbiol Clin 2006; 24: 31-5.

12. Manzur A, Domínguez AM, Pujol M *et al.* Community-acquired methicillin-resistant *Staphylococcus aureus* infections: an emerging threat in Spain. Clin Microbiol Infect 2008; 14: 377-80.

13. Cercenado E, Cuevas O, Marín M *et al.* Community-acquired methicillin-resistant *Staphylococcus aureus* in Madrid, Spain: transcontinental importation and polyclonal emergence of Panton-Valentine leukocidin-positive isolates. Diagn Microbiol Infect Dis 2008; 61: 143-49.

14. Noble WC, Valkenburg HA, Wolters CH. Carriage of *Staphylococcus aureus* in random samples of a normal population. J Hyg 1967; 65: 567-73.

15. Reagan DR, Doebbeling BN, Pfaller MA *et al.* Elimination of coincident *Staphylococcus aureus* nasal and hand carriage with intranasal application of mupirocin calcium ointment. Ann Intern Med 1991; 114: 101-06.

16. Williams RE. Healthy carriage of *Staphylococcus aureus*: its prevalence and importance. Bacteriol Rev 1963; 27: 56-61.

17. Gorwitz RJ, Kruszon-Moran D, McAllister SK *et al.* Changes in the prevalence of nasal colonization with *Staphylococcus aureus* in the United States, 2001-2004. J Infect Dis 2008; 197: 1226-234.

18. Wertheim HF, Melles DC, Vos MC *et al.* The role of nasal carriage in *Staphylococcus aureus* infections. Lancet Infect Dis 2005; 5: 751-62.

19. Weinstein HJ. The relation between the nasal-staphylococcal-carrier state and the incidence of postoperative complications. N Engl J Med 1959; 260: 1303-308.

20. Weinstein HJ. Control of nasal staphylococcal-carrier states. N Engl J Med 1959; 260: 1308-310.

21. Henderson RJ, Williams RE. Nasal disinfection in prevention of post-operative staphylococcal infection of wounds. Br Med J 1961; 2: 330-33.

22. Nichols RL. Surgical wound infection. Am J Med 1991; 91(3B): 54S-64S.

23. Calia FM, Wolinsky E, Mortimer EA Jr *et al.* Importance of the carrier state as a source of *Staphylococcus aureus* in wound sepsis. J Hyg 1969; 67: 49-57.

24. White A. Increased infection rates in heavy nasal carriers of coagulase positive Staphylococci. Antimicrob Agents Chemother 1963; 161: 667-70.

25. Bassett HF, Ferguson WG, Hoffman E *et al.* Sources of staphylococcal infection in surgical wound sepsis. J Hyg 1963; 61: 83-94.

26. Henderson RJ, Williams RE. Nasal carriage of staphylococci and post-operative staphylococcal wound infection. J Clin Pathol 1963; 16: 452-56.

27. Kluytmans JA, Mouton JW, Ijzerman EP *et al.* Nasal carriage of *Staphylococcus aureus* as a major risk factor for wound infections after cardiac surgery. J Infect Dis 1995; 171: 216-19.

28. Kalmeijer MD, van Nieuwland-Bollen E, Bogaers-Hofman D *et al.* Nasal carriage of *Staphylococcus*

aureus is a major risk factor for surgical-site infections in orthopedic surgery. Infect Control Hosp Epidemiol 2000; 21: 319-23.

29. Centofanti P, Savia F, La Torre M *et al*. A prospective study of prevalence of 60-days postoperative wound infections after cardiac surgery. An updated risk factor analysis. J Cardiovasc Surg 2007; 48: 641-46.

30. Perl TM, Roy MC. Postoperative wound infections: risk factors and role of *Staphylococcus aureus* nasal carriage. J Chemother 1995; 7(suppl. 3): 29-35.

31. Muñoz P, Hortal J, Giannella M *et al*. Nasal carriage of *S. aureus* increases the risk of surgical site infection after major heart surgery. J Hosp Infect 2008; 68: 25-31.

32. Morange-Saussier V, Giraudeau B, Van der Mee N *et al*. Nasal carriage of methicillin-resistant *Staphylococcus aureus* in vascular surgery. Ann Vasc Surg 2006; 20: 767-72.

33. Herwaldt LA. *Staphylococcus aureus* nasal carriage and surgical-site infections. Surgery 2003; 134(suppl. 5): S2-S9.

34. Coello R, Charlett A, Ward V *et al*. Device-related sources of bacteraemia in english hospitals. Opportunities for the prevention of hospital-acquired bacteraemia. J Hosp Infect 2003; 53: 46-7.

35. Pujol M, Hornero A, Saballs M *et al*. Clinical epidemiology and outcomes of peripheral venous catheter-related bloodstream infections at a university-affiliated hospital. J Hosp Infect 2007; 67: 22-9.

36. Von Eiff C, Becker K, Machka K *et al*. Nasal carriage as a source of *Staphylococcus aureus* bacteremia. Study Group. N Engl J Med 2001; 344: 11-6.

37. Pujol M, Peña C, Pallarés R *et al*. Nosocomial *Staphylococcus aureus* bacteremia among nasal carriers of methicillin-resistant and methicillin-susceptible strains. Am J Med 1996; 100: 509-16.

38. Corbella X, Domínguez MA, Pujol M *et al*. *Staphylococcus aureus* nasal carriage as a marker for subsequent staphylococcal infections in intensive care unit patients. Eur J Clin Microbiol Infect Dis 1997; 16: 351-57.

39. Yu VL, Goetz A, Wagener M *et al*. *Staphylococcus aureus* nasal carriage and infection in patients on hemodialysis. Efficacy of antibiotic prophylaxis. N Engl J Med 1986; 315: 91-6.

40. Luzar MA, Coles GA, Faller B *et al*. *Staphylococcus aureus* nasal carriage and infection in patients on continuous ambulatory peritoneal dialysis. N Engl J Med 1990; 322: 505-09.

41. Ena J, Boelaert JR, Boyken LD *et al*. Epidemiology of *Staphylococcus aureus* infections in patients on hemodialysis. Infect Control Hosp Epidemiol 1994; 15: 78-81.

42. Peña C, Fernández-Sabe N, Domínguez MA *et al*. *Staphylococcus aureus* nasal carriage in patients on haemodialysis: role of cutaneous colonization. J Hosp Infect 2004; 58: 20-7.

43. Lye WC, Leong SO, Lee EJ. Methicillin-resistant *Staphylococcus aureus* nasal carriage and infections in CAPD. Kidney Int 1993; 43: 1357-362.

44. Muder RR, Brennen C, Wagener MM *et al*. Methicillin-resistant staphylococcal colonization and infection in a long-term care facility. Ann Intern Med 1991; 114: 107-12.

45. Duckworth GJ, Jordens JZ. Adherence and survival properties of an epidemic methicillin-resistant strain of *Staphylococcus aureus* compared with those of methicillin-sensitive strains. J Med Microbiol 1990; 32: 195-200.

46. Aathithan S, Dybowski R, French GL. Highly epidemic strains of methicillin-resistant *Staphylococcus aureus* not distinguished by capsule formation, protein A content or adherence to HEp-2 cells. Eur J Clin Microbiol Infect Dis 2001; 20: 27-32.

47. Barber M. Methicillin-resistant staphylococci. J Clin Pathol 1961; 14: 385-93.

48. Manzur A, Gavaldà L, Ruiz de Gopegui E *et al*. Group of the Spanish Network for Research in Infectious Diseases. Prevalence of methicillin-resistant *Staphylococcus aureus* and factors associated with colonization among residents in community long-term-care facilities in Spain. Clin Microbiol Infect 2008; 14: 867-72.

49. Peacock JE Jr, Marsik FJ, Wenzel RP. Methicillin-resistant *Staphylococcus aureus*: introduction and spread within a hospital. Ann Intern Med 1980; 93: 526-32.

50. Lucet JC, Grenet K, Armand-Lefevre L *et al*. High prevalence of carriage of methicillin-resistant *Staphylococcus aureus* at hospital admission in elderly patients: implications for infection control strategies. Infect Control Hosp Epidemiol 2005; 26: 121-26.

51. Ben-David D, Mermel LA, Parenteau S. Methicillin-resistant *Staphylococcus aureus* transmission: the possible importance of unrecognized health care worker carriage. Am J Infect Control 2008; 36: 93-7.

52. Albrich WC, Harbarth S. Health-care workers: source, vector, or victim of MRSA? Lancet Infect Dis 2008; 8: 289-301.

53. Huang SS, Yokoe DS, Hinrichsen VL *et al*. Impact of routine intensive care unit surveillance cultures and resultant barrier precautions on hospital-wide

methicillin-resistant *Staphylococcus aureus* bacteremia. Clin Infect Dis 2006; 43: 971-78.

54. Cookson B, Peters B, Webster M *et al.* Staff carriage of epidemic methicillin-resistant *Staphylococcus aureus*. J Clin Microbiol 1989; 27: 1471-476.

55. Wilson AP, Hayman S, Whitehouse T *et al.* Importance of the environment for patient acquisition of methicillin-resistant *Staphylococcus aureus* in the intensive care unit: a baseline study. Crit Care Med 2007; 35: 2275-279.

56. Rodríguez-Baño J, Bischofberger C, Álvarez-Lerma F *et al.* y Grupos de Estudio de Infección Hospitalaria (GEIH) y de Infección en el Paciente Crítico (GEIPC) de Sociedad Española de Enfermedades Infecciosas y Microbiología Clínica (SEIMC) y Sociedad Española de Medicina Preventiva, Salud Pública e Higiene (SEMPSPH). Surveillance and control of methicillin-resistant *Staphylococcus aureus* in spanish hospitals. A GEIH-SEIMC and SEMPSPH consensus document. Enferm Infecc Microbiol Clin 2008; 26: 285-98.

57. Pujol M, Peña C, Pallarés R *et al.* Risk factors for nosocomial bacteremia due to methicillin-resistant *Staphylococcus aureus*. Eur J Clin Microbiol Infect Dis 1994; 13: 96-102.

58. Sanford MD, Widmer AF, Bale MJ *et al.* Efficient detection and long-term persistence of the carriage of methicillin-resistant *Staphylococcus aureus*. Clin Infect Dis 1994; 19: 1123-128.

59. Harbarth S, Liassine N, Dharan S *et al.* Risk factors for persistent carriage of methicillin-resistant *Staphylococcus aureus*. Clin Infect Dis 2000; 31: 1380-385.

60. Moore C, Dhaliwal J, Tong A *et al.* Risk factors for methicillin-resistant *Staphylococcus aureus* (MRSA) acquisition in roommate contacts of patients colonized or infected with MRSA in an acute-care hospital. Infect Control Hosp Epidemiol 2008; 29: 600-06.

61. LeBlanc L, Pépin J, Toulouse K *et al.* Fluoroquinolones and risk for methicillin-resistant *Staphylococcus aureus*, Canada. Emerg Infect Dis 2006; 12: 1398-405

62. Vandenesch F, Naimi T, Enright MC *et al.* Community-acquired methicillin-resistant *Staphylococcus aureus* carrying Panton-Valentine leukocidin genes: worldwide emergence. Emerg Infect Dis 2003; 9: 978-84.

63. Kazakova SV, Hageman JC, Matava M *et al.* A clone of methicillin-resistant *Staphylococcus aureus* among professional football players. N Engl J Med 2005; 352: 468-75.

64. Moran GJ, Krishnadasan A, Gorwitz RJ *et al.* Emergency ID Net Study Group. Methicillin-resistant *Staphylococcus aureus* infections among patients in the emergency department. N Engl J Med 2006; 355: 666-74.

65. Groom AV, Wolsey DH, Naimi TS *et al.* Community-acquired methicillin-resistant *Staphylococcus aureus* in a rural American Indian community. JAMA 2001; 286: 1201-205.

66. Naimi TS, LeDell KH, Como-Sabetti K *et al.* Comparison of community- and health care-associated methicillin-resistant *Staphylococcus aureus* infection. JAMA 2003; 290: 2976-984.

67. Francis JS, Doherty MC, Lopatin U *et al.* Severe community-onset pneumonia in healthy adults caused by methicillin-resistant *Staphylococcus aureus* carrying the Panton-Valentine leukocidin genes. Clin Infect Dis 2005; 40: 100-07.

68. Maree CL, Daum RS, Boyle-Vavra S *et al.* Community-associated methicillin-resistant *Staphylococcus aureus* isolates causing healthcare-associated infections. Emerg Infect Dis 2007; 13: 236-42.

69. Van Den Broek IV, Van Cleef BA, Haenen A *et al.* Methicillin-resistant *Staphylococcus aureus* in people living and working in pig farms. Epidemiol Infect 2008; 24: 1-9.

Capítulo 5
Infecciones de la piel y las partes blandas

C. Pigrau

Servicio de Enfermedades Infecciosas
Profesor Titular de Medicina
Hospital Universitari Vall d'Hebron
Barcelona

Dirección para correspondencia
Dr. C. Pigrau
Hospital Universitari Vall d'Hebron
cpigrau@vhebron.net

1 Introducción

Las infecciones cutáneas suelen iniciarse a partir de una lesión en la piel, bien microscópica o como resultado de heridas traumáticas, úlceras de presión, adicción por vía parenteral o procedimientos iatrogénicos (catéteres endovenosos). Otros factores que predisponen a ello son la diabetes mellitus, la inmunosupresión, las enfermedades neurológicas, la vasculopatía, las alteraciones en el drenaje linfático y las enfermedades cutáneas. La lesión patológica más común producida por *Staphylococcus aureus* es la formación de un exudado purulento o un absceso.

El espectro clínico puede ser muy variable; incluye desde una infección superficial a infecciones graves como el síndrome del shock tóxico estafilocócico y la fascitis necrotizante, ambos relacionados con la presencia de diferentes toxinas: las exfoliativas (ETA y ETB), responsables del síndrome exfoliativo estafilocócico (síndrome de la piel escaldada); la TSST-1, involucrada en el síndrome del shock tóxico estafilocócico; y la toxina de Panton-Valentine, relacionada la mayoría de las veces con infecciones por *Staphylococcus aureus* resistentes a la meticilina (SARM) de origen comunitario (SARM-CO) y que cursa con infecciones cutáneas supurativas graves, asociadas a menudo con afectación pulmonar necrotizante hemorrágica.[1-5]

Los diferentes síndromes clínicos son a menudo muy característicos y se clasifican según la estructura anatómica afectada (véase la figura 1). La infección de la epidermidis está representada por el impétigo; la de la dermis superficial por la foliculitis; la de la dermis profunda por los forúnculos y la hidrosadenitis supurativa; la del tejido celular subcutáneo por las erisipelas, celulitis y fascitis necrotizante, en la cual se halla afectada la fascia muscular, y la infección del músculo por las piomiositis.

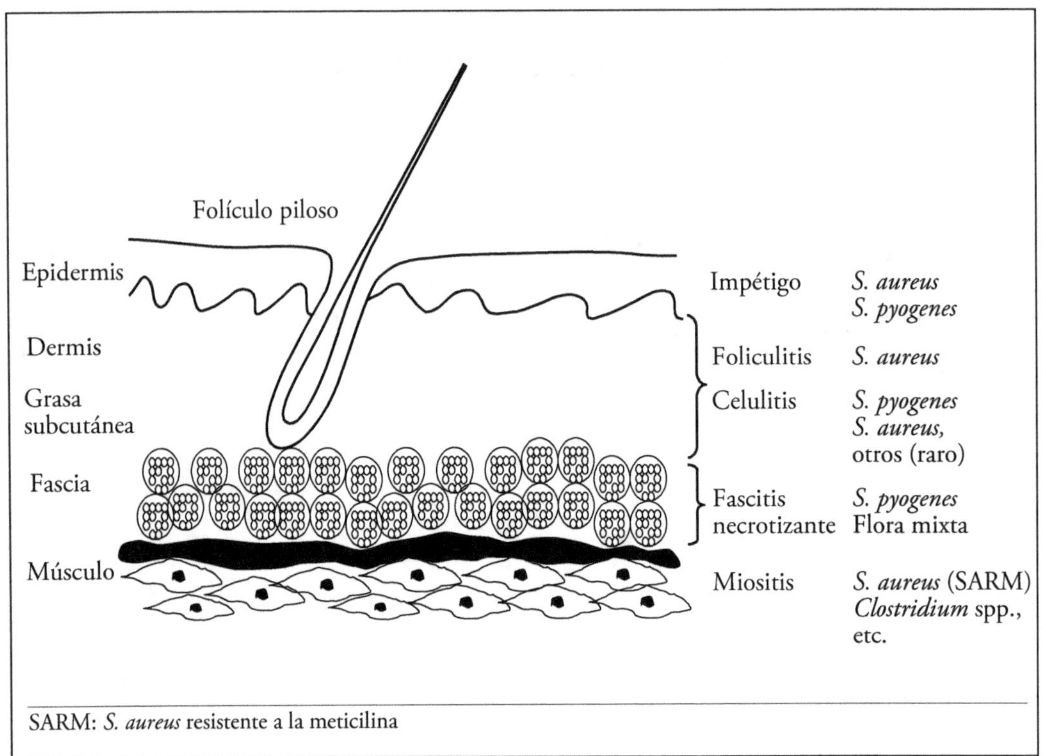

Figura 1. Clasificación de las infecciones cutáneas según la estructura anatómica afectada.

2   Impétigo

El impétigo, una infección cutánea superficial que afecta sobre todo a los niños, es más frecuente en climas cálidos y húmedos. En la actualidad, *Staphylococcus aureus* es el microorganismo predominante (sólo el 20 % son causados por *Streptococcus pyogenes*).[1]

Afecta sobre todo a la cara, las extremidades y el cuero cabelludo. La lesión cutánea se inicia en forma de mácula que evoluciona hacia vesículas con un contenido turbio, rodeadas de un halo eritematoso que finalizan en una lesión costrosa. No cursa con síntomas sistémicos, ni fiebre, pero a menudo puede palparse una adenopatía regional. La forma no bullosa se asocia a infecciones mixtas estafilocócicas y estreptocócicas y cursa con lesiones pustulares coalescentes de color de miel (*honey crust*). En los niños a menudo las lesiones son múltiples. El diagnóstico diferencial se realiza con otras lesiones vesiculares, entre ellas las herpéticas.

Las lesiones leves pueden tratarse tópicamente con mupirocima al 2 % cada ocho horas o con ácido fusídico. En lesiones más extensas se recomienda administrar cloxacilina 500 mg / 6-8 h, amoxicilina-clavulámico 500 mg / 8 h o una cefalosporina de primera generación vía oral. En el paciente alérgico, la clindamicina o los macrólidos son la alternativa; recuérdese que en la actualidad entre el 20 y el 30 % de los *Streptococcus pyogenes* son resistentes a estos últimos antibióticos. En países con una elevada incidencia de SARM, serían preferibles la clindamicina o el cotrimoxazol (si no se sospecha etiología estreptocócica). No se halla bien establecida la duración del tratamiento, que habitualmente no se prolonga más de siete días.

El impétigo es extremadamente contagioso en los niños, por lo que se recomienda el aislamiento, sobre todo en el medio hospitalario y en las guarderías.

3　Foliculitis

Es una infección superficial circunscrita en el folículo piloso. La lesión es pruriginosa, en forma de pápula con un centro purulento. Se localiza sobre todo en la cabeza, las nalgas, la espalda y las extremidades; y cuando afecta a la barbilla se denomina *psicosis barbae*. No cursa con síntomas sistémicos.

Staphylococcus aureus es el microorganismo más común que la causa, aunque también puede deberse a *Pseudomonas aeruginosa*, en pacientes en contacto con piscinas de agua caliente o saunas contaminadas.[1,2] La infección se resuelve espontáneamente o con la aplicación de un tratamiento antibiótico tópico.

4　Forúnculos

Representa la extensión de una infección iniciada en el folículo piloso que profundiza a la dermis y al tejido subcutáneo. Afecta a las zonas sometidas a roce, tales como la cara, el cuello, las axilas y las nalgas. Son más frecuentes en personas obesas, diabéticas, drogadictas, malnutridas, pacientes con insuficiencia renal crónica, alteraciones en la función de los neutrófilos, sometidos a tratamiento con corticoides, o que estén en contacto con otros pacientes con la misma patología (deportes de contacto, etc.).

La lesión se inicia con un nódulo indurado, doloroso, que termina drenando, saliendo pus. No suelen existir síntomas sistémicos y no es infrecuente que aparezcan focos secundarios debidos a autoinoculación. La coalescencia de varios forúnculos se denomina ántrax y en esta situación puede existir fiebre y síntomas constitucionales.

Staphylococcus aureus es la etiología más común. En Estados Unidos, el SARM-CO es la causa más frecuente; este microorganismo se aisló en el 59 % de 422 pacientes que acudieron a un servicio de urgencias con lesiones cutáneas supuradas.[6] En estos casos, el absceso tiene un centro necrótico central.

La mayoría de los forúnculos se resuelven con aplicación de calor local húmedo. El ántrax y los forúnculos de gran tamaño (> 5 cm) requieren de drenaje quirúrgico y tratamiento antibiótico sistémico. En los forúnculos localizados en la nariz y el labio superior, la infección puede extenderse y causar una tromboflebitis séptica del seno cavernoso, por lo que se aconseja iniciar tratamiento antibiótico por vía parenteral.

En los pacientes con infecciones recurrentes se aconseja: descartar la presencia de colonización nasal y erradicarla con mupirocima tópica y utilizar clorhexidina al 4 % para la higiene corporal. La clindamicina a dosis de 150 mg/día durante tres meses puede relegarse a aquellos casos en los que persisten las recurrencias.[4]

5   Hidrosadenitis supurativa

Esta infección piógena, causada por *Staphylococcus aureus,* afecta a las glándulas apocrinas. La infección se manifiesta en forma de uno o varios forúnculos localizados sobre todo en las axilas y con menor frecuencia en la zona perineal y genital. La lesión evoluciona hacia la supuración y suele dejar cicatriz.

El tratamiento general consiste en aplicar calor húmedo local, reservándose el tratamiento antibiótico por vía oral para los pacientes con celulitis, inmunodepresión o fiebre.

6   Mastitis

La *mastitis puerperal* afecta al 1-3 % de las puérperas. Suele presentarse entre la segunda y la tercera semanas tras el parto y está causada fundamentalmente por *Staphylococcus aureus.* La infección se manifesta en forma de una tumefacción dolorosa y eritematosa y más raramente como un absceso que puede ser difícil de detectar, ya que los haces del ligamento de Cooper mantienen la infección confinada, dificultando la detección de fluctuación; en esta situación, una ecografía puede ser útil para descartar esta complicación. En los casos más graves, puede aparecer fiebre y algún síntoma sistémico.

Se trata con cloxacilina, amoxicilina-clavulánico o una cefalosporina de primera generación vía oral durante 10 días, y en caso de alergia, con clindamicina. Si se detecta un absceso, se recomienda drenaje quirúrgico o por vía percutánea.

La *mastitis no puerperal* suele ser de origen polimicrobiano, aislándose a menudo anaerobios orales. El absceso suele tener localización retroareolar. Amoxicilina-clavulámico durante cuatro-seis semanas es el tratamiento de elección. Si la infección es recidivante, habrá que recurrir a la cirugía para extirpar el conducto mamario obstruido.

La *mastitis asociada a cuerpo extraño* se observa en el 2-2,5 % de las operaciones de cirugía de prótesis mamaria,[7] siendo las tasas de infección más elevadas en las reconstrucciones tras una mastectomía y tras recibir radioterapia por cáncer de mama.

La clínica puede manifestarse en forma de una supuración aguda (en dos de cada tres casos) a menudo con fiebre, siendo *Staphylococcus aureus* el agente etiológico más común, o bien de forma crónica mediante una capsulitis retráctil con o sin febrícula o mialgias, que puede finalizar en fístula o con extrusión de la prótesis; en esta situación suelen estar involucrados microorganismos poco virulentos como estafilococos plasmocoagulasa negativos o *Propionibacterium acnes.* Excepcionalmente, se han descrito infecciones por vía hematógena.

En las formas agudas, se recomienda tratar inicialmente con vancomicina y puede intentarse el drenaje por punción guiada con ecografía. Sin embargo, en la mayoría de las ocasiones es preciso retirar la prótesis para curar la infección. En las formas crónicas, el tratamiento será dirigido en función del microorganismo aislado, eligiendo preferiblemente la combinación de rifampicina asociada a una fluorquinolona. Se aconseja prolongar el tratamiento antibiótico durante varias semanas.

En la prótesis mamaria, se recomienda profilaxis antibiótica con una sola dosis de una cefalosporina de primera generación, basándose en un estudio sobre 39.445 prótesis, en el que se observó una reducción de las tasas de infección del 0,87 al 0,42 %.

7 Infección de heridas

Dado que *Staphylococcus aureus* es un colonizador habitual de la piel, constituye la causa más frecuente de infección de heridas quirúrgicas y traumáticas.

La clínica suele aparecer de forma precoz, habitualmente a partir del segundo día, con edema, eritema, dolor y exudado purulento. Con frecuencia existe fiebre y, en las infecciones profundas, incluso bacteriemia asociada.

Las infecciones leves suelen solucionarse abriendo la herida y administrando antibióticos antiestafilocócicos durante 7-10 días. Si la infección cursa con bacteriemia, el tratamiento se realizará por vía parenteral, durante un mínimo de dos semanas. En las infecciones profundas, la terapia se iniciará por vía parenteral y se prolongará un mínimo de cuatro a seis semanas. Si la infección se asocia a un cuerpo extraño, como una prótesis articular o un marcapasos, suele ser necesario retirar el mismo para curar la infección. En los pacientes diabéticos con insuficiencia vascular, la curación puede ser más difícil.

8 Erisipela

La erisipela es una forma de celulitis de inicio hiperagudo, caracterizada por la presencia de una placa eritematosa elevada con un borde bien definido. Está causada, normalmente, por *Streptococcus pyogenes* y, de manera ocasional, por otros estreptococos beta-hemolíticos (p. ej.: grupos B, C, G y F). Excepcionalmente, por *Staphylococcus aureus*, enterococos y bacilos gramnegativos.[2,8,9] *Staphylococcus aureus* fue aislado como único patógeno en el 4,3 % de 229 erisipelas; en alguno de estos casos se observó una respuesta serológica antiestreptocócica (antiestreptolisinas y ADNAase B), por lo que su papel en la erisipela clásica es poco relevante[8]. Sin embargo, en un estudio sobre 233 erisipelas, de las cuales 122 estaban asociadas a úlceras infectadas, *Staphylococcus aureus* se aisló en el 59 % de los casos. Aunque en el paciente con úlceras es difícil diferenciar entre celulitis y erisipela, y determinar si *Staphylococcus aureus* es el patógeno responsable de la infección o sólo un mero contaminante, parece prudente iniciar una cobertura frente al mismo si se observa esta situación.[9]

En países con una elevada incidencia de infecciones por SARM-CO, este microorganismo también se ha involucrado en la etiología de la erisipela, especialmente cuando existe afectación facial. En un estudio griego reciente, *Staphylococcus aureus* fue el patógeno más común en la denominada erisipela bullosa,[10] una entidad poco frecuente que se ha relacionado también con la producción de la toxina TSST-1 y toxinas exfoliativas.[1] En este trabajo, que incluía a 14 pacientes con erisipela bullosa, seis de siete casos por *Staphylococcus aureus* fueron causados por el SARM-CO. Al igual que en la erisipela clásica, se localizaba predominantemente en las extremidades inferiores y en la cara, y la tiña pedis y los traumatismos fueron un desencadenante frecuente.[10]

El tratamiento clásico de la entidad consiste en administrar penicilina por vía intravenosa, 1-2 millones / 4 h. Si se sospecha que la etiología puede incluir *Staphylococcus aureus* (erisipela asociada a úlceras), las opciones más razonables serían amoxicilina-clavulánico o una penicilina antiestafilocócica. En la erisipela bullosa y en la facial, en países con una elevada incidencia de SARM-comunitario, se aconseja la vancomicina, la daptomicina o el linezolid.[11] La clindamicina también podría ser una buena opción en el tratamiento de estas infecciones, ya que la tasas de resistencia en *Staphylococcus aureus* y en *Streptococcus pyogenes* son bajas.

Como tratamiento de soporte se aconseja el reposo, elevar la extremidad afecta y administrar heparina profiláctica si el reposo va a ser prolongado.

En pacientes que presentan edema en las extremidades inferiores, úlceras cutáneas, traumatismo o tiña pedis, las recurrencias no son infrecuentes. En esta situación, se recomienda el tratamiento precoz de la tiña pedis, una higiene estricta de la piel y la utilización de medias elásticas.[12]

9 Celulitis

La celulitis es una infección cutánea difusa con afectación de la dermis y del tejido graso subcutáneo. En ella, y a diferencia de la erisipela, los márgenes no están bien definidos. *Staphylococcus aureus* es el microorganismo involucrado con mayor frecuencia en esta infección. En un estudio realizado en EE.UU., al inicio de la epidemia de SARM-CO (años 2002-2003), el 56 % de 2.722 celulitis fueron estafilocócicas, de las cuales el 24 % fueron causadas por SARM, que fue más frecuente en pacientes procedentes de centros sociosanitarios.[13] De las celulitis por *Staphylococcus aureus* sensibles a la meticilina (SAMS), el 77 % eran de origen comunitario y el 23 % correspondían a infecciones en relación con el sistema sanitario. En este trabajo, el 50 % de los pacientes eran diabéticos, un 20 % tenían enfermedad vascular periférica, el 13 % enfermedad pulmonar crónica, el 10 % insuficiencia renal crónica y un 5,4 % recibían inmunosupresores. De las infecciones por SARM, el 66 % fueron debidas al SARM-CO. En otro estudio realizado en el mismo país en 2004, el 76 % de 422 infecciones cutáneas atendidas en 11 servicios de urgencias fueron causadas por *Staphylococcus aureus,* el 78 % por SARM, y el 99 % de ellas por SARM-CO.[6] Un 8 % de los pacientes presentaron celulitis, la cual fue debida a SARM-CO en el 47 % de los casos. En este estudio, el haber recibido tratamiento antibiótico en el último mes, el contacto con una persona con una infección similar, el antecedente de infección por SARM y la picadura de araña fueron factores de riesgo para padecer una infección por SARM-CO.[6]

En la celulitis estafilocócica, la infección se desarrolla a partir de heridas cutáneas, macroscópicas, como la asociada a la infección del pie diabético o la postraumática, o microscópicas. Ocasionalmente, puede ser debida a la extensión o reactivación de una osteomielitis subyacente. Excepcionalmente, la infección se produce por vía bacteriémica, que es más propia de otros microorganismos, como *Vibrio vulnificus*, *Pseudomonas aeruginosa*, o por *Clostridium septicum*, que se ha relacionado en más del 70 % de los casos con la presencia de una neoplasia de colon subyacente.

Clínicamente, se observa una zona eritematosa y caliente con un borde mal definido. En la infección estafilocócica, la progresión suele ser más lenta y existe mayor tendencia a la supuración y formación de abscesos profundos que en ocasiones requerirán de drenaje.[1] A menudo, se detecta fiebre y puede existir afectación sistémica sobre todo en los pacientes con bacteriemia. En las infecciones por *Streptococcus pyogenes*, se observa linfangitis y adenopatía regional, especialmente. Al curar la lesión se observa descamación de la piel de la zona afectada y persistencia de cierto grado de linfedema, que es uno de los factores que predisponen a las recurrencias.[12] La mortalidad es baja (1 %), similar en las infecciones por SARM o SAMS, y es el doble en las infecciones relacionadas con el sistema sanitario respecto a las comunitarias.[13]

El diagnóstico etiológico de una celulitis es difícil de establecer, ya que los hemocultivos son positivos en sólo el 2-4 % de los pacientes y el cultivo por punción-aspiración de la lesión cutánea tiene un rendimiento diagnóstico del 25-30 %,[12] siendo más elevado cuando la lesión es supurativa. En dos estudios, el rendimiento diagnóstico de una biopsia por punción fue superior al de la aspiración de la lesión cutánea.[12] El diagnóstico diferencial se realizará con otras celulitis. Determinadas circunstancias clínicas pueden orientar hacia la etiología de la infección (véase la tabla 1).

Los estudios radiológicos son innecesarios en la mayoría de los casos; si se sospecha que la celulitis es secundaria a una osteomielitis, la radiología simple y sobre todo la gammagrafía ósea o la TC permiten excluir esta posibilidad.

Por su facilidad de aplicación, la ecografía es la técnica de elección inicial cuando se sospecha la existencia de una colección supurada subyacente, pues, además, permite el drenaje de la misma mediante punción aspiración; sin embargo, es poco útil para diferenciar entre una celulitis y una fascitis necrotizante.[12]

La tomografía computada permite delimitar mejor la existencia de colecciones supuradas, pero resulta menos útil para diferenciar entre celulitis y fascitis necrotizante.[12] La resonancia magnética (RM) es la técnica de elección para diferenciar entre celulitis y fascitis necrotizante con una sensibilidad cercana al 100 %, aunque ocasionalmente se observan falsos positivos.[14]

En España, donde las infecciones por SARM-CO son infrecuentes, los beta-lactámicos con actividad antiestafilocócica (cloxacilina, cefazolina y también amoxicilina-clavulámico) son los agentes de elección. En las celulitis asociadas a úlceras de decúbito, pie diabético y mordeduras es preferible utilizar amoxicilina-clavulánico, dada su actividad frente a los an-

Factor de riesgo	Microorganismo	Tratamiento antibiótico	Alternativa
Mordedura humana	Anaerobios orales *E. corrodens, S. viridans* *S.aureus*	Amoxicilina-clavulánico	FQ Grampos[a] + Clindamicina
Mordedura perro, gato	*Pasteurella multocida* Anaerobios orales, *S. aureus* *Capnocytophaga* spp.	Amoxicilina-clavulánico	FQ Grampos[a] + Clindamicina
Exposición agua salada (Ingesta marisco crudo)	*S. aureus* *Vibrio vulnificus*	Levofloxacino Moxifloxacino	Doxiciclina
Exposición agua dulce o sanguijuelas	*S. aureus* *Aeromonas* spp.	Levofloxacino	Cefalosporina 4ª Carbapenem
Pescador, ganadero Veterinario	*Erysipelohtrix rusopathiae* *S. aureus*	Amoxicilina-Peni G Amoxicilina-clavulánico	FQ Grampos[a]
Neutropenia (Ectima gangrenoso)	*Pseudomonas aeruginosa* Otros gramnegativos[b]	Ceftacidima Cefepime	Ciprofloxacino
Punción planta pie (zapatillas tenis)	*Pseudomonas aeruginosa*	Cefepime Piperacilina-tazobactam	FQ Grampos[a]
Pie diabético	*S. aureus, S. pyogenes* Gramnegativos Anaerobios	Amoxicilina-clavulánico Carbapenem (grave)	FQ Grampos[a] + Clindamicina
Celulitis Bucal (niños)	*H. influenzae*	Amoxicilina-clavulánico	Ceftriaxona
Celulitis periorbitaria	*S. aureus, S. pyogenes*	Amoxicilina-clavulánico	Clindamicina
ADVP	*S. aureus* Estreptococos hemolíticos	Amoxicilina-clavulánico	Clindamicina
Mastectomia, Linfadenectomia	Estreptococos hemolíticos *(S. aureus)*	Amoxicilina-clavulánico	Clindamicina
Celulitis crepitante	*Clostridium* spp. Otros anaerobios Enterobacterias	Carbapenem + Clindamicina	

[a] Fluorquinolona activa frente a grampositivos: levofloxacino, moxifloxacino.
[b] Ocasionalmente, pueden aislarse hongos: *aspergillus, fusarium*.

Tabla 1. Etiología y tratamiento de determinados tipos de celulitis en función del factor de riesgo.

aerobios. En el paciente alérgico, la clindamicina y las fluorquinolonas con actividad frente a grampositivos son las alternativas terapéuticas.[3,12] En la tabla 1 se exponen las pautas terapéuticas en función de distintos factores de riesgo o microorganismos involucrados. El tratamiento del SARM-CO se especificará posteriormente.

La duración del tratamiento no se halla bien establecida y suele recomendarse una pauta de 10-14 días.[3] Sin embargo, basándose en los estudios comparativos realizados con los nuevos antimicrobianos, donde la duración media del tratamiento es de siete a ocho días, y en un estudio randomizado doble ciego que observó una eficacia similar al comparar un pauta de cinco días con la de 10 días, en la celulitis no complicada probablemente el tratamiento puede acortarse a cinco-siete días.[3] En cambio, en las celulitis complicadas con absceso profundo, el tratamiento se prolongará de tres a cuatro semanas.

Como medidas adicionales deberá elevarse siempre la extremidad afectada; se considerará la profilaxis con heparina en los pacientes que deban mantener reposo prolongado y se aplicará tratamiento tópico con antifúngicos del pie de atleta, si éste ha sido el factor desencadenante. En los pacientes con celulitis recurrente y edema periférico se recomienda utilizar medias elásticas.

10   Fascitis necrotizante

Incluye una serie de infecciones de tejidos blandos donde se afecta la fascia y grasa subcutánea, y cuya característica es su agresividad clínica con progresión rápida y necrosis extensa de la piel, grasa subcutánea, fascia y, en ocasiones, el músculo.[12,15-18] Según el grado de infiltración por polimorfonucleares, que en estados avanzados son escasos y de infiltración bacteriana (cuanto mayor peor pronóstico), se ha establecido una clasificación histológica que se correlaciona con la evolución.[18]

Basándose en la etiología, se clasifica en dos tipos:

- **Tipo I** también denominada **celulitis necrotizante sinérgica** o **gangrena sinérgica bacteriana progresiva,** en la cual podrían incluirse la enfermedad de Fournier (afectación exclusiva del área genital) y el pie diabético; en este tipo, la infección es habitualmente polimicrobiana, incluyendo *Staphylococcus aureus,* estreptococos beta-hemolíticos, gramnegativos aerobios y anaerobios. Se observa tras cirugía abdominal o de la extremidad, en diabéticos y vasculópatas, o tras fracturas abiertas de grado III; a menudo, cursan con crepitación.
- **La fascitis necrotizante tipo II** es habitualmente monomicrobiana y está causada en el 40-50 % de los casos por estreptococos hemolíticos,[18] de los cuales el más frecuente es *Streptococcus pyogenes;* sin embargo, esta infección también puede ser causada por otros estreptococos (p. ej. grupos B y G), por enterobacterias y por *Staphylococcus aureus*, el cual, en dos estudios recientes,[17,18] estaba involucrado en el 6-34 % de las fascitis necrotizantes. Recientemente, en países donde la incidencia de SARM-CO es elevada, este microorganismo desempeña un papel etiológico creciente,[15,19] lo cual puede tener implicaciones en el tratamiento empírico de esta entidad. En este sentido, en un hospital norteamericano, el 1,6 % de los pacientes con cultivo de herida positivo por SARM estaban afectos de una fascitis necrotizante.[19] Aunque en el tipo I a menudo no existe ningún factor desencadenante, la presencia de patología dermatológica previa, los traumatismos, aunque sean mínimos, la cirugía, la diabetes y la adicción de drogas por vía parenteral actúan como factores predisponentes.

Variable	Puntuación
Proteína C-reactiva (mg/dl)	
< 150	0
> 150	4
Leucocitos en sangre (por mm^3)	
< 15.000	0
15.000 - 25.000	1
> 25.000	2
Hemoglobina (g/dl)	
> 13,5	0
11 - 13,5	1
< 11	2
Sodio (mmol/l)	
> 135	0
< 135	2
Creatinina (mg/dl)	
< 1,6	0
> 1,6	2
Glucosa (mg/dl)	
< 180	0
> 180	1
Una puntuación superior a seis tiene un valor predictivo positivo del 92 % y un valor predictivo negativo del 96 %.	

Tabla 2. La puntuación de LRINEC (laboratory risk indicator for necrotizing fascitis). *Adaptada de referencia bibliográfica 20.*

En la fascitis, las zonas afectadas con mayor frecuencia son las extremidades, el periné y el tronco. Clínicamente, la lesión inicial no se distingue de una celulitis; sin embargo, la presencia de dolor desproporcionado a los signos inflamatorios observados (debido a isquemia de los tejidos subyacentes) o que se extiende más allá de la zona eritematosa debe sugerir esta posibilidad. Por otro lado, la rápida progresión y la presencia de signos de afectación sistémica (taquicardia, taquipnea, shock, fallo multiorgánico) desproporcionados a los síntomas inflamatorios locales, también obliga a despistar esta entidad. La lesión cutánea, similar a una celulitis, con bordes mal definidos progresa rápidamente. En una segunda fase aparecen vesículas o bullas y la piel está indurada. La aparición de bulla hemorrágica, anestesia cutánea, crepitación y signos de necrosis cutánea (color violáceo-negruzco de la piel), así como la presencia de un exudado serosanguinoliento son manifestaciones demasiado tardías de la enfermedad. En la fascitis secundaria al SARM-CO, el curso clínico es más subagudo y menos grave, por lo que con frecuencia el diagnóstico se establece en el acto quirúrgico.[3,19]

La fascitis suele cursar con leucocitosis y desviación a la izquierda, anemia, y en los casos graves con hipocalcemia, hiponatremia, hipoproteinemia, acidosis, insuficiencia renal y, ocasionalmente, coagulación intravascular diseminada; si existe mionecrosis acompañante se elevarán además los enzimas musculares (CPK). En los pacientes con celulitis-fascitis, se ha propuesto una puntuación (LRINEC),[12] aún no validada, y basada en diversos parámetros de laboratorio, que es altamente sugestiva de fascitis necrotizante, si la puntuación es superior a seis (véase la tabla 2).

La mortalidad de esta entidad es elevada (25-50 %), siendo el pronóstico peor cuanto más se retrasa el inicio del tratamiento, en individuos de edad avanzada, diabéticos, inmunodeprimidos, con insuficiencia renal crónica o aterosclerosis. En los casos asociados a SARM-CO, la mortalidad es inferior.[3,19]

El diagnóstico es clínico y la técnica de elección en los casos de sospecha, la RM, la cual no es necesaria en los casos evidentes; la RM puede ser útil para delimitar la extensión de la infección y plantear la cirugía; su práctica no debe demorar el tratamiento quirúrgico urgente. En los casos dudosos, la existencia de algún falso positivo obliga a correlacionar los hallazgos de la RM con la clínica del paciente.

El tratamiento de esta entidad es multidisciplinario y, además del soporte hemodinámico, debe incluir un tratamiento quirúrgico precoz con desbridamiento de todos los tejidos necróticos. A menudo, se requiere redesbridar al paciente en múltiples ocasiones. Dadas las extensas zonas de piel expuestas, el manejo deberá realizarse como si se tratara de un paciente quemado, que finalizará con injertos cutáneos para cubrir las zonas expuestas.

El tratamiento antibiótico se elegirá según la tinción de Gram. En las infecciones de tipo I, se aconsejan antibióticos de amplio espectro como el imipenem o el meropenem o la piperacilina-tazobactam. La penicilina es el tratamiento de elección de la fascitis necrotizante estreptocócica (tipo I). Si la tinción de Gram es sugestiva de infección estafilocócica se iniciará tratamiento con cloxacilina endovenosa. En países con una elevada prevalencia de SARM-CO, la vancomicina es el tratamiento de elección. En pacientes con insuficiencia renal, la daptomicina o el cotrimoxazol podrían constituir buenas alternativas.

En la actualidad, en estas situaciones se aconseja añadir clindamicina, ya que los betalactámicos son ineficaces en las bacterias en fase estacionaria; además, la clindamicina neutraliza la toxicidad de las toxinas estreptocócicas.[2,4,11,17]

El papel de la administración de oxígeno hiperbárico es controvertido; sin embargo, la administración de gammaglobulinas a dosis elevadas (1 g/kg el primer día y 0,5 g el segundo y tercer días) parece reducir la mortalidad, por lo que en la actualidad parece recomendable su uso en aquellos pacientes con riesgo de mortalidad elevada.[17]

11 Piomiositis

La piomiositis es una infección purulenta profunda del músculo estriado, que generalmente se manifiesta como un absceso. Se produce como resultado de la extensión de una infección en una estructura contigua, habitualmente de un foco de osteomielitis, o bien de forma espontánea, por vía hematógena; esta situación se denomina piomiositis primaria o tropical. Se observa sobre todo en África o en el Pacífico Sur, raramente en el hemisferio Norte.

Afecta a niños o a jóvenes y es más frecuente en el varón.[21-23] Aunque cualquier músculo puede estar afectado, el cuádriceps (26 % de los casos) y el músculo ileopsoas (14 % de los casos) son los músculos infectados con mayor frecuencia.[1] En un 15 % de los pacientes la infección es multifocal.

Staphylococcus aureus es el microorganismo aislado en el 80 % de los casos, aunque también puede estar causada por *Staphylococcus pneumoniae* y *H. Influenzae,* entre otros.[2]

En zonas no tropicales, la entidad es más frecuente en drogadictos, pacientes con VIH, malnutridos, diabéticos, con enfermedades reumatológicas, cirrosis o neoplasia. En ocasiones, se recoge el antecedente de un traumatismo reciente en la zona afectada.

La evolución clínica pasa por tres estadios. En la primera fase, el paciente presenta dolor sordo y febrícula. Ello es debido a que sólo la aponeurosis del músculo está inervada y, por lo tanto, la presencia de dolor intenso suele retrasarse durante una o dos semanas, hasta que se forma el verdadero absceso muscular. En esta segunda fase, además del dolor y de la fiebre elevada, el músculo puede estar aumentado de tamaño y es doloroso a la palpación; en el caso de afectación del psoas, la clínica es más silente y la sospecha diagnóstica se realiza al observar signos clínicos de afectación del mismo (flexión de la extremidad del mismo lado). En la tercera fase, además de la destrucción muscular y la extensión de la infección a zonas vecinas, existen signos de afectación sistémica y a menudo bacteriemia. La mortalidad de esta entidad es baja (1-6 %) y los pacientes suelen recuperarse con mínimas secuelas.[2]

Los hallazgos de laboratorio son inespecíficos, observándose leucocitosis y una VSG muy elevada. El diagnóstico se realiza mediante TC o RM, con administración de contraste; ambas tienen un rendimiento superior a la ecografía, sobre todo cuando la infección afecta a un músculo profundo como el ileopsoas.[22]

En fase flemonosa, o en abscesos de pequeño tamaño, el tratamiento médico por vía intravenosa, que empíricamente debe cubrir *Staphylococcus aureus*, puede ser suficiente para curar la infección. Posteriormente, se adecuará el tratamiento en función del resultado de los cultivos. Cuando se ha formado el absceso, se recomienda drenaje por vía percutánea o quirúrgica, si la infección es extensa o existe gran cantidad de tejido necrótico. La duración del tratamiento será de cuatro a seis semanas, en función de la evolución clínico-radiológica.

12   Tenosinovitis infecciosa

La infección de las vainas sinoviales que rodean los tendones se produce habitualmente como consecuencia de traumatismos penetrantes en la cara palmar de la mano. La infección aguda está causada fundamentalmente por *Staphylococcus aureus* y con menor frecuencia por otros microorganismos cutáneos tales como estreptococos hemolíticos. En las infecciones no traumáticas debe sospecharse una infección gonocócica diseminada, la cual a menudo se acompaña de lesiones cutáneas pustulosas y en ocasiones de artritis. Si la infección es crónica debe considerarse la posibilidad de una infección por micobacterias y hongos, entre las que se incluye la esporotricosis.[2]

En la infección aguda, se aprecia eritema y tumefacción que se extiende a lo largo de toda la vaina tendinosa y semiflexión del dedo o los dedos afectados.

La RM es útil para delimitar la extensión de la lesión y excluir la presencia de cuerpos extraños asociados. A diferencia de la tenosinovitis gonocócica, que suele responder favorablemente al tratamiento con ceftriaxona, la tenosinovitis postraumática estafilocócica suele requerir tratamiento quirúrgico.

13   Síndrome del shock tóxico estafilocócico y de la piel escaldada

Se trata de dos entidades donde la patogenia de las manifestaciones cutáneas se halla en relación con la producción de toxinas por *Staphylococcus aureus.*

El síndrome del shock tóxico estafilocócico, descrito inicialmente en niños en 1978, tuvo especial relevancia clínica a principios de la década de los ochenta al describirse un brote en mujeres jóvenes, sanas. Los estudios epidemiológicos demostraron que el síndrome estaba en relación con la reciente introducción de tampones de alta absorción para la menstruación y las manifestaciones clínicas se relacionaron con la producción de la toxina estafilocócica TSST-1.[1] La retirada de dichos tampones abortó el brote, aunque ocasionalmente siguen describiéndose casos aislados, tanto en relación con la menstruación como sin ella, involucrándose en esta última situación otras toxinas (enterotoxinas).

El cuadro clínico tiene un inicio inespecífico en forma de cuadro pseudogripal. De forma aguda, la paciente presenta fiebre elevada, hipotensión y una eritrodermia generalizada con afectación de las mucosas (oral, vaginal e hiperemia conjuntival), unido a vómitos, diarreas, dolor abdominal, confusión y mialgias. En los casos graves, se observa fracaso multiorgánico con afectación renal, hepática, intestinal o del SNC. En la fase de convalecencia, una a dos semanas después se observa una descamación generalizada de la piel. Los análisis del laboratorio suelen mostrar leucocitosis, trombopenia, hipoalbuminemia, insuficiencia renal y alteración de los enzimas hepáticos.

El diagnóstico es fundamentalmente clínico y obliga a excluir otras entidades tales como la Rickettsiosis y otras enfermedades víricas exantemáticas.

El tratamiento, aparte de retirar el tampón y tomar las medidas de soporte oportunas (aporte de líquidos, etc.), se basa en administrar una penicilina antiestafilocócica. El papel de los corticoides y de las gammaglobulinas, a dosis elevadas, estas últimas con capacidad para neutralizar las toxinas, está por definir.

El síndrome de la piel escaldada afecta sobre todo a recién nacidos y a niños. Es consecuencia de la producción de dos toxinas exfoliativas: ETA y ETB, las cuales rompen los desmosomas cutáneos y causan la separación de la epidermidis. La clínica varía desde una lesión ampollosa localizada hasta una exfoliación cutánea generalizada. No suele observarse afectación de las mucosas. El signo de Nikolsky es positivo. En los casos con afectación extensa suele existir fiebre y alteración de la conciencia. El tratamiento se basa en aportar fluidos, administrar antibióticos antiestafilocócicos y procurar los mismos cuidados que se aplican a los quemados.

14   SARM adquirido en la comunidad (SARM-CO)

El SARM comunitario se distinguió inicialmente del SARM clásico por sus características genéticas y los factores de virulencia. Sin embargo, en la actualidad, esta distinción no es tan clara, ya que se han descrito brotes nosocomiales por SARM-HO que poseían el elemento genético SCC*mec* IV que se había establecido como característico de las infecciones por SARM-CO e incluso de la leucocidina de Pantom-Valentine, la cual, por otra parte, también se ha detectado en un bajo porcentaje de infecciones por *Staphylococcus aureus* sensible a la meticilina. A nuestro juicio, la definición «SARM comunitario» más adecuada es la que utilizan los CDC USA: adquisición extrahospitalaria o < 48 h de ingreso hospitalario, sin historia (año precedente) de diálisis, cirugía, hospitalización ni residencia en hospicios o asilos.[24]

14.1   Alteraciones genéticas y factores de virulencia del SARM-CO

Como es conocido, la resistencia de *Staphylococcus aureus* a la meticilina es el resultado de la alteración en la proteína PBP2a, la cual, a su vez, está codificada por un elemento genético móvil conocido como *staphylococcal cassette chromosome* (SCC) *mec*. Basándose en su complejo genético, se han identificado cinco tipos de SCC*mec* distintos, de los cuales los tipos II y III contienen múltiples determinantes genéticos responsables de la resistencia del SARM clásico a los antibióticos no beta-lactámicos.

Las cepas de SARM-CO se caracterizan por poseer el SCC*mec* IV y, a diferencia del SARM clásico, suele ser sensible a los antibióticos no beta-lactámicos tales como la clindamicina, el cotrimoxazol, las tetraciclinas, las fluorquinolonas y, con menor frecuencia, los macrólidos.[4] Se sabe que el SCC*mec* IV es prevalente en las cepas de *Staphylococcus epidermidis* desde la década de los setenta y se ha sugerido que la aparición de estas nuevas cepas comunitarias podría ser el resultado de un intercambio genético entre distintas especies estafilocócicas.[7]

Una característica adicional de estas cepas es poseer distintos factores de virulencia de adherencia, como la proteína adhesiva del colágeno, y superantígenos, como diferentes enterotoxinas, toxinas exfoliativas, bacteriocinas, alfahemolisinas y especialmente la leucocidina de Panton-Valentine (LPV), una leucotoxina que contribuye a la necrosis tisular y a la formación de abscesos, y es responsable de la mayor gravedad de estas infecciones, fundamentalmente infecciones cutáneas graves, y de neumonía necrotizante.[2] La LPV en contacto con los neutrófilos y el sistema monocítico-macrofágico causaría, por un mecanismo osmótico, la formación de poros en dichas células y su lisis, lo cual activaría la producción de interleucinas y otros mediadores de la inflamación que causarían finalmente la necrosis tisular.[2,8] En la actualidad, la mayoría de estas infecciones en EE.UU. están causadas por la cepa USA 300.[1-4] Diversos estudios han sugerido que el SARM-CO crece más rápidamente que el SARM nosocomial (SARM-NO), en el que el gasto total metabólico necesario para generar la multirresistencia afectaría a la reproducción del microorganismo, lo que contribuiría a explicar la mayor agresividad del SARM-CO.[2,9]

14.2 Epidemiología del SARM comunitario

La infección por SARM-CO, que era excepcional hace una década, empezó a diseminarse en EE.UU. y en otros países, involucrando inicialmente a colectivos cuyos individuos tenían un contacto físico más o menos estrecho, afectando a niños y jóvenes, a los que causaba fundamentalmente infecciones cutáneas graves, a personas que practicaban deportes de contacto, y a drogadictos, homosexuales, prisioneros, personal militar, comunidades religiosas, individuos portadores de tatuajes y vagabundos.[4] Posteriormente, la infección se extendió a toda la comunidad.[4,25] En este sentido, en dos trabajos recientes, el SARM-CO fue la etiología más frecuente de las infecciones cutáneas supuradas.[6,26] En un estudio realizado en Georgia (Atlanta), de un total de 389 infecciones cutáneas estafilocócicas el 72 % fueron por SARM y el 63 % (244/389) por SARM-CO.[26] En otro estudio multicéntrico realizado en 11 servicios de urgencias norteamericanos, el 76 % de las IC supuradas fueron estafilocócicas y de ellas el 78 % por SARM (lo cual representa el 59 % del total), presentando el 98 % de estos aislados las características del SARM-CO, es decir, el SCC*mec* IV y la LPV, lo cual ha hecho replantear el tratamiento empírico idóneo de las IC supuradas.[3,25]

En Europa, la prevalencia de la infección es baja, aunque las tasas reales son desconocidas. Sin embargo, hay evidencia de un incremento de las infecciones por SARM-CO, que se han descrito en los países escandinavos, donde las tasas del SARM-HO han permanecido extraordinariamente bajas (< 5 %), debido a la aplicación estricta de las medidas de aislamiento y control de la infección nosocomial.[27] Por otro lado, la diversidad genética de los aislados es mayor que en EE.UU. e incluye, entre otras, la cepa ST80, también denominada cepa Europea. En el Reino Unido, la creciente preocupación por esta problemática ha conducido a la publicación, en 2008, de unas guías para el diagnóstico y tratamiento de estas infecciones.[27]

En España, el SARM-CO es de momento un problema muy poco frecuente, descrito inicialmente en siete pacientes pediátricos, cuatro de ellos ecuatorianos, y en la última reunión de la SEIMC se han reportado también casos aislados de infección por este microorganismo, la mayoría de ellas cutáneas.[28,29] Recientemente, se ha publicado un estudio en el cual, en un solo centro hospitalario de Barcelona, se recogían 19 pacientes con infecciones por SARM-CO, de los cuales 15 eran inmigrantes, la mayoría de ellos de América Latina, cuya manifestación clínica más frecuente fue una infección cutánea (12 casos) producida por un clon predominante, el ST8, relacionado con el clon USA300.[30]

14.3 Manifestaciones clínicas del SARM comunitario

La mayoría de las infecciones por SARM-CO afectan a la piel y los tejidos blandos, siendo la forunculosis la infección más frecuente. Ésta se caracteriza por un centro de color violáceo expresión de la necrosis, que se ha asociado con la presencia de la LPV, la cual aparece en la mayoría de las cepas de SARM-CO y sólo en el 2 % de los *Staphylococcus aureus* sensibles a la meticilina (SASM). Con frecuencia, se forman abscesos y placas celulíticas (50-70 %). Más

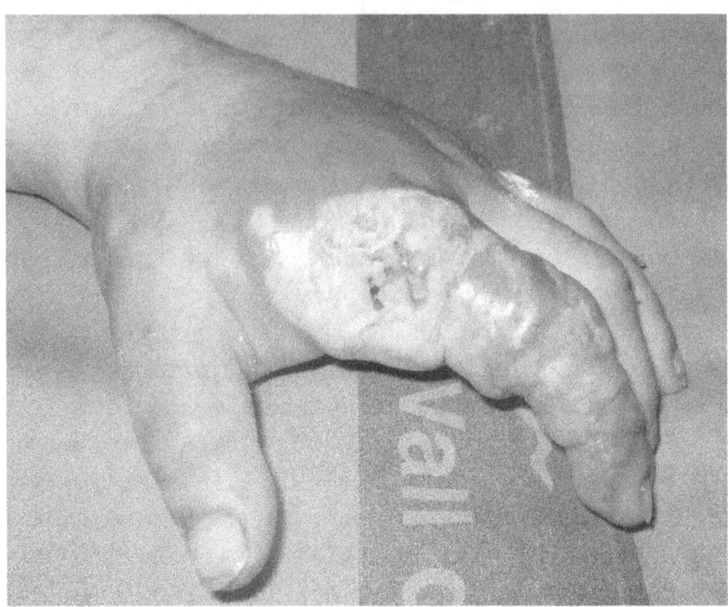

Figura 2. Celulitis con fascitis necrotizante por SARM-CO en la mano. Paciente de treinta años sin patología de base que, tras clavarse una astilla, presenta un episodio de celulitis. Se trata inicialmente con amoxicilina-clavulámico, pero se observa mala evolución. En el desbridamiento amplio se aísla SARM con toxina de Panton-Valentine y sensible a los glucopéptidos, al linezolid, al cotrimoxazol y a la clindamicina. Se inició con vancomicina vía ev., y después con cotrimoxazol vía oral.

raramente, se presenta en forma de impétigo, pústulas, nódulos o el síndrome de la piel escaldada, el cual se ha relacionado con la presencia de toxinas exfoliativas. Aunque la infección suele localizarse a nivel cutáneo, puede causar bacteriemia (en la actualidad, en EE.UU., la cepa USA300 representa el 20 % de todos los SARM nosocomiales y el 28 % de los SARM relacionados con el sistema sanitario),[31] shock séptico y un síndrome similar al shock tóxico estreptocócico, que en estos pacientes es producido por otras toxinas, ya que habitualmente no se detecta el gen *tst* que codifica la toxina 1 estreptocócica.[32] De manera excepcional, la infección cutánea puede ser el foco de origen de una endocarditis infecciosa.[4]

Otra de las manifestaciones características del SARM-CO productor de toxinas tipo LPV es la neumonía; ésta, descrita inicialmente en niños e individuos jóvenes, puede afectar también a individuos adultos. La afectación pulmonar a menudo es multilobar y a diferencia de la causada por SARM-HO suele progresar rápidamente, se abscesifica y/o puede cursar con hemorragia y acompañarse de bacteriemia, shock séptico, distress respiratorio y una elevada mortalidad.[4] Otras manifestaciones menos frecuentes son la fascitis necrotizante, la piomiositis, la artritis séptica y la osteomielitis.[4] Por otro lado, determinados clones parecen estar relacionados con infecciones específicas, como la reciente epidemia de infección de catéter por SARM, asociada con una cepa denominada TW, cuyo origen aparentemente fue nosocomial.[33]

Algunos datos clínico-epidemiológicos contribuyen a diferenciar entre infección por SASM del SARM-CO, como edad más joven, presencia de infección cutánea, anteceden-

	SARM comunitario	SARM hospitalario	p
Edad media	39 ± 13	54 ± 18	< 0,001
Estancia hospitalaria (media)	1,5	13	< 0,001
Localización infección			
Bacteriemia	3 (2 %)	17 (11 %)	0,005
Respiratorio	3 (2 %)	50 (32 %)	< 0,001
Cutánea-partes blandas	109 (86 %)	65 (42 %)	< 0,001
Urinaria	1 (1 %)	13 (8 %)	0,004
Otra*	11 (9 %)	11 (7 %)	NS
Tipo de cepa			
USA300	108 (87 %)	48 (33 %)	< 0,001
USA100	6 (5 %)	69 (47 %)	< 0,001
Sensibilidad antimicrobiana (% susceptibles)			
Meticilina	0 %	0 %	NS
Ciprofloxacino	53 %	14 %	< 0,001
Clindamicina	96 %	48 %	< 0,001
Eritromicina	7 %	8 %	NS
Gentamicina	100 %	98 %	NS
Tetraciclinas	80 %	88 %	NS
Rifampicina	100 %	98 %	NS
Cotrimoxazol	100 %	98 %	NS
Vancomicina	100 %	100 %	NS
* Endocarditis, osteomielitis, artritis, ocular, pie diabético.			

Tabla 3. Principales diferencias entre los pacientes con SARM comunitario y asociado a la atención sanitaria (hospitalario), según un reciente estudio en Sacramento, California.[33]

te de un familiar afecto de una infección cutánea, ausencia de comorbilidades, pertenecer a alguno de los colectivos de riesgo: HIV, consumo de drogas ilícitas, etc.; sin embargo, en un estudio reciente realizado en Norteamérica, se concluía que no había ningún parámetro realmente característico de la infección por SARM-CO.[32] Por ello, en áreas de elevada prevalencia de este SARM-CO, se aconseja que el tratamiento empírico cubra siempre esta posibilidad y se adopten de forma sistemática las medidas de prevención de transmisión del microorganismo (utilización de guantes, lavado exhaustivo de manos, etc.).[32] Un dato epidemiológico de interés es el antecedente de picadura de araña, que estuvo presente en el 29 % de 249 pacientes con SARM-CO.[25]

En la tabla 3 se resumen las principales diferencias entre el SARM-CO y el SARM-HO en un estudio realizado en Sacramento, California.[34] Como era de esperar, la diabetes, la presencia de insuficiencia renal crónica y la neoplasia fueron más frecuentes en los pacientes con SARM hospitalario. Por otro lado, la drogadicción por vía parenteral fue más común en los pacientes con SARM comunitario, en un 49 % frente a un 19 %. La cepa USA300 fue más frecuente en el SARM-CO, aunque también fue detectada en el 33 % de los SARM-HO, y la cepa USA100, en el SARM-HO. Como se ha comentado, el SARM-CO era generalmente sensible al cotrimoxazol, la clindamicina, la rifampicina, las tetraciclinas y, en la mitad de los casos, a las quinolonas.[34-36] En los pacientes con SARM-HO portadores de la cepa USA300, el antibiograma era parecido al de las cepas de SARM-CO, aunque la sensibilidad a las quinolonas fue inferior.[34]

15   SARM adquirido en el hospital (SARM-HO)

15.1 *Epidemiología*

Staphylococcus aureus es uno de los mejores exponentes de supervivencia y adaptación al medio ambiente. Al poco tiempo de la introducción de la penicilina, este microorganismo sintetizó una «penicilinasa», presente en la actualidad en más del 90 % de los aislados. Posteriormente, mediante un cambio en la diana (PBP), se hizo resistente a las penicilinas isoxazólicas, que es lo que se conoce como resistencia a la meticilina. Desde la primera descripción de SARM en 1961 en hospitales del Reino Unido, su prevalencia ha ido aumentando y diseminándose paulatinamente por los países occidentales, primero en el ámbito nosocomial y después en la comunidad en el marco del concepto «adquisición de infección asociada a la atención sanitaria». En España, la tendencia ha sido la misma. A partir del primer aislamiento de SARM en San

Antibiótico	Moran *et al.*[6]	Miller *et al.*[19]	Naimi *et al.*[34]	Ruhe *et al.*[35]
Cotrimoxazol	100 % (n = 217)	100 % (n = 120)	95 % (n = 106)	99 % (n = 332)
Rifampicina	100 % (n = 186)	100 % (n = 120)	96 % (n = 106)	99 % (n = 332)
Clindamicina	95 % (n = 226)[a]	95 % (n = 102)	83 % (n = 106)	98 % (n = 482)[b]
Eritromicina	6 % (n = 226)	7 % (n = 120)	44 % (n = 106)	5 % (n = 23)
Tetraciclinas	92 % (n = 226)	81 % (n = 120)	92 % (n = 106)	93 % (n = 455)
Gentamicina	NR	100 % (n = 120)	94 % (n = 106)	100 % (n = 320)
Ciprofloxacino	60 % (n = 176)	15 % (n = 101)	79 % (n = 106)	73 % (n = 354)
Vancomicina	NR	100 % (n = 120)	100 % (n = 106)	100 % (n = 492)
Linezolid	NR	100 % (n = 19)	NR	NR

[a, b] Resistencia a la clindamicina inducible detectada por disco-difusión (zona D) = 2 y 3 %, respectivamente. NR: no realizado.

Tabla 4. Actividad in vitro *del SARM comunitario ante diferentes antibióticos.*

Sebastián en 1977, la prevalencia ha aumentado, sobre todo en la última década, hasta situarse en la actualidad, según el último estudio multicéntrico nacional de vigilancia, por encima del 30 % (1,5 % en 1986, *p* < 0,001), con variaciones en función de la geografía y del tiempo, siendo ésta una situación endémica en muchos de nuestros hospitales.[37]

Las causas de la emergencia del SARM son múltiples; destacan la situación del huésped (comorbilidad, institucionalización, etc.), las malas prácticas en el control de la infección y la presión antimicrobiana.[4]

El problema de la resistencia a la meticilina alcanza una mayor envergadura con la pérdida de sensibilidad a la mayoría de los antibióticos empleados en el tratamiento de las infecciones por *Staphylococcus aureus* (macrólidos, lincosamidas, quinolonas, aminoglucósidos, tetraciclinas y cloranfenicol), que implica generalmente el uso de glucopéptidos por ser una de las escasas alternativas. En un reciente estudio multicéntrico nacional de vigilancia en el que participaron 143 hospitales y se analizaron 439 aislados de SARM, el 93 % fueron resistentes al ciprofloxacino, el 88,8 % a la tobramicina, el 68 % a la eritromicina, el 60 % a la clindamicina, el 42,5 % a la gentamicina, el 18 % a la mupirocina y alrededor del 5 % a la rifampicina y al cotrimoxazol.[38]

15.2   Manifestaciones cutáneas del SARM-HO

El SARM-HO causa fundamentalmente abscesos e infecciones: de la herida quirúrgica, de úlceras por presión y en el pie diabético. En las fascitis, suele formar parte de la flora polimicrobiana que las causa, pero es muy raro como agente único.[15]

La probabilidad de que el agente causal de una infección cutánea sea provocado por SARM-HO depende sobre todo del riesgo de colonización por este microorganismo, que es notorio cuando el paciente:[39]

1. Ha sido tratado previamente con antibióticos de amplio espectro como las cefalosporinas de tercera generación fluorquinolonas que lo seleccionan;
2. ha padecido una infección reciente por SARM;
3. está colonizado previamente por SARM;
4. está o ha estado en contacto con un centro sanitario, bien sea un hospital (especialmente en áreas donde la prevalencia de estas infecciones es elevada, como las Unidades de Cuidados Intensivos), o un centro sociosanitario donde actualmente en España la prevalencia de SARM es elevada.

16   Tratamiento de las infecciones cutáneas por SARM

En individuos con factores de riesgo de SARM-HO y en áreas con una elevada prevalencia de SARM-CO (sean o no productores de LPV), los beta-lactámicos han dejado de ser el tratamiento empírico de elección. La pauta terapéutica en esta situación dependerá del tipo de infección cutánea y de la severidad de las manifestaciones clínicas que presente el paciente. En los abscesos cutáneos de pequeño tamaño (< 5 cm), el drenaje quirúrgico puede ser suficiente, ya que diversos estudios han demostrado que la evolución era similar tanto si el antibiótico prescrito era activo como si no.[6,40] En pacientes con abscesos de mayor tamaño, se recomienda añadir tratamiento antibiótico al drenaje quirúrgico, ya que en algunos estudios se ha observado que la utilización de un antibiótico empírico inadecuado era un factor predictor de fallo terapéutico.[40,41]

La vancomicina es el tratamiento clásico de elección en las infecciones cutáneas graves, especialmente cuando se sospeche la existencia de bacteriemia asociada.[3-5,11,25,31,38,40,42] Sin embargo, diversas circunstancias obligan a reconsiderar su utilización sistemática en todos los pacientes con infección cutánea grave. Es conocido que el SARM-HO afecta a menudo a pacientes ancianos, con frecuentes comorbilidades que comportan un mayor riesgo de desarrollar insuficiencia renal, bien de forma directa o por la asociación de otros fármacos potencialmente nefrotóxicos, como los diuréticos. Por otro lado, recientemente se ha observado una elevada tasa de fracasos terapéuticos en infecciones graves (con bacteriemia) por SARM, cuando la CMI a la vancomicina era $\geq$ 1 µg/mL;[42,43] ello ha hecho reconsiderar al CLSI el punto de corte y bajarlo de 4 a 2 µg/mL.[44] Aunque algunos autores han propuesto, en esta situación, aumentar las dosis de vancomicina hasta conseguir niveles valle > 15 µg/mL, ello se asocia a un mayor riesgo de insuficiencia renal, lo cual puede constituir una limitación.[45] Además, en la actualidad, se dispone de nuevos antibióticos activos, entre ellos el linezolid, la telavancina, la daptomicina, la tigeciclina, la dalbavancina y el ceftobiprole, los cuales en estudios comparativos, la mayoría de ellos con vancomicina o con beta-lactámicos antiestafilocócicos, presentan unas tasas de curación clínica y erradicación microbiológica similares para los patógenos que convencionalmente causan infecciones cutáneas, así como a las debidas a SARM (véase la tabla 5). La mayoría de ellos, además, producen menos efectos secundarios, sobre todo en cuanto a nefrotoxicidad, respecto a la vancomicina. El mayor coste de estos nuevos agentes se compensa en parte por la posibilidad de administrarlos por vía oral (p. ej. el linezolid) o bien en dosis única diaria (la teicoplanina, la daptomicina, etc.) o incluso semanal, lo cual permite reducir estancias hospitalarias e incluso su coste, en algunas situaciones.

No se han efectuado estudios comparativos frente a agentes clásicos, como el cotrimoxazol, la clindamicina y las tetraciclinas, de los que disponemos de dispensación oral y endovenosa, y frente a los cuales el SARM clásico y el recientemente descrito SARM-CO son sensibles en un elevado porcentaje de casos y, por lo tanto, constituyen potenciales opciones terapéuticas; sin embargo, la experiencia previa[46,47] y los recientes estudios sobre el tratamiento del SARM-CO[48] los convierten, en la actualidad, y en opinión de la mayoría de autores, en opciones válidas en el tratamiento de estas infecciones.[2-4,6,11,25,40,41] Dado su menor coste, creemos que los facultativos que se enfrentan al tratamiento de las infecciones cutáneas y de los tejidos blandos por grampositivos multirresistentes deben reflexionar detenidamente antes de elegir uno de los nuevos agentes antes mencionados. La experiencia per-

Antibióticos	Dosis	N.º pacientes	Días tto. (media)	Curación clínica		Erradicación microbiológica		
Linezolid (ev/or)[39]	600 mg/12 h	592	11,8 d	ITT: 92,2 %	(439/476)	88,6 %	(124/140)	SARM
				CE: 94,4 %	(436/462)	84,9 %	(90/106)	SASM
Vancomicina (ev)	1 g/12 h	588	10,9 d	ITT: 88,5 %	(404/454)	66,9 %	(97/145)	SARM
				CE: 90,4 %	(394/436)	75,3 %	(70/93)	SASM
Linezolid (ev/or)[42]	600 mg/12 h	66	13,7 d	ITT: 93 %	(53/57)	87 %	(41/49)	SARM
				CE: 98 %	(52/53)	89 %	(8/9)	SASM
Vancomicina (ev)	1 g/12 h	69	12,8 d	ITT: 87 %	(48/55)	48 %	(14/29)	SARM
				CE: 87 %	(47/54)	56 %	(5/9)	SASM
Daptomicina (ev)[48]	4 mg/kg/d	534	? d	ITT: 71,5 %	(382/534)	75 %	(21/28)	SARM
				CE: 83,4 %	(372/446)	86 %	(170/198)	SASM
Vancomicina (ev)/	1 g/12 h	558	? d	ITT: 71,1 %	(397/558)	69 %	(25/36)	SARM
Penicilina isoxazólica	4-12 g/d	456		CE: 84,2 %	(384/456)	87 %	(180/207)	SASM
Tigeciclina (ev)[51]	50 mg/12 h	556	8,2 d	ITT: 79,7 %	(429/538)	78 %	(25/32)	SARM
				CE: 86,5 %	(365/422)	89 %	(119/134)	SASM
Vancomicina (ev)+	1 g/12 h	550	8,3 d	ITT: 81,9 %	(425/519)	76 %	(25/33)	SARM
aztreonam				CE: 88,6 %	(364/411)	91 %	(109/120)	SASM
Telavancina (ev)[52]	7,5 mg/kg/d	84	? d	ITT: 79 %	(66/84)	63 %	(16/19)	SARM
				CE: 92 %	(66/72)	?		SASM
Vancomicina (ev)/	1 g / 12 h	85	? d	ITT: 79 %	(66/84)	58 %	(11/19)	SARM
Penicilina isoxazólica	4-12 g/d			CE: 96 %	(66/69)	?		SASM
Telavancina (ev)[53]	10 mg/kg/d	103	? d	ITT: 82 %	(82/100)	96 %	(25/26)	SARM
				CE: 96 %	(74/77)	96 %	(48/50)	SASM
Vancomicina (ev)/	1 g/12 h	98	? d	ITT: 85 %	(81/95)	90 %	(17/19)	SARM
Penicilina isoxazólica	4-12 g/d			CE: 94 %	(72/7)	90 %	(37/41)	SASM
Dalbavancina (ev)[54]	1-0,5 g/sem	571	14 d	ITT: ?		91 %	?	SARM
				CE: 88,9 %	(386/434)	?		SASM
Linezolid (ev/or)	600 mg/12 h	283	14 d	ITT: ?		89 %	?	SARM
				CE: 91,2 %	(206/226)	?	?	SASM
Ceftobiprole (ev)[55]	500 mg/12 h	?		ITT: 77,8 %		91,8 %		SARM
		total 784	total 8,5 d	CE: 93,3 %		?		SASM
Vancomicina (ev)	1 g/12 h	?		ITT: 77,5 %		90,0 %		SARM
				CE: 93,5 %		?		SASM

Tomado de Pigrau *et al.*[14] con modificaciones. La eficacia similar de oritovancina con vancomicina/cefalexina[25] no se incluye en la tabla, ya que no ha sido publicada. ITT: intención de tratamiento; CE: clínicamente evaluables. SARM: *S. aureus* resistente a la meticilina; SASM: *S. aureus* sensible a la meticilina; ev: endovenoso, or: oral.

Tabla 5. Estudios comparativos de los nuevos antibióticos en las infecciones cutáneas y de partes blandas.

sonal previa es sin duda de gran ayuda en la elección terapéutica de esta infección. A continuación, comentamos el posible papel que pueden tener los nuevos antibióticos y los ya existentes en el tratamiento de las infecciones cutáneas.

- Linezolid: en un estudio randomizado, el linezolid fue superior a la vancomicina en infecciones cutáneas causadas por SARM, tanto en lo que hacía referencia a la curación clínica como en la erradicación bacteriológica (véase la tabla 2);[49] no obstante, llama la atención que la evolución clínica y la erradicación bacteriológica fueron similares en los pacientes con infección por SASM, hecho que se ha intentado explicar por la mayor gravedad o bien por las mayores tasas de heterorresistencia a la vancomicina que presentan los pacientes infectados por SARM. Por otro lado, tras analizar los datos utilizando criterios estadísticos de las guías CONSORT, en las infecciones por SARM el porcentaje de erradicación clínica fue superior en el grupo de linezolid, pero el porcentaje de curación clínica fue similar con ambos antibióticos.[50] Estos datos, unido al hecho de que el estudio era abierto, y la mayor incidencia de efectos secundarios en el grupo de linezolid (diarrea y trombopenia), no permiten concluir de una forma definitiva que el linezolid sea superior a la vancomicina. Además, en un estudio similar de infecciones por SARM de herida quirúrgica, las tasas de curación clínica fueron similares.[4]

  En resumen, el linezolid puede ser una buena alternativa a la vancomicina en pacientes con insuficiencia renal, en infecciones por SARM con CMI elevadas a la vancomicina, y por su buena biodisponibilidad oral, como terapia secuencial o en infecciones asociadas a osteomielitis subyacente o a afectación pulmonar. En esta última situación, debe vigilarse de cerca la toxicidad de este antibiótico, ya que la incidencia de anemia y los problemas gastrointestinales de él derivados son elevados. La eficacia del linezolid parece similar a la de la vancomicina en un grupo reducido de pacientes con bacteriemia estafilocócica,[4] sin embargo, el hecho de tratarse de un agente bacteriostático y el reciente aviso comunicado por la empresa farmacéutica que lo creó, nos obligan a administrarlo con precaución en pacientes con IC y bacteriemia asociada.
- Daptomicina: lipopéptido con actividad bactericida que ha demostrado su utilidad en el tratamiento de la bacteriemia estafilocócica.[51] Probablemente, es el tratamiento de elección en las infecciones cutáneas graves asociadas a bacteriemia en pacientes con insuficiencia renal o riesgo a desarrollarla. Su posología, una vez al día, podría conferir utilidad en el tratamiento domiciliario de algunas de las infecciones antes mencionadas.
- Tigeciclina: glicilciclina de efecto bacteriostático. Incluye a los anaerobios y microorganismos productores de BLEEs, pero no a *Pseudomonas aeruginosa*. Podría ser útil en infecciones cutáneas polimicrobianas no bacteriémicas (p. ej. úlceras sacras), causadas por microorganismos multirresistentes.[4]
- Telavancina, oritovancina, dalbavancina: nuevos lipoglucopéptidos, aún no comercializados. Son más activos que la vancomicina y con una vida media prolongada, especialmente la dalbavancina, lo cual permite su administración una vez a la semana.

Quizá constituirán alternativas en el tratamiento domiciliario de las infecciones cutáneas para las cuales no se disponga de una opción terapéutica por vía oral.[4]

– Ceftobiprole: nueva cefalosporina, aún no comercializada, con actividad bactericida que incluye al SARM. En un futuro, puede ser una buena opción terapéutica en el tratamiento empírico de las infecciones cutáneas graves, con bacteriemia asociada, en las cuales por las características del paciente se deba incluir cobertura frente al SARM, si se demuestra su utilidad en esta situación clínica.[4]

– Cotrimoxazol: existe una experiencia creciente con este antibiótico en el tratamiento del SARM comunitario y para muchos autores es el fármaco de elección en el tratamiento de las infecciones leves-moderadas por SARM. Dado que actualmente el 95 % de los SARM-HO son sensibles, creemos que constituye una buena opción en esta situación. Sin embargo, debido a que en un estudio clásico,[46] el cotrimoxazol era menos eficaz que la vancomicina en la infección estafilocócica bacteriémica, no lo consideramos idóneo en esta situación. Por su buena biodisponibilidad oral, suele utilizarse también como terapia secuencial. Su considerable penetración ósea hace de él una opción que considerar en infecciones asociadas a osteomielitis. Aunque puede ser útil en el tratamiento empírico de las infecciones cutáneas, cuando SARM esté incluido en la etiología, su escasa actividad frente a *Streptococcus pyogenes* nos exige ser cautos en su empleo, o bien se ha recomendado asociarlo a un beta-lactámico o a la clindamicina.[6]

– Clindamicina: la experiencia con clindamicina en el tratamiento de infecciones de la piel y las partes blandas se basa en más de 21 estudios realizados en los años setenta y ochenta,[4,47] y, en la actualidad, figura como una de las alternativas en el tratamiento de las celulitis.[52] Además, por su capacidad de inhibir la producción de toxinas y por el hecho de que su actividad no se halle afectada por el tamaño del inóculo bacteriano, hoy en día se aconseja añadirla en la gangrena gaseosa y en las fascitis necrotizantes.[4,14-19] Si bien se ha considerado que la clindamicina puede ser una opción válida en el tratamiento de las infecciones cutáneas por SARM-CO,[2-4,25,26] la experiencia clínica con este antibiótico es escasa y se limita al campo de la pediatría.[53-55] En zonas con notables resistencias a este antibiótico, se desaconseja usarla como tratamiento empírico.[3,25,41] Además, en aquellas cepas sensibles que sean resistentes a la eritromicina, se recomienda descartar la presencia de resistencia inducible a ésta mediante la prueba de doble difusión en disco.[4]

Se ha utilizado también a dosis bajas para prevenir las recurrencias en pacientes con infecciones estafilocócicas cutáneas recidivantes.[56]

– Fluorquinolonas: las quinolonas constituyen una alternativa en el tratamiento de las infecciones cutáneas por *Staphylococcus aureus* sensible a la meticilina. Sin embargo, el SARM-HO es habitualmente resistente a las fluorquinolonas y en los pocos casos sensibles que han sido tratados con este agente se ha observado que el tratamiento suele fracasar. Aunque el SARM-CO es a menudo sensible a las quinolonas, no aconsejamos su utilización, ya que no existe experiencia clínica que demuestre su eficacia.

– Tetraciclinas: la experiencia clínica aún es limitada,[2-4,36,48,57,58] pero pueden constituir una buena opción terapéutica, ya que en un estudio randomizado reciente, su eficacia fue incluso superior a la del cotrimoxazol.[58]

– Rifampicina: es conocida la rapidez de *Staphylococcus aureus* para desarrollar resistencias cuando ésta se pauta en monoterapia. La rifampicina suele administrarse junto con otros agentes, habitualmente el cotrimoxazol o las tetraciclinas, aunque no hay evidencia de la utilidad de esta práctica en el tratamiento de las infecciones cutáneas.[25] La asociación podría ser útil en aquellas infecciones cutáneas por SARM en las cuales existe una osteomielitis subyacente,[59] o bien cuando se intente descolonizar al paciente, ya que con la asociación con rifampicina parece ser que se consiguen unas tasas más elevadas de erradicación.[60]

BIBLIOGRAFÍA

1. Moreillon P, Que Y, Glauser MP. *Staphylococcus aureus* (including staphylococcal shock toxic síndrome). En Mandell GL, Bennet JE, Dolin R. Principles and Practice of Infectious Diseases. Elsevier Churchill Livinstone, Philadelphia 2005; 6: 2321-351.
2. López FA, Lartchenko S. Skin and soft tissue infections. Infect Dis Clin North Am 2006; 20: 759-72.
3. Abrahamian FM, Talan DA, Moran GJ. Management of skin and soft-tissue infections in the emergency department. Infect Dis Clin North Am 2008; 22: 89-116.
4. Pigrau C, Barberán J. Infecciones de piel y partes blandas por grampositivos multirresistentes. Enferm Infecc Microbiol Clin 2008; 26(supl.): 21-30.
5. Documento de consenso de infecciones de piel y partes blandas. Med Clin (en prensa).
6. Moran GJ, Krishnadasan A, Gorwitz RJ *et al.* Methicillin-resistant *Staphylococcus aureus* infections among patients in the emergency department. N Engl J Med 2006; 355: 666-74.
7. Pittet B, Montandon D, Pittet D. Infections in breast implants. Lancet Infect Dis 2005; 5: 94-106.
8. Eriksson B, Jorup-Ronstrom C, Karkoonen K *et al.* Erysipelas: clinical and bacteriologic spectrum and serological aspects. Clin Infect Dis 1996; 23(5): 1091-098.
9. Jorup-Rönstrom C. Epidemiological, bacteriological and complicating features of erysipelas. Scan J Infect Dis 1986; 18: 519-24.
10. Krasagakis K, Samonis G, Maniatakis P *et al.* Bullos erysipelas: clinical presentation, staphylococcal involvement and methicillin-resistant. Dermatology 2006; 212: 31-35.

11. Gilbert DN, Moellering RC, Eliopoulus GM *et al.* The Sanford Guide to antimicrobial therapy. Antimicrobial therapy Inc, Speryville USA 2008; 37: 48.
12. Swartz M. Cellulitis (Clinical practice). New Eng J Med 2004; 350: 904-12.
13. Lipsky BA, Weidelt JA, Gupta V *et al.* Skin soft tissue, bone, and joint infections in hospitalized patients: epidemiology and microbiological, clinical, and economic outcomes. Infect Control Hosp Epidemiol 2007; 28: 1290-298.
14. Scmid MR, Kossmann T, Duewell S. Differentiation of necrotizing fascitis and cellulites using MR imaging. Am J Roentgenol 1998; 170: 615-20.
15. Vinh DC, Embil JM. Rapidly progressive soft tissue infections. Lancet Infect Dis 2005; 5: 501-13.
16. Hasham S, Mateucci P, Stanley PR *et al.* Necrotizing fascitis. Clinical review. BMJ 2005; 330: 830-33.
17. Anaya DA, Dellinger P. Necrotizing soft-tissue infections: diagnosis and management. Clin Infect Dis 2007; 44: 705-10.
18. Bakleh M, Wold L, Mandrekar J *et al.* Correlation of histopathologic findings with clinical outcome in necrotizing fascitis. Clin Infect Dis 2005; 40: 410-14.
19. Miller LG, Perdreau-Remington F, Rieg G *et al.* Necrotizing fascitis caused by community-associated methicillin-resistant *Staphylococcus aureus* in Los Angeles. N Engl J Med 2005; 352(14): 1445-453.
20. Wong CH, Khin LW, Heng KS *et al.* The LRINEC (Laboratory Risk Indicator for Necrotizing Fascitis) score: a tool for distinguishing necrotizing

fascitis from other soft tissue infections. Crit Care Med 2004; 32: 1535-541.

21. Bickles J, BenSira L, Kessler A *et al.* Primary Piomiositis. J Bone Joint Surg Am 2002; 84: 2277-286.

22. Córdoba J, Pigrau C, Pahissa A *et al.* Psoas abscess: diagnostic and therapeutic usefulness of echography and computerized tomography. Med Clin (Barc) 1992; 99: 568-70.

23. Crum NF. Bacterial pyomiositis in the United States. Am J Med 2004; 117: 420-28.

24. Pigrau C, Pérez-Trallero E. Infecciones por grampositivos: ¿Necesitamos nuevos agentes antimicrobianos? Enf Infecc Microbiol Clin 2008; 26(supl. 2): 1-3.

25. Stryjewski ME, Chambers HF. Skin and soft tissue infections caused by community-acquired methicillin-resistant *Staphylococcus aureus*. Clin Infect Dis 2008; 46: S368-77.

26. King MD, Humphrey BJ, Wang YF *et al.* Emergence of community-acquired methicillin-resistant *Staphylococcus aureus* USA300 clone as the predominant cause of skin and soft-tissue infections. Ann Intern Med 2006; 144: 309-17.

27. Nathwani D, Morgan M, Masterton RG *et al.* on the behalf of the British Society for Antimicrobial chemotherapy working Party on Community-onset MRSA Infections. J Antimicrob Chemother 2008; 61: 976-94.

28. Broseta A, Chaves F, Rojo P, Otero JR. Emergence of a single clone of community-associated methicillin-resistant *Staphylococcus aureus* in southern Madrid children. Enferm Infecc Microbiol Clin 2006; 24:31-5.

29. Espejo E, Boada N, Morera MA *et al.* Infecciones por *Staphylococcus aureus* resistente a la meticilina (SARM) de origen comunitario. XII Reunión de la SEIMC, Coruña 2007; Enferm Infecc Microbiol Clin 2007.

30. Manzur A, Domínguez AM, Pujol M *et al.* Community-acquired methicillin-resistant *Staphylococcus aureus* infections: an emerging threat in Spain. Clin Microbiol Infect 2008; 14: 377-80.

31. Seybold U, Kourbatova EV, Johnson JG *et al.* Emergence of community-associated methicillin-resistant *Staphylococcus aureus* USA300 genotype as a major cause of health care-associated blood stream infections. Clin Infect Dis 2006; 42: 647-56.

32. Zetola N, Francis JS, Nuermberger EL *et al.* Community-acquired meticillin-resistant *Staphylococcus aureus*: an emerging threat. Lancet Infect Dis 2005; 5: 275-86.

33. Seybold U, Blumberg H. Reading the leaves or decipherin DNA microarrays: are certain methici-llin-resistant *Staphylococcus aureus* clones adapted to cause specific infections. Clin Infect Dis 2007; 44: 502-05.

34. Huang H, Flynn NM, King JH *et al.* Comparisons of community-associated methicillin-resistant *Staphylococcus aureus* (MRSA) and hospital-associated MSRA infections in Sacramento, California. J Clin Microbiol 2006; 44: 2423-427.

35. Naimi TS, Ledell KH, Como-Sabetti *et al.* Comparision of community-and health care associated methicillin-resistant *Staphylococcus aureus* infection. J Am Med Assoc 2003; 290: 2976-984.

36. Ruhe JJ, Smith N, Bradsher RW *et al.* Community-onset methicillin-resistant *Staphylococcus aureus* skin and soft-tissue infection: impact of antimicrobial therapy on outcome. Clin Infect Dis 2007; 44: 777-84.

37. Cuevas O, Cercenado E, Bouza E *et al.* Molecular epidemiology of methicillin-resistant *Staphylococcus aureus* in Spain: a multicentre prevalence study (2002). Clin Microbiol Infect 2007; 13: 250-56.

38. Cuevas O, Cercenado E, Goyanes MJ *et al.* Grupo Español para el Estudio de Estafilococo. *Staphylococcus* spp. in Spain: present situation and evolution of antimicrobial resistance (1986-2006). Enferm Infecc Microbiol Clin 2008; 26(5): 269-77.

39. Graffunder EM, Venezia RA. Risk factors associated with nosocomial methicillin-resistant *Staphylococcus aureus* (MRSA) infection including previous use of antimicrobials. J Antimicrob Chemother 2002; 49: 999-1005.

40. Chambers HF, Moellering RC, Kamitsuka P. Management of skin and soft tissue infections. New Eng J Med 2008; 359: 1063-067.

41. Szumoski JD, Cohen DE, Kanaya F *et al.* Treatment and outcomes of infections by methicillin-resistant *Staphylococcus aureus* at an ambulatory clinic. Antimicrob Agents Chemotherap 2007; 51: 423-28.

42. Sakoulas G, Moise-Broder PA, Schentag J *et al.* Relationship of MIC and bactericidal activity to efficacy of vancomycin for treatment of methicillin-resistant *Staphylococcus aureus* bacteremia. J Clin Microbiol 2004; 42: 2398-402.

43. Moise-Broder PA, Sakoulas G, Eliopoulos GM *et al.* Accessory gene regulator group II polymorphism in methicillin-resistant *Staphylococcus aureus* is predictive of failure of vancomycin therapy. Clin Infect Dis 2004; 38: 1700-705.

44. Clinical and Laboratory Standards Institute. Performance standards for antimicrobial susceptibi-

lity testing; seventeenth informational supplement. Standard M100-S17. Wayne, PA: Clinical and Laboratory Standards Institute, 2007.

45. Hidayat LK, Hsu DI, Quist R *et al.* Highdose vancomycin therapy for methicillin-resistant *Staphylococcus aureus* infections: efficacy and toxicity. Arch Intern Med 2006; 166: 2138-144.

46. Markowitz N, Quinn EL, Saravolatz LD. Trimethoprim-sulfamethoxazole compared with vancomycin for the treatment of *Staphylococcus aureus* infection. Ann Intern Med 1992; 117: 390-98.

47. Wilson DH. Clindamycin in the treatment of soft tissue infections: a review of 15019 patients. Br J Surg 1980; 67: 93-6.

48. Cenizal MJ, Skiest D, Luber S *et al.* Prospective randomised trial of empiric therapy with trimethoprim-sulphametoxazole or doxicicline for outpatient skin and soft tissue infections in an area of high prevalence of methicillin-resistant *Staphylococcus aureus*. Antimicrobial agents Chemotherap 2007; 51: 2628-630.

49. Weigelt J, Itani K, Stevens D *et al.*, Linezolid CSSTI Study Group. Linezolid versus vancomycin in treatment of complicated skin and soft tissue infections. Antimicrob Agents Chemother 2005; 49: 2260-266.

50. Kalil AC, Puumala S, Stoner J. Is linezolid superior to vancomycin for complicated skin and soft tissue infections due to methicillin-resistant *Staphylococcus aureus?* Antimicrob Agents Chemother 2006; 50: 1910.

51. Fowler VG Jr, Boucher HW, Corey GR *et al. Staphylococcus aureus* Endocarditis and Bacteremia Study Group. Daptomycin versus standard therapy for bacteremia and endocarditis caused by *Staphylococcus aureus.* N Engl J Med 2006; 355: 653-65.

52. Guía de tratamiento de las infecciones de piel y tejidos blandos. Rev Esp Quimioterap 2006; 19: 378-94.

53. Purcell K, Fergie J. Epidemic of community-acquired methicillin-resistant *Staphylococcus aureus* infections: a 14-year study at Driscoll Children's Hospital. Arch Pediatr Adolesc Med 2005; 159: 980-85.

54. Frank AL, Marcinak JF, Mangat P *et al.* Clindamycin treatment of methicillin-resistant *Staphylococcus aureus* infections in children. Pediatr Infect Dis 2002; 21: 530-34.

55. Martínez-Aguilar G, Hammermans WA, Mason EO *et al.* Clindamycin treatment of invasive infections caused by community-acquired, methicillin-resistant and methicillin susceptible *Staphylococcus aureus* in children. Pediatr Infect Dis 2003; 22: 593-98.

56. Klemper MS, Styrt B. Prevention of recurrent staphylococcal skin infections with low dose oral clindamycin therapy 1988; 260: 2682-685.

57. Carter MK, Ebers VA, Younes BK *et al.* Doxycicline for community-acquired methicillin-resistant *Staphylococcus aureus* skin and soft-tissue infections. Ann Pharmacother 2006; 40: 1693-695.

58. Ruhe JJ, Menon A. Tetracyclines as an oral treatment option for patients with community onset skin and soft tissue infections caused by methicillin-resistant *Staphylococcus aureus*. Antimicrob Agents Chemother 2007; 51: 3298-303.

59. Pelroth J, Kuo M, Tan J *et al.* Adjuntive use of rifampin for the treatment of *Staphylococcus aureus* infections. Arch Intern Med 2008; 168: 805-19.

60. Falagas ME, Bliziotis IA, Fragoulis KN. Oral rifampin for eradication of *Staphylococcus aureus* carriage from healthy and sick populations: a systematic review of the evidence from comparative trials. Am J Infect Control 2007; 35(2): 106-14.

Capítulo 6
Infecciones osteoarticulares

J. Cobo

Servicio de Enfermedades Infecciosas
Hospital Ramón y Cajal
Madrid

Dirección para correspondencia
Hospital Ramón y Cajal
Dr. J. Cobo
jcobo.hrc@salud.madrid.org

1 Introducción

Las infecciones osteoarticulares constituyen un amplio y heterogéneo campo de entidades de difícil sistematización y estudio. Aunque la mortalidad asociada a estas infecciones no es elevada, sí lo son las secuelas y alteraciones funcionales asociadas. A pesar de décadas de investigación y experiencia sobre estas infecciones, permanecen sin resolver algunas cuestiones básicas, especialmente en el terreno de la terapéutica, y es difícil encontrar evidencias en la literatura médica que ayuden a tomar decisiones, por lo que los clínicos que las manejan suelen enfrentarse a estas situaciones complejas con más preguntas que respuestas.[1]

A lo largo de este capítulo revisaremos los aspectos clínico-epidemiológicos más relevantes de las diferentes entidades, enfatizando la información específica disponible sobre *Staphylococcus aureus* –protagonista indudable de estas infecciones–, repasaremos muy someramente aspectos patogénicos y discutiremos con más detalle aspectos específicos del tratamiento antibiótico. Finalmente, se comentará la información disponible más relevante de los diferentes antiestafilocócicos empleados para el tratamiento de las infecciones osteoarticulares.

2 Artritis séptica

2.1 *Aspectos epidemiológicos*

Un estudio realizado en la década de los noventa en una ciudad europea situó la incidencia de la artritis séptica (AS) en 5,7 por 100.000 habitantes y año.[2]

Aunque determinados antecedentes o condiciones predisponentes se asocian a patógenos específicos, es, sin duda, *Staphylococcus aureus* (37-56 % de los aislamientos en series recientes) el principal patógeno causante de AS, tanto en adultos como en niños.[3,4] Estos porcentajes ascienden en los pacientes con artritis reumatoide o diabetes mellitus, en los que precisan hemodiálisis, en los consumidores de drogas por vía parenteral y en los que padecen patologías cutáneas extensas, situaciones en las que existe una mayor tasa de colonización por *Staphylococcus aureus* y un mayor riesgo de bacteriemia.

Como en el resto de las infecciones por *Staphylococcus aureus*, se encuentran diferencias en el perfil epidemiológico de los pacientes infectados por cepas sensibles o resistentes a la meticilina.[5] Recientemente, se está alertando sobre la aparición de cepas comunitarias resistentes a la meticilina (SARM-CO), especialmente en la edad pediátrica. En determinadas áreas, su emergencia está ocasionando un notable incremento en el número de infecciones osteoarticulares en la comunidad. Los pacientes afectados por estas cepas presentan un curso más tórpido, con mayor número de procedimientos quirúrgicos y una hospitalización más prolongada que los infectados por cepas sensibles.[6]

2.2 Patogenia

La vía más frecuente de adquisición de la AS es la hematógena, aunque no siempre se detecte una bacteriemia concomitante. La frecuencia con la que se produce AS en un paciente con bacteriemia por *Staphylococcus aureus* varía ampliamente en la literatura: el 1,2 % en un estudio poblacional, el 3,4 % en pacientes con bacteriemia relacionada con el catéter e incluso hasta un 7,5 % en pacientes hospitalizados.[7-9] Además, las bacterias pueden penetrar a través de un trauma directo, o en el curso de una intervención quirúrgica o una punción sobre la articulación. En las AS que pueden complicar la cirugía artroscópica suelen predominar los estafilococos coagulasa negativos, pero *Staphylococcus aureus* es el segundo patógeno en importancia.

Los modelos experimentales demuestran que, escasas horas después de la inoculación de bacterias en la articulación, aparecen células inflamatorias que, en pocos días, liberan citocinas y proteasas. La liberación de estas sustancias ocasiona daño en el cartílago articular y la pérdida irreversible de tejido óseo.[3]

2.3 Aspectos clínicos

El diagnóstico es fácil de sospechar en un paciente con signos inflamatorios articulares y fiebre. No obstante, en ocasiones se plantean dificultades en el diagnóstico diferencial con artritis inflamatorias, dado que la sensibilidad del cultivo se aproxima al 80 %. La extensión de este capítulo no permite revisar la metodología para el diagnóstico diferencial, por lo que se remite al lector a una reciente revisión.[10]

2.4   Tratamiento

El tratamiento empírico de las AS debe incluir la cobertura de *Staphylococcus aureus*. Salvo situaciones epidemiológicas especiales o en los casos de adquisición hospitalaria, asumiremos que se trata de cepas sensibles a la meticilina y, por tanto, incluiremos en el régimen inicial la cloxacilina u otro beta-lactámico con adecuada actividad antiestafilocócica. En los pacientes alérgicos a los beta-lactámicos, las principales alterativas serían la vancomicina, las quinolonas, la daptomicina, el linezolid y la clindamicina. No disponemos de ensayos clínicos comparativos para determinar cuál es el mejor tratamiento de la AS por *Staphylococcus aureus* resistente a la meticilina (SARM), por tanto, en principio, podría emplearse indistintamente la vancomicina (salvo para cepas heterorresitentes a ella o con CMI superior 1 µg/ml), la daptomicina o el linezolid. Las cepas de SARM-CO son más sensibles que las de adquisición nosocomial, por lo que conviene considerar otros antimicrobianos como la clindamicina.[11]

El tratamiento debe iniciarse precozmente, dado que existe riesgo de daño sobre el cartílago articular. Como en otras infecciones graves, es habitual comenzar el tratamiento por vía endovenosa. La mayor parte de las guías y revisiones aconsejan al menos dos semanas de tratamiento parenteral, para completar luego el resto por vía oral.[12] En realidad, la penetración de los antibióticos en la articulación es buena y, de hecho, en los últimos años se tiende a acortar la duración del tratamiento endovenoso, particularmente en los niños, siempre y cuando el curso clínico inicial sea favorable.[13,14] En los adultos la información es aún muy escasa, pero tal vez sea posible obtener resultados similares. La combinación de quinolonas con rifampicina es una opción atractiva que ha mostrado una eficacia similar a la terapia estándar en una serie amplia de casos que incluyó infecciones osteoarticulares.[15] En cuanto a la duración total del tratamiento, suelen prescribirse tratamientos superiores a las cuatro semanas, pero es probable que tratamientos más cortos sean eficaces en muchos pacientes.

El tratamiento de la AS estafilocócica requiere, además, un drenaje precoz. En ocasiones, podrá ser suficiente la aspiración, pero en articulaciones grandes como la rodilla o el hombro, la artroscopia o la artrotomía permiten explorar y drenar mejor toda la articulación. El empleo de corticoides se muestra útil en estudios experimentales. Únicamente se ha publicado un ensayo clínico que investigue su papel en la AS. Los resultados mostraron un evidente beneficio sobre la función articular en AS, en su mayoría estafilocócicas, de pacientes pediátricos.[16]

3   Osteomielitis (OM)

3.1   Epidemiología

El tejido óseo es muy resistente a la infección, por lo que las OM hematógenas son enfermedades relativamente infrecuentes. Por ejemplo, la incidencia de OM vertebral en Francia es de 2,4 por cada 100.000 habitantes. Sin embargo, es cada vez más frecuente emplear material de osteosíntesis en las fracturas. Se calcula que se implantan dos millones de estos dispositivos cada año en EE.UU. y que hasta en un 5 % de ellos se produce una infección asociada.[17] Por otra parte, como se mencionó al comentar las AS, en las regiones en que SARM-CO ha emergido como patógeno, la incidencia de infecciones osteoarticulares se ha incrementado. Su curso clínico más complicado parece estar relacionado con la presencia de la leucocidina de Panton-Valentine.[18]

3.2   *Patogenia*

Prácticamente cualquier bacteria u hongo patógeno pueden causar OM; no obstante, es *Staphylococcus aureus* el más dotado para ello. Posee una gran variedad de factores que le confieren ventajas para adherirse a proteínas como la fibronectina o la elastina, para evadir la respuesta del huésped y para degradar la matriz del hueso.[19] La formación de *small colony variants* es otra conocida propiedad de los estafilococos para evadir la respuesta del huésped, resistir a los antibióticos y, en definitiva, ocasionar infecciones crónicas.[19] Además, la formación de estas mutantes defectivas para el sistema de transporte de electrones tiene implicaciones para el laboratorio de microbiología por el lento y atípico crecimiento que muestran. Finalmente, como otras muchas bacterias, los estafilococos forman biofilms sobre superficies inertes. Todas estas propiedades convierten a *Staphylococcus aureus* en el principal agente etiológico de las OM.

3.3   *Aspectos clínicos y tratamiento*

Las OM constituyen un variado conjunto de entidades clínicas que, aunque compartan aspectos etiopatogénicos, deben ser analizadas por separado para su aproximación diagnóstica y terapéutica. Conviene subrayar que las principales cuestiones sobre el tratamiento antibiótico (elección, vía de administración y duración) no están suficientemente resueltas o, al menos, las pruebas científicas disponibles son escasas.[1,20] Por tanto, deben evitarse dogmatismos en su discusión. Por otra parte, casi siempre es precisa una adecuada coordinación entre el traumatólogo y el infectólogo, pues la planificación del tratamiento antibiótico debe ser coherente con la estrategia quirúrgica y ésta, a su vez, puede verse condicionada por aspectos microbiológicos o relacionados con el tratamiento antimicrobiano. Desde un punto de vista práctico, merece la pena considerar las siguientes entidades:

- *OM aguda hematógena:* característica, aunque no exclusiva, de los niños. Corresponde a las OM tipo I de la clasificación de Cierny y Mader.[21] *Staphylococcus aureus* es el protagonista indiscutible, pues es responsable de hasta dos terceras partes de los casos. Cuando son diagnosticadas precozmente, pueden curarse con tratamiento médico. La mayor experiencia procede de series pediátricas. Suele asumirse que el tratamiento de las OM hematógenas debe ser, en su mayor parte, por vía parenteral. No obstante, desde los años setenta existen referencias en la literatura[22] –confirmadas en estudios y revisiones posteriores–[13,23,24] que nos indican que ello no es necesario, al menos en la población infantil. Respecto de la duración total del tratamiento, tradicionalmente se han prescrito cuatro semanas. Aunque en España la presencia de cepas de SARM-CO es aún anecdótica, conviene conocer que es posible manejar gran parte de estas infecciones con clindamicina, siempre y cuando se descarte que no está presente el mecanismo de resistencia inducible compartido con los macrólidos.[11]

– *Osteomielitis vertebral* (espondilodiscitis): aunque puede ser posquirúrgca, el término designa habitualmente a una infección hematógena que afecta a cuerpos vertebrales y discos intervertebrales. En la práctica, las OM hematógenas del adulto son, básicamente, espondilitis vertebrales, ya que se afectan infrecuentemente los huesos largos. De nuevo, *Staphylococcus aureus* es el agente causal más frecuente, responsable de entre el 32 y el 67 % de los casos en las diferentes series. Aunque la OM vertebral estafilocócica puede ser «primaria», es decir, sin puerta de entrada evidente, es cada vez más frecuente encontrarla en pacientes con enfermedades de base como la diabetes y con puertas de entrada como catéteres endovenosos o fístulas para hemodiálisis. Las espondilitis por *Staphylococcus aureus* parecen ocurrir en sujetos más jóvenes y se asocian, en general, a mayor mortalidad. No obstante, en una amplia serie con más de doscientos casos no se encontró que las OM vertebrales producidas por *Staphylococcus aureus* presentaran mayor tasa de complicaciones o recidivas.[25] Recientemente, se ha publicado un estudio sobre 35 casos de OM vertebral por *Staphylococcus aureus*. La media de edad fue de 53 años, el 57 % de los pacientes padecían diabetes y una tercera parte de los mismos presentaban alguna sintomatología neurológica. La afectación de más de dos cuerpos vertebrales se observó en el 37 % de los casos y más de la mitad de los pacientes precisaron drenaje quirúrgico, ya que se apreciaron abscesos hasta en el 74 %. La gravedad y complejidad de los casos justificó un prolongado tratamiento parenteral y una duración media del tratamiento de unas 9 semanas, a pesar de lo cual recidivaron el 14 %.[26] En otra serie reciente, dos de las cinco recidivas (que supusieron un 4 % y aparecieron en los seis primeros meses) fueron debidas a *Staphylococcus aureus*. No se encontró asociación alguna entre la aparición de recidivas y la duración del tratamiento superior o inferior a seis semanas.[27] Por tanto, es muy probable que la mayor parte de las OM vertebrales estafilocócicas puedan ser tratadas con éxito con pautas de seis semanas en las que una buena parte del tratamiento se administre por vía oral, por ejemplo con combinaciones de quinolonas con rifampicina.

– *Osteomielitis asociadas a material de osteosíntesis:* hasta el 30 % de las infecciones en material de osteosíntesis están producidas por *Staphylococcus aureus*. Su fisiopatología puede permitir un tratamiento conservador.[28,29] En este tipo de infecciones, salvo situaciones de sepsis grave, suele darse prioridad a la consolidación de la fractura, indicándose un tratamiento antibiótico prolongado o hasta la consolidación. La alterativa implica la retirada del material de osteosíntesis, que obligaría a una fijación externa, no siempre posible y más incómoda. Una vez obtenida la consolidación (o si la infección se detecta con la fractura ya consolidada), el material puede ser extraído, recomendándose un tratamiento antibiótico posterior a la intervención, como en otras OM, de unas cuatro semanas. Varios estudios han destacado el papel de combinaciones de antibióticos antiestafilocócicos con rifampicina en infecciones estafilocócicas asociadas a implantes empleados en cirugía ortopédica (tal como discutimos más adelante), por lo que es frecuente prescribirlas en esta situación.

— *Osteomielitis crónicas:* tanto las OM postraumáticas como las hematógenas evolucionadas o las que ocurren por contigüidad (diabetes, úlceras por presión) pueden ocasionar cambios crónicos con hueso necrótico infectado, lo que condiciona la incurabilidad, sin cirugía, de estas infecciones. Se trata de las OM tipo III y IV de Cierny y Mader. Para establecer el manejo médico-quirúrgico, es preciso realizar una valoración completa del paciente: anatómica (incluyendo la situación de los tejidos blandos y la vascularización), funcional y general. La curación de la OM crónica dependerá, esencialmente, de que sea posible eliminar todo el hueso necrótico afectado. Es entonces cuando el tratamiento antibiótico consolida los efectos de un acto quirúrgico que debe proporcionar un lecho adecuadamente vascularizado. Las OM crónicas deben diagnosticarse microbiológicamente con precisión. Los cultivos procedentes de fístulas muestran una pobre correlación con los obtenidos de muestra quirúrgica, si bien la concordancia se incrementa cuando el agente etiológico es *Staphylococcus aureus*.[30] La ausencia de ensayos clínicos controlados determina que la elección del tratamiento antibiótico se base en los resultados del antibiograma, aspectos farmacológicos, la comodidad y tolerabilidad de los antibióticos y la experiencia publicada, en general, de difícil interpretación. La duración del tratamiento antibiótico debe establecerse en función de la estrategia global de tratamiento del paciente. Si se va a proceder a un tratamiento quirúrgico para obtener la curación de la OM, la antibioterapia previa a dicha intervención no aportará nada, salvo que el paciente esté muy sintomático. La recomendación de administrar cuatro-seis semanas tras la cirugía se ha establecido por datos de series clásicas en las que se apreciaron más recaídas en pacientes tratados menos de cuatro semanas, por la dinámica de la remodelación y revascularización del hueso y por datos procedentes de modelos animales. Sorprende la escasez de estudios rigurosos que hayan investigado sobre la vía de administración de los antibióticos en las OM. Recientemente, Daver y cols. han revisado las OM estafilocócicas tratadas en su institución y han observado tasas de curación similares, con independencia de la duración del tratamiento parenteral.[31] Esta observación se halla confirmada por otras series y estudios en adultos, por los recientes estudios con linezolid, así como por experiencias antiguas con clindamicina. En el caso de que la vía oral no sea posible o no se estime conveniente, la administración parenteral de antibióticos en el domicilio constituye una buena alternativa.[32] En las OM crónicas que no van a ser intervenidas pueden realizarse tratamientos supresores indefinidos o tratamientos intermitentes en las reagudizaciones, para los cuales no hay recomendaciones concretas.

4 Infecciones de prótesis articulares

La sustitución protésica de articulaciones (artroplastia) constituye un importantísimo logro de la cirugía de las últimas décadas. Aunque las infecciones de las artroplastias son infrecuentes, constituyen su complicación más temible, ya que conllevan una elevada morbilidad, necesidad de nuevos procedimientos quirúrgicos y una prolongada hospitalización. El envejecimiento de la población y el mayor acceso a las tecnologías sanitarias hacen prever un considerable incremento de esta cirugía (y, por tanto, de las infecciones asociadas) para las próximas décadas.[33]

4.1 Patogenia

Las bacterias pueden alcanzar las prótesis articulares mediante dos mecanismos: por inoculación directa durante la intervención quirúrgica (lo más frecuente) o por vía hematógena. En *Staphylococcus aureus*, la adherencia está mediada por una serie de adhesinas pertenecientes a la familia de las proteínas MSCRAMM *(microbial surface components recognizing adhesive matriz molecules)*. Entre ellas, se encuentran la proteína A, que se une a la fibronectina, la proteína que se une al colágeno, y la proteína A *cumpling factor*, que también se une a la fibronectina.[34] Una vez adheridas a la superficie puede iniciarse la formación de biopelículas. Las bacterias integradas en biopelículas expresan una tolerancia antibiótica de carácter fenotípico con incremento de la concentración bactericida mínima, lo que explica la elevada tasa de fracasos del tratamiento conservador, especialmente en las infecciones crónicas.

Las manifestaciones clínicas de las infecciones asociadas a prótesis articulares derivan, esencialmente, de la respuesta inmune local desencadenada por la infección, que originaría, entre otras, la lisis del hueso periprotésico.[34] Por ello, muchas de estas infecciones se manifiestan, sobre todo, por dolor más que por signos inflamatorios.

4.2 Clasificación de las infecciones de prótesis articulares

Para poder establecer un adecuado plan terapéutico es esencial clasificar adecuadamente estas infecciones. La clasificación más útil y práctica es la propuesta por Tsukayama,[33,35] que establece las siguientes formas clínicas:

- *Infección precoz:* aparece en las primeras semanas y se manifiesta con signos inflamatorios evidentes sobre la articulación o la herida quirúrgica. Puede ser difícil distinguir entre infecciones «superficiales» de la herida y las que implican la contaminación de la prótesis. *Staphylococcus aureus* es el principal agente etiológico de esta forma clínica.

- *Infección crónica* (tardía): suele aparecer meses o incluso años después de la cirugía. Se manifiesta esencialmente por dolor progresivo, escasos signos inflamatorios y, en ocasiones, por la aparición de fístulas. Aunque *Staphylococcus aureus* se implica en este tipo de infecciones, predominan los estafilococos coagulasa negativos y otros microorganismos de baja virulencia.
- *Infección tipo «cultivos intraoperatorios positivos»:* infecciones crónicas no sospechadas que se ponen de manifiesto por el envío rutinario de muestras para cultivo en los reemplazos protésicos realizados por un supuesto aflojamiento aséptico. Está producida sistemáticamente por microorganismos de baja virulencia. En ocasiones, es muy difícil distinguirlas de simples contaminaciones. En conjunto, presentan buen pronóstico con tratamiento antibiótico durante seis semanas, sin necesidad de cirugía.[36]
- *Infecciones hematógenas:* infecciones de aparición aguda en prótesis implantadas meses o años antes. Las bacterias alcanzan la articulación a partir de un foco distante o por una bacteriemia primaria. De nuevo *Staphylococcus aureus* es, con mucho, el principal patógeno en esta forma clínica. De hecho, en un estudio se ha establecido que el riesgo de infección de una prótesis articular tras una bacteriemia por *Staphylococcus aureus* es del 34 %.[37]

Opción	Indicaciones	Observaciones
Desbridamiento y retención de la prótesis con intención curativa (tratamiento conservador)	Infecciones agudas precoces o hematógenas.	Siempre que la prótesis se halle estable. Se recomienda recambiar el polietileno. En algunos estudios, baja probabilidad de éxito para infecciones por SARM.
Recambio de la prótesis (en uno o dos tiempos)	Infecciones crónicas «tardías» (aflojamiento séptico). Fracaso del tratamiento conservador.	Requiere suficiente reserva ósea, aparato ligamentoso y tejidos blandos en condiciones adecuadas.
Retirada de la prótesis (Girldestone en la cadera o artrodesis en la rodilla) sin reimplante	Fracaso del tratamiento conservador o del recambio protésico en los que no se dan condiciones suficientes para el reimplante.	Se reserva también para pacientes con mal pronóstico general o elevado riesgo quirúrgico.
Retención de la prótesis (con o sin desbridamiento) y antibioterapia supresora	Fracaso de tratamientos previos. Riesgo quirúrgico elevado.	Especialmente útil para el control de fístulas crónicas y en prótesis estables. No suele mejorar el dolor. Requiere antibióticos activos de administración oral.
Amputación o desarticulación	Imposibilidad de control de la infección o el dolor.	

Tabla 1. Opciones de tratamiento en las infecciones de prótesis articulares.

4.3 Tratamiento

La elección de la antibioterapia dependerá de la estrategia global que se decida más adecuada al caso del paciente (véase la tabla 1). La complejidad del problema hace aconsejable una colaboración multidisciplinar coordinada por un traumatólogo con amplia experiencia. Para establecer el plan médico-quirúrgico será preciso integrar los siguientes aspectos:

- Clasificación (forma clínica) de la infección protésica.
- Situación general del paciente: esperanza de vida, comorbilidades, riesgo quirúrgico, etc.
- Aspectos quirúrgicos: estabilidad del implante, reserva ósea, número de intervenciones, estado de las partes blandas, problemas ligamentosos, etc.
- Microorganismo: virulencia, antibiograma y opciones terapéuticas por vía oral.
- Expectativas y deseos del paciente.

Uno de los principales debates acerca del tratamiento de estos pacientes es la pertinencia de retener o no la prótesis. La interpretación de la literatura es difícil porque, a menudo, no se clasifican las infecciones o las clasificaciones y los términos para describir las infecciones son diferentes de unas series a otras. Así, por ejemplo, Deirmengian comunica el fracaso prácticamente sistemático del tratamiento conservador en infecciones «agudas» por *Staphylococcus aureus*.[38] Sin embargo, en su serie, el tiempo entre el implante de la prótesis y el diagnóstico de la infección fue de dos años, lo que hace pensar que muy pocos casos debieron ser infecciones precoces, y resulta imposible conocer si el resto fueron hematógenas o infecciones crónicas tardías con formas de presentación más o menos aguda. En este último caso, el fallo de la estrategia es la norma, como es bien conocido por series clásicas. Varios estudios identifican el tiempo desde el inicio de los síntomas como factor predictor de fracaso.[39-41] Es muy probable que este factor represente, en la práctica, un marcador de infección precoz o aguda hematógena, situaciones ambas en las que el tratamiento conservador ha demostrado una importante proporción de éxitos. En algunas series, el aislamiento de SARM parece asociarse a una menor probabilidad de éxito de la estrategia conservadora.[38,41,42] No obstante, por lo mencionado antes, resulta difícil extraer conclusiones; de hecho, los estudios que dieron pie al tratamiento conservador fueron realizados en infecciones estafilocócicas (ver más adelante). Incluso, más recientemente, Aboltins ha comunicado los datos de una serie de 20 pacientes con infecciones por *Staphylococcus aureus* (la mitad de ellos SARM) que fueron tratados con exitosamente sin la retirada del implante y con tratamientos muy prolongados con ácido fusídico y rifampicina.[43]

Existe un común acuerdo en tratar estas infecciones durante seis semanas cuando la prótesis se extrae en su totalidad. Sin embargo, la duración del tratamiento cuando el implante se mantiene es objeto de una gran controversia. En la literatura se encuentran experiencias exitosas con seis semanas, como propone Tsukayama en su serie,[35] con los tres-seis meses (en función de la localización de la prótesis) que refiere Zimmerli,[44] e incluso con esquemas superiores a los 12 meses, como indica Aboltins en la serie antes mencionada.[43]

4.4 El papel de la rifampicina

Su empleo en monoterapia se abandonó rápidamente por el fácil desarrollo de resistencias; sin embargo, algunas de sus características, por ejemplo su actividad bactericida, su concentración intracelular y su actividad frente a bacterias en crecimiento estacionario, despertaron un gran interés por conocer el papel que podría desempeñar en combinación con otros antimicrobianos para el tratamiento de infecciones por *Staphylococcus aureus*.[45] La información disponible ha sido recogida recientemente en una extensa revisión.[46] Los estudios *in vitro* muestran datos con frecuencia contradictorios, ya que son muy dependientes de la metodología empleada. Los modelos animales muestran casi siempre beneficios, sobre todo cuando se combina rifampicina con quinolonas. En cuanto a los estudios en humanos, dada la gran variabilidad en el diseño y las indicaciones así como en los pequeños tamaños de las muestras, su interpretación resulta difícil. No obstante, se aprecia una tendencia a mejores resultados clínicos y en ninguno se observa que éstos empeoren. Finalmente, los autores concluyen que las indicaciones más prometedoras son las infecciones asociadas a implantes y las infecciones osteoarticulares.

En un estudio piloto, publicado por Widmer en 1992,[47] se comunicaron los casos de 11 pacientes con infecciones estafilocócicas cuyos implantes (material de osteosíntesis o prótesis de rodilla) no podían ser retirados. Los pacientes recibieron combinaciones con rifampicina durante, al menos, dos meses. En 9 de los 11 casos tratados se produjo la curación y los dos fracasos ocurrieron en pacientes con infecciones tardías. El grupo de Drancourt y Raoult ha publicado varios estudios en los que se explora la eficacia de combinaciones de rifampicina con quinolonas, cotrimoxazol y ácido fusídico.[48,49] Debido al diseño de estos estudios, en los que se administran los antibióticos durante períodos de tiempo muy prolongados y se decide después la retirada o no del implante, resulta muy difícil extraer conclusiones, pues, además, se incluyen diferentes tipos de infecciones. Posteriormente, de nuevo Widmer y Zimmerli publicaron un ensayo clínico aleatorizado y controlado.[44] Se eligieron pacientes con infecciones estafilocócicas precoces e implantes estables (ocho prótesis de cadera, siete de rodilla y 18 con material de osteosíntesis). El manejo incluyó el desbridamiento y la limpieza del lecho quirúrgico (manteniendo el implante) y un tratamiento médico con cloxacilina durante dos semanas seguido de ciprofloxacino vía oral hasta completar tres-seis meses. Durante el curso completo del tratamiento se asoció rifampicina (grupo experimental) o placebo (grupo control). Se consiguió la curación en los 12 pacientes del grupo experimental mientras que sólo 7 de los 12 (58 %) pacientes del grupo ciprofloxacino y placebo se curaron, siendo la diferencia entre ambos grupos significativa. En la mayor parte de los fracasos se encontró desarrollo de resistencia al ciprofloxacino. Más recientemente, se han publicado series con resultados prometedores, aunque se trata de estudios no comparativos.[41-43]

En resumen, aunque habitualmente se invoca la utilización de la rifampicina (en combinación con otros antimicrobianos) para cualquier infección osteoarticular estafilocócica, aún no conocemos bien su verdadero papel. Su empleo se justifica por dos razones: por una parte, sabemos que, administrada junto con ciprofloxacino en infecciones estafilocócicas, reduce el riesgo de desarrollar resistencias a dicho fármaco, al tiempo que se reduce también el desarrollo de resistencias a la rifampicina.[50] Este efecto se puede aplicar a otras fluoroquinolonas, aunque tal vez ello no sea imprescindible para las más activas (el moxifloxacino y el levofloxacino). Probablemente, esta propiedad pueda hacerse extensiva a otros antiestafilocócicos como el cotrimoxazol, la clindamicina o el ácido fusídico. Por otra parte, empleamos la rifampicina por su actividad frente a bacterias en crecimiento estacionario, propio de los biofilms. Debemos reconocer, no obstante, que su eficacia en infecciones asociadas a implantes parece limitarse a las infecciones precoces y que falta por establecer en qué circunstancias no es preciso asociar la rifampicina a otros antiestafilocócicos para el tratamiento de estas infecciones. Finalmente, disponemos de pocos datos que nos permitan establecer la dosificación y posología más apropiadas. En ausencia de evidencias más consistentes, el empleo de la rifampicina es razonable en infecciones complejas (intento de salvar prótesis, por ejemplo) en las que, por otra parte, los riesgos de toxicidad o interacciones medicamentosas no lo desaconsejen.[46]

Resumimos en la tabla 2 las principales opciones de tratamiento antibiótico en infecciones asociadas a prótesis articulares producidas por *Staphylococcus aureus*.

	S. aureus sensible a la meticilina	*S. aureus* resistente a la meticilina	Duración
Recambio de prótesis o retirada sin recambio	Cloxacilina i.v. (7-14 días) seguida de levofloxacino o clindamicina o cefalexina por vía oral. No establecida la necesidad de asociar rifampicina (razonable si se emplea levofloxacino).	Vancomicina i.v. *(a)* (7-14 días) seguida de linezolid o cotrimoxazol (u otros, en función de sensibilidad en el antibiograma) por vía oral *(b)*. No establecida la necesidad de asociar rifampicina.	En total, 6 semanas (desde la retirada de la prótesis).
Desbridamiento sin retirada, con intento de curar la infección	Cloxacilina i.v. (14 días) asociada a rifampicina, seguida de levofloxacino o clindamicina asociadas a rifampicina.	Vancomicina i.v. (7-14 días) seguida de linezolid o cotrimoxazol (u otros, en función de sensibilidad en el antibiograma) por vía oral asociados a rifampicina.	Duración óptima no establecida (6 semanas-6 meses, ver texto).
Antibioterapia supresora	Cualquier antiestafilocócico activo por vía oral *(c)*.	Cualquier antiestafilocócico activo por vía oral *(c)*.	Indefinida.

a. Considerar otras opciones: la daptomicina o la teicoplanina (dosis elevadas) o el linezolid.

b. Considerar la clindamicina (si la cepa es sensible a la clindamicina y la eritromicina), el ácido fusídico o el levofloxacino asociado a rifampicina. No emplear la rifampicina en monoterapia.

c. Se han utilizado múltiples antibióticos, entre ellos, los más usados son el cotrimoxazol, la minociclina, la cefalexina, la clindamicina, el levofloxacino y combinaciones de éstos con rifampicina. No emplear la rifampicina en monoterapia.

Tabla 2. Tratamiento médico en función de la opción médico-quirúrgica.

5   Revisión de los principales antimicrobianos utilizados en las infecciones osteoarticulares producidas por *Staphylococcus aureus*

5.1   Antibióticos de reciente comercialización

– *Linezolid:* su buena biodisponibilidad oral, su penetración en el hueso y su actividad frente a los grampositivos resistentes a otros antibióticos hacen de él un fármaco, inicialmente, muy atractivo para las infecciones osteoarticulares. En los últimos años, se ha acumulado bastante información sobre la utilidad de este antimicrobiano en esta indicación.[51-53] Deben reconocerse, no obstante, algunas limitaciones. Empleado más allá de cuatro-seis semanas, es posible observar cierta toxicidad hematológica, especialmente en pacientes ancianos o con insuficiencia renal. Con usos más prolongados se describen efectos adversos, aunque infrecuentes, muy relevantes (neuropatía periférica y óptica y cuadros de acidosis metabólica). Por tanto, se trata de un fármaco útil para el tratamiento de estas infecciones, con una experiencia favorable acumulada en estudios no comparativos y que puede manejarse con bastante seguridad hasta las cuatro semanas, tiempo a partir del cual debe sopesarse cuidadosamente la relación riesgo-beneficio de su utilización.

– *Daptomicina:* antibiótico lipopeptídico con acción bactericida dependiente de la concentración. Su actividad frente a bacterias grampositivas multirresistentes y frente a microorganismos en fase estacionaria ha despertado el interés sobre su papel en las infecciones osteoarticulares. En un modelo de OM experimental por SARM ha mostrado una eficacia similar a la de la vancomicina.[54] Una reciente revisión ha recogido toda la experiencia publicada con este antibiótico en las infecciones osteoarticulares.[55] Por una parte, se revisan 12 casos, producidos fundamentalmente por SARM, que habían fracasado previamente con vancomicina y que han sido publicados como casos aislados. En tres pacientes se consiguió la curación, en dos hubo efectos adversos que condicionaron la suspensión del fármaco y en siete no se obtuvo éxito, a menudo por recidiva con desarrollo de resistencia. Cuando se analizan, sin embargo, los datos procedentes de varias series (una de ellas prospectiva), los resultados son más prometedores, pues la tasa de curación alcanza el 81 % (100 % en las OM y artritis sépticas, frente al 60 % en las infecciones sobre prótesis). En esta ocasión, el desarrollo de resistencia fue muy infrecuente, a pesar de que la mayor parte de los casos estaban producidos por SARM y que muchos pacientes habían fracasado con tratamientos previos, incluyendo la vancomicina. Aunque la duración media del tratamiento fue de 37 días, apenas se observaron problemas de toxicidad. Más recientemente, Lalanian ha comunicado la experiencia con 21 pacientes con infecciones osteoarticulares bacteriémicas tratados con daptomicina.[56] Sólo en dos casos se observó fracaso con desarrollo de resistencias. En resumen, se necesitan más estudios que permitan establecer la utilidad de la daptomicina en estas infecciones. Puesto que el desarrollo de resistencia puede suponer una limitación, será de gran interés estudiar su eficacia combinada con otros antimicrobianos y su dosificación más adecuada.

- *Tigeciclina:* muestra actividad frente a grampositivos multirresistentes y posee una amplia difusión a los tejidos. Su administración exclusivamente por vía endovenosa en dos dosis diarias y los efectos adversos gastrointestinales suponen una cierta limitación para su uso en este tipo de infecciones. De momento, sólo disponemos de los datos favorables de un estudio experimental.

5.2 «Viejos antibióticos» en el tratamiento de infecciones osteoarticulares por grampositivos

- *Vancomicina y teicoplanina:* la vancomicina ha sido durante muchos años el tratamiento de elección para las infecciones por SARM. No obstante, la evidencia de peores resultados comparada con los beta-lactámicos en infecciones por *Staphylococcus aureus* sensible a la meticilina, la aparición de nuevos antibióticos y la descripción de fracasos terapéuticos asociados a la selección de cepas heterorresistentes (hVISA) o con sensibilidad intermedia a la vancomicina (VISA), permiten cuestionar su papel. Más recientemente, se ha puesto de manifiesto que determinadas cepas en apariencia sensibles responden peor a la vancomicina.[57] Las bases fenotípicas y genotípicas de este fenómeno comienzan a dilucidarse y son tratadas en otro capítulo de este libro.[58]

  Las limitaciones microbiológicas de la teicoplanina son similares a las de la vancomicina. Por tanto, su aportación está determinada por una posología más cómoda que permite el tratamiento ambulatorio con una dosis diaria intravenosa o intramuscular. Existen varios estudios no comparativos con varias decenas de casos estudiados que avalan la eficacia de este antimicrobiano en las infecciones osteoarticulares.[59,60] La dosificación no está bien establecida y se proponen dosis desde 6 a 15 mg/kg. Utilizando dosis superiores a 10 mg/kg los efectos adversos se incrementan, especialmente por la aparición de fiebre y erupción cutánea.

- *Cotrimoxazol:* hasta la comercialización del linezolid, ha sido prácticamente el único agente disponible por vía oral para tratar gran parte de las infecciones osteoarticulares por estafilococos resistentes a beta-lactámicos. Sin embargo, sorprende la escasa información disponible sobre su papel. Sánchez y colaboradores comunicaron su experiencia favorable en 28 episodios tratados con cotrimoxazol (7 mg/kg/día de trimetoprim) asociado a rifampicina durante una media de cinco semanas.[61] Sólo tres pacientes suspendieron el tratamiento por efectos adversos. En otro estudio posterior, Stein y colaboradores emplearon dosis muy superiores (20 mg/kg/día de trimetoprim), también en asociación con rifampicina, durante períodos variables de tres a nueve meses, encontrando un 20 % de abandonos del tratamiento por efectos adversos. Es difícil analizar la eficacia del tratamiento debido al diseño del estudio.[48] Por tanto, a pesar de una extensa utilización real del cotrimoxazol en el tratamiento de este grupo de infecciones, desconocemos aspectos esenciales; por ejemplo, la dosificación óptima, si es preciso prescribirlo combinado y la frecuencia con la que se desarrollan resistencias.

— *Clindamicina:* en los años setenta se publicaron varios estudios que comunicaron resultados similares a los obtenidos con beta-lactámicos para el tratamiento de las OM agudas y artritis sépticas en los niños. Su utilidad se basa en la buena actividad antiestafilocócica, su penetración en el tejido óseo y su capacidad para evitar la colonización de la superficie del hueso en modelos experimentales. Entre sus limitaciones destacan su asociación con la diarrea por *C. difficile* y la frecuente resistencia entre las cepas resistentes a la meticilina. Además, es importante recordar el riesgo de fracasos terapéuticos por resistencia inducible en las cepas resistentes a la eritromicina.

— *Quinolonas:* la aparición de las fluroquinolonas supuso un hito en el manejo de la OM al demostrarse resultados similares a los obtenidos con beta-lactámicos endovenosos. A pesar de ello, en recientes revisiones se ha cuestionado su aplicabilidad al caso de *Staphylococcus aureus,* pues la monoterapia con ciprofloacino se asocia a desarrollo de resistencias y no existen series extensas que hayan explorado específicamente su eficacia en OM estafilocócicas.[62] Es probable que las modernas fluroquinolonas presenten menor riesgo de seleccionar resistencia, pero se necesitan más datos procedentes de la práctica clínica. Por ejemplo, los estudios farmacodinámicos sugieren que la dosis de levofloxacino debe ser reconsiderada,[63] pero disponemos de pocos datos sobre la seguridad en usos prolongados de dicho fármaco a dosis superiores a las convencionales.[64] A lo largo de este capítulo, hemos comentado diferentes estudios en los que se han empleado fluroquinolonas combinadas con rifampicina. Sin duda, la mayor limitación en el momento actual no es otra que la frecuente resistencia a estos compuestos en los grampositivos. Entre los aspectos por dilucidar destacan el conocimiento de la seguridad en tratamientos prolongados, la definición de las situaciones en las que pueden emplearse en monoterapia y la dosificación óptima del levofloxacino.

— *Ácido fusídico:* posee una buena actividad antiestafilocócica –incluyendo cepas resistentes a la meticilina– con CMIs inferiores a 0,5 mg/L. Su biodisponibilidad por vía oral es buena, alcanzándose niveles séricos de hasta 14 mg/L tras la administración de 500 mg. Existe bastante experiencia en las infecciones osteoarticulares, aunque prácticamente siempre en estudios no comparativos.[43,49] En general, el ácido fusídico se ha utilizado combinado con otros antimicrobianos, dado el riesgo de desarrollo de resistencia en monoterapia. En el único estudio comparativo disponible, antes comentado, la combinación de ácido fusídico y rifampicina obtuvo tasas de curación similares a la combinación de ofloxacino con rifampicina y fue bien tolerado. El ácido fusídico está comercializado en España. Sin embargo, sea por razones comerciales o por la ausencia de información en los antibiogramas rutinarios, apenas es empleado, al menos para estas indicaciones.

— *Pristinamicina:* esta estreptogramina no está comercializada en España. Existe, además, muy poca información publicada al respecto. En Australia, se utiliza como alternativa al ácido fusídico y parece mostrar una eficacia similar a la de otros antiestafilocócicos.[65]

Bibliografía

1. Stengel D, Bauwens K, Sehouli J *et al.* Systematic review and meta-analysis of antibiotic therapy for bone and joint infections. Lancet Infect Dis 2001; 1(3): 175-88.

2. Kaandorp CJ, Dinant HJ, van de Laar MA *et al.* Incidence and sources of native and prosthetic joint infection: a community based prospective survey. Ann Rheum Dis 1997; 56(8): 470-75.

3. García-De LT. Advances in the management of septic arthritis. Infect Dis Clin North Am 2006; 20(4): 773-88.

4. Kao HC, Huang YC, Chiu CH *et al.* Acute hematogenous osteomyelitis and septic arthritis in children. J Microbiol Immunol Infect 2003; 36(4): 260-65.

5. Al-Nammari SS, Bobak P, Venkatesh R. Methicillin resistant *Staphylococcus aureus versus* methicillin sensitive *Staphylococcus aureus* adult haematogenous septic arthritis. Arch Orthop Trauma Surg 2007; 127(7): 537-42.

6. Arnold SR, Elias D, Buckingham SC *et al.* Changing patterns of acute hematogenous osteomyelitis and septic arthritis: emergence of community-associated methicillin-resistant *Staphylococcus aureus*. J Pediatr Orthop 2006; 26(6): 703-08.

7. Espersen F, Frimodt-Moller N, Thamdrup R *et al.* Changing pattern of bone and joint infections due to *Staphylococcus aureus*: study of cases of bacteremia in Denmark, 1959-1988. Rev Infect Dis 1991; 13(3): 347-58.

8. Fowler VG Jr, Justice A, Moore C *et al.* Risk factors for hematogenous complications of intravascular catheter-associated *Staphylococcus aureus* bacteremia. Clin Infect Dis 2005; 40(5): 695-703.

9. Fowler VG Jr, Olsen MK, Corey GR *et al.* Clinical identifiers of complicated *Staphylococcus aureus* bacteremia. Arch Intern Med 2003; 163(17): 2066-072.

10. Margaretten ME, Kohlwes J, Moore D *et al.* Does this adult patient have septic arthritis? JAMA 2007; 297(13): 1478-488.

11. Martínez-Aguilar G, Hammerman WA, Mason EO Jr *et al.* Clindamycin treatment of invasive infections caused by community-acquired, methicillin-resistant and methicillin-susceptible *Staphylococcus aureus* in children. Pediatr Infect Dis J 2003; 22(7): 593-98.

12. Nade S. Septic arthritis. Best Pract Res Clin Rheumatol 2003; 17(2): 183-200.

13. Jaberi FM, Shahcheraghi GH, Ahadzadeh M. Short-term intravenous antibiotic treatment of acute hematogenous bone and joint infection in children: a prospective randomized trial. J Pediatr Orthop 2002; 22(3): 317-20.

14. Kocher MS, Mandiga R, Murphy JM *et al.* A clinical practice guideline for treatment of septic arthritis in children: efficacy in improving process of care and effect on outcome of septic arthritis of the hip. J Bone Joint Surg Am 2003; 85-A(6): 994-99.

15. Schrenzel J, Harbarth S, Schockmel G *et al.* A randomized clinical trial to compare fleroxacin-rifampicin with flucloxacillin or vancomycin for the treatment of staphylococcal infection. Clin Infect Dis 2004; 39(9): 1285-292.

16. Odio CM, Ramírez T, Arias G *et al.* Double blind, randomized, placebo-controlled study of dexamethasone therapy for hematogenous septic arthritis in children. Pediatr Infect Dis J 2003; 22(10): 883-88.

17. Trampuz A, Widmer AF. Infections associated with orthopedic implants. Curr Opin Infect Dis 2006; 19(4): 349-56.

18. Dohin B, Gillet Y, Kohler R *et al.* Pediatric bone and joint infections caused by Panton-Valentine leukocidin-positive *Staphylococcus aureus*. Pediatr Infect Dis J 2007; 26(11): 1042-048.

19. Lew DP, Waldvogel FA. Osteomyelitis. N Engl J Med 1997; 336(14): 999-1007.

20. Lazzarini L, Lipsky BA, Mader JT. Antibiotic treatment of osteomyelitis: what have we learned from 30 years of clinical trials? Int J Infect Dis 2005; 9(3): 127-38.

21. Mader JT, Calhoun JH. Staging and staging application in osteomyelitis. En: Calhoun JH, Mader JT, eds. Musculoskeletal Infections. Marcel Dekker, New York 2003; 63-7.

22. Tetzlaff TR, McCracken GH Jr, Nelson JD. Oral antibiotic therapy for skeletal infections of children. II. Therapy of osteomyelitis and suppurative arthritis. J Pediatr 1978; 92(3): 485-90.

23. Le SN, Howard A, Barrowman NJ *et al.* Shorter courses of parenteral antibiotic therapy do not appear to influence response rates for children with acute hematogenous osteomyelitis: a systematic review. BMC Infect Dis 2002; 2: 16.

24. Karwowska A, Davies HD, Jadavji T. Epidemiology and outcome of osteomyelitis in the era of sequential intravenous-oral therapy. Pediatr Infect Dis J 1998; 17(11): 1021-026.

25. McHenry MC, Easley KA, Locker GA. Vertebral osteomyelitis: long-term outcome for 253 pa-

tients from 7 Cleveland-area hospitals. Clin Infect Dis 2002; 34(10): 1342-350.

26. Livorsi DJ, Daver NG, Atmar RL *et al.* Outcomes of treatment for hematogenous *Staphylococcus aureus* vertebral osteomyelitis in the MRSA ERA. J Infect 2008; 57(2): 128-31.

27. Roblot F, Besnier JM, Juhel L *et al.* Optimal duration of antibiotic therapy in vertebral osteomyelitis. Semin Arthritis Rheum 2007; 36(5): 269-77.

28. Trampuz A, Zimmerli W. Diagnosis and treatment of infections associated with fracture-fixation devices. Injury 2006; 37(suppl. 2): S59-S66.

29. Schmidt AH, Swiontkowski MF. Pathophysiology of infections after internal fixation of fractures. J Am Acad Orthop Surg 2000; 8(5): 285-91.

30. Mackowiak PA, Jones SR, Smith JW. Diagnostic value of sinus-tract cultures in chronic osteomyelitis. JAMA 1978; 239(26): 2772-775.

31. Javaloyas de MM, Monreal PM. Tratamiento antibiótico por vía oral de la osteomielitis bacteriana del adulto: resultados tras dos años de seguimiento. Med Clin (Barc) 1999; 113(13): 488-89.

32. Tice AD, Hoaglund PA, Shoultz DA. Outcomes of osteomyelitis among patients treated with outpatient parenteral antimicrobial therapy. Am J Med 2003; 114(9): 723-28.

33. Ariza J, Euba G, Murillo O. Orthopedic device-related infections. Enferm Infecc Microbiol Clin 2008; 26(6): 380-90.

34. Vila J, Soriano A, Mensa J. Molecular basis of microbial adherence to prosthetic materials. Role of biofilms in prosthesis-associated infection. Enferm Infecc Microbiol Clin 2008; 26(1): 48-54.

35. Tsukayama DT, Estrada R, Gustilo RB. Infection after total hip arthroplasty. A study of the treatment of one hundred and six infections. J Bone Joint Surg Am 1996; 78(4): 512-23.

36. Marculescu CE, Berbari EF, Hanssen AD *et al.* Outcome of prosthetic joint infections treated with debridement and retention of components. Clin Infect Dis 2006; 42(4): 471-78.

37. Murdoch DR, Roberts SA, Fowler JV Jr *et al.* Infection of orthopedic prostheses after *Staphylococcus aureus* bacteremia. Clin Infect Dis 2001; 32(4): 647-49.

38. Deirmengian C, Greenbaum J, Lotke PA *et al.* Limited success with open debridement and retention of components in the treatment of acute *Staphylococcus aureus* infections after total knee arthroplasty. J Arthroplasty 2003; 18(7 suppl. 1): 22-6.

39. Brandt CM, Sistrunk WW, Duffy MC *et al.* *Staphylococcus aureus* prosthetic joint infection treated with debridement and prosthesis retention. Clin Infect Dis 1997; 24(5): 914-19.

40. Tattevin P, Cremieux AC, Pottier P *et al.* Prosthetic joint infection: when can prosthesis salvage be considered? Clin Infect Dis 1999; 29(2): 292-95.

41. Barberan J, Aguilar L, Carroquino G *et al.* Conservative treatment of staphylococcal prosthetic joint infections in elderly patients. Am J Med 2006; 119(11): 993-10.

42. Soriano A, García S, Bori G *et al.* Treatment of acute post-surgical infection of joint arthroplasty. Clin Microbiol Infect 2006; 12(9): 930-33.

43. Aboltins CA, Page MA, Buising KL *et al.* Treatment of staphylococcal prosthetic joint infections with debridement, prosthesis retention and oral rifampicin and fusidic acid. Clin Microbiol Infect 2007; 13(6): 586-91.

44. Zimmerli W, Widmer AF, Blatter M *et al.* Role of rifampin for treatment of orthopedic implant-related staphylococcal infections: a randomized controlled trial. Foreign-Body Infection (FBI) Study Group. JAMA 1998; 279(19): 1537-541.

45. Zimmerli W, Frei R, Widmer AF *et al.* Microbiological tests to predict treatment outcome in experimental device-related infections due to *Staphylococcus aureus*. J Antimicrob Chemother 1994; 33(5): 959-67.

46. Perlroth J, Kuo M, Tan J *et al.* Adjunctive use of rifampin for the treatment of *Staphylococcus aureus* infections: a systematic review of the literature. Arch Intern Med 2008; 168(8): 805-19.

47. Widmer AF, Gaechter A, Ochsner PE *et al.* Antimicrobial treatment of orthopedic implant-related infections with rifampin combinations. Clin Infect Dis 1992; 14(6): 1251-253.

48. Stein A, Bataille JF, Drancourt M *et al.* Ambulatory treatment of multidrug-resistant *Staphylococcus*-infected orthopedic implants with high-dose oral co-trimoxazole (trimethoprim-sulfamethoxazole). Antimicrob Agents Chemother 1998; 42(12): 3086-091.

49. Drancourt M, Stein A, Argenson JN *et al.* Oral treatment of *Staphylococcus* spp. infected orthopedic implants with fusidic acid or ofloxacin in combination with rifampicin. J Antimicrob Chemother 1997; 39(2): 235-40.

50. Kaatz GW, Seo SM, Barriere SL *et al.* Ciprofloxacin and rifampin, alone and in combination, for therapy of experimental *Staphylococcus aureus* endocarditis. Antimicrob Agents Chemother 1989; 33(8): 1184-187.

51. Aneziokoro CO, Cannon JP, Pachucki CT *et al.* The effectiveness and safety of oral linezolid for the primary and secondary treatment of osteomyelitis. J Chemother 2005; 17(6): 643-50.

52. Bassetti M, Righi E, Di BA *et al.* Role of linezolid in the treatment of orthopedic infections. Expert Rev Anti Infect Ther 2005; 3(3): 343-52.

53. Senneville E, Legout L, Valette M *et al.* Effectiveness and tolerability of prolonged linezolid treatment for chronic osteomyelitis: a retrospective study. Clin Ther 2006; 28(8): 1155-163.

54. Mader JT, Adams K. Comparative evaluation of daptomycin (LY146032) and vancomycin in the treatment of experimental methicillin-resistant *Staphylococcus aureus* osteomyelitis in rabbits. Antimicrob Agents Chemother 1989; 33(5): 689-92.

55. Falagas ME, Giannopoulou KP, Ntziora F *et al.* Daptomycin for treatment of patients with bone and joint infections: a systematic review of the clinical evidence. Int J Antimicrob Agents 2007; 30(3): 202-09.

56. Lalani T, Boucher HW, Cosgrove SE *et al.* Outcomes with daptomycin *versus* standard therapy for osteoarticular infections associated with *Staphylococcus aureus* bacteremia. J Antimicrob Chemother 2008; 61(1): 177-82.

57. Howden BP, Johnson PD, Ward PB *et al.* Isolates with low-level vancomycin resistance associated with persistent methicillin-resistant *Staphylococcus aureus* bacteremia. Antimicrob Agents Chemother 2006; 50(9): 3039-047.

58. Sakoulas G, Moellering RC, Jr, Eliopoulos GM. Adaptation of methicillin-resistant *Staphylococcus aureus* in the face of vancomycin therapy. Clin Infect Dis 2006; 42(suppl. 1): S40-S50.

59. LeFrock JL, Ristuccia AM, Ristuccia PA *et al.* Teicoplanin in the treatment of bone and joint infections. Teicoplanin Bone and Joint Cooperative Study Group, USA. Eur J Surg Suppl 1992; 567: 9-13.

60. Weinberg WG. Safety and efficacy of teicoplanin for bone and joint infections: results of a community-based trial. South Med J 1993; 86(8): 891-97.

61. Sánchez C, Matamala A, Salavert M *et al.* Cotrimoxazol más rifampicina en el tratamiento de infecciones osteoarticulares. Enferm Infecc Microbiol Clin 1997; 15(1): 10-3.

62. Davis JS. Management of bone and joint infections due to *Staphylococcus aureus*. Intern Med J 2005; 35(suppl. 2): S79-S96.

63. Murillo O, Doménech A, García A *et al.* Efficacy of high doses of levofloxacin in experimental foreign-body infection by methicillin-susceptible *Staphylococcus aureus*. Antimicrob Agents Chemother 2006; 50(12): 4011-017.

64. Senneville E, Poissy J, Legout L *et al.* Safety of prolonged high-dose levofloxacin therapy for bone infections. J Chemother 2007; 19(6): 688-93.

65. Ng J, Gosbell IB. Successful oral pristinamycin therapy for osteoarticular infections due to methicillin-resistant *Staphylococcus aureus* (MRSA) and other *Staphylococcus* spp. J Antimicrob Chemother 2005; 55(6): 1008-012.

Capítulo 7
Bacteriemia y endocarditis por *Staphylococcus aureus*

A. del Río,[1] C. A. Mestres,[2] J. M. Miró[3]

[1]Servicio de Enfermedades Infecciosas
Hospital Universitari Clínic i Provincial-IDIBAPS
Universitat de Barcelona
Barcelona

[2]Servicio de Cirugía Cardiovascular
Hospital Universitari Clínic i Provincial-IDIBAPS
Universitat de Barcelona
Barcelona

[3]Servicio de Enfermedades Infecciosas
Hospital Universitari Clínic i Provincial-IDIBAPS
Universitat de Barcelona
Barcelona

Dirección para correspondencia
Hospital Universitari Clínic i Provincial
Dr. J. M. Miró
jmmiro@ub.edu

1 Introducción

El término *bacteriemia* significa «presencia de bacterias patógenas en sangre» y no siempre se asocia con síntomas clínicos. En la práctica clínica habitual, utilizamos este término para referirnos a la presencia de patógenos en sangre (incluyendo hongos y parásitos), es decir, la presencia de hemocultivos positivos, asociados a síntomas de afectación sistémica.[1]

Staphylococcus aureus es, globalmente, la segunda causa de bacteriemia[2,3] y la primera de bacteriemia nosocomial en Europa;[3] en la actualidad, constituye además el agente etiológico más frecuente de todos los tipos de endocarditis infecciosa (EI).[4] Estudios recientes confirman que la bacteriemia estafilocócica ha aumentado de forma significativa en los últimos años, sobre todo en pacientes hospitalizados,[5] y de forma simultánea al avance médico y al incremento de las técnicas invasivas, tanto diagnósticas como terapéuticas. Aproximadamente un tercio de los pacientes con bacteriemia por *Staphylococcus aureus* desarrollan complicaciones locales o metástasis sépticas a distancia,[6] algunas de ellas potencialmente mortales como la endocarditis infecciosa (EI); por eso, lo más importante en el manejo clínico de la bacteriemia por *Staphylococcus aureus* es establecer la extensión de la infección. Además, la bacteriemia por *Staphylococcus aureus* adquirida en el medio hospitalario incrementa de forma notable el coste de la hospitalización[7-9] y contribuye sobre manera al aumento de la morbimortalidad hospitalaria.[7,10]

A continuación, se describe la epidemiología y las manifestaciones clínicas de la bacteriemia y la endocarditis por *Staphylococcus aureus,* así como su manejo clínico y las indicaciones de cirugía y opciones quirúrgicas de la endocarditis estafilocócica.

2   Bacteriemia por *Staphylococcus aureus*

2.1   *Epidemiología y manifestaciones clínicas*

Las clasificaciones de la bacteriemia por *Staphylococcus aureus* se basan, por un lado, en el origen de la misma, y por otro, en la presencia o no de una puerta de entrada conocida. En cuanto al origen, a la clasificación tradicional en bacteriemias de origen comunitario y de adquisición nosocomial, se ha añadido en los últimos años el término *bacteriemia nosohusial* para referirse a la bacteriemia en relación con cuidados sanitarios no hospitalarios.[11-13] En la tabla 1 se resumen las principales características de cada grupo de pacientes.[14]

En cuanto a la identificación de la puerta de entrada, en el 40-50 % de los pacientes con bacteriemia por *Staphylococcus aureus* no se identifica la puerta de entrada; es lo que se denomina bacteriemia primaria. La proporción de bacteriemia primaria es mucho menor en los pacientes con bacteriemia de adquisición nosocomial (entre el 3 y el 5 %) que en los de adquisición comunitaria.[15,16] En las bacteriemias nosocomiales y nosohusiales, las puertas de entrada más frecuentes son los accesos vasculares y el tracto digestivo, y los porcentajes de cepas aisladas resistentes a la meticilina son similares en ambos grupos (20 y 19 %, respec-

	Definición
Adquisición NOSOCOMIAL	1º HC+ > 2 días de ingreso y ≤ 1 día después del alta.
Adquisición NOSOHUSIAL	1º HC+ en los 2 primeros días de ingreso y presencia de alguno de los siguientes: • Hospitalizado en un centro de agudos ≥ 2 días en los 90 días previos. • Reside en un centro de larga estancia (residencias de ancianos o centros de convalecencia). • Recibe hemodiálisis de forma crónica. • Recibe tratamiento endovenoso en domicilio. • Recibe quimioterapia o nutrición parenteral a través de un catéter intravascular de larga duración. • Bacteriemia en relación directa con un procedimiento invasivo que ha requerido ingreso o bien cuando se produce tras 48 h de ingreso.
Adquisición COMUNITARIA	1º HC+ ≤ 2 días tras el ingreso que no cumplan ninguno de los criterios de nosocomial ni nosohusial.
Basado en los estudios de Shorr AF y cols.,[11] Friedman ND y cols.[12] y Siegman-Igra Y y cols.[13]	

Tabla 1. Definición de bacteriemia por Staphylococcus aureus según el lugar de adquisición.

tivamente).[12] Las bacteriemias comunitarias por *Staphylococcus aureus* son menos frecuentes, pero también se asocian con un riesgo más alto de complicaciones y de mortalidad.[15,17]

Además, a pesar de que las cepas de *Staphylococcus aureus* resistentes a la meticilina (SARM) tradicionalmente se asocian con infecciones nosocomiales/nosohusiales, se están describiendo cada vez con más frecuencia infecciones comunitarias por cepas resistentes (SARM-Comunitario) en pacientes sin factores de riesgo para infección por SARM. Estas cepas producen leucocidina de Panton-Valentine y son causa de brotes epidémicos en EE.UU.[18-21] Clínicamente, se han descrito sobre todo casos de infecciones de piel y partes blandas graves. Nuestro grupo ha tratado un caso de EI sobre válvula nativa por SARM-Comunitario, que presentaba una destrucción del tejido valvular y perivalvular tan importante que justificó un trasplante cardíaco (caso no publicado).

Como se ha señalado, aproximadamente un tercio de los pacientes con bacteriemia por *Staphylococcus aureus* desarrollan complicaciones locales o metástasis sépticas a distancia,[6] siendo las localizaciones más habituales de estas últimas los huesos y articulaciones (sobre todo cuando hay presencia de material protésico); el espacio epidural y los discos intervertebrales; las válvulas cardíacas (nativas o protésicas), y las vísceras, con la formación de abscesos sobre todo esplénicos y renales. El riesgo de desarrollar complicaciones es más elevado en pacientes con bacteriemia primaria.[15,16,22-24] Otros factores que se asocian con mayor riesgo de complicaciones son la adquisición comunitaria y el retraso del tratamiento antibiótico efectivo.[2] Este último se asocia también con una mortalidad mayor.[25]

Uno de los principales factores predictivos de complicaciones es la presencia de bacteriemia persistente (hemocultivos positivos a las 72-96 horas del inicio del antibiótico eficaz);[6] Fowler *et al.* establecieron un sistema de cálculo de riesgo de complicaciones basado en la presencia, además de la bacteriemia persistente, del origen comunitario de la infección, la presencia de lesiones cutáneas sugestivas de afectación sistémica y la persistencia de la fiebre más de 72 horas.[6] La probabilidad de desarrollar complicaciones aumenta de forma exponencial cuando coinciden varios de estos factores (véase la figura 1). La ausencia de un foco documentado de infección y la presencia de complicaciones son factores de riesgo de mortalidad y se asocian con más frecuencia a la bacteriemia por *Staphylococcus aureus* de adquisición comunitaria (CA-SAB) que a la de adquisición nosocomial.[15] A pesar de que el riesgo de complicaciones asociadas a bacteriemias secundarias es inferior al observado en relación con las bacteriemias primarias, el riesgo de las primeras no es despreciable. Por ejemplo, Fowler *et al.*[26] pusieron de manifiesto en un estudio prospectivo que el riesgo de desarrollar complicaciones hematógenas de la bacteriemia por *Staphylococcus aureus* de origen en catéter fue del 13 % (incluida artritis séptica, osteomielitis vertebral y EI). Para reducir el riesgo de complicaciones asociadas a bacteriemia secundaria, es necesario, en primer lugar, controlar el origen de la infección (en el caso de bacteriemia asociada a catéter, retirar el mismo) y valorar clínicamente la posibilidad de otros focos secundarios asociados. Se debe tratar siempre con antibióticos (en el capítulo de tratamiento se especifican las indicaciones concretas) y a las 48-72 horas hay que repetir los hemocultivos (aunque la fiebre haya remitido) para valorar si hay bacteriemia persistente.

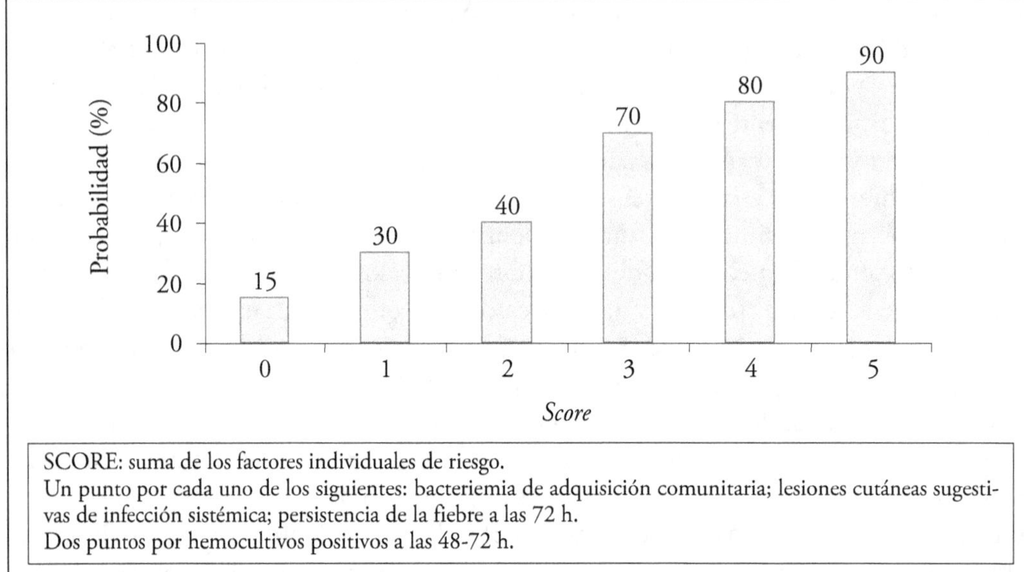

SCORE: suma de los factores individuales de riesgo.
Un punto por cada uno de los siguientes: bacteriemia de adquisición comunitaria; lesiones cutáneas sugestivas de infección sistémica; persistencia de la fiebre a las 72 h.
Dos puntos por hemocultivos positivos a las 48-72 h.

Modificado de Fowler VG Jr, Olsen MK, Corey GR *et al.* Clinical identifiers of complicated *Staphylococcus aureus* bacteremia. Arch Intern Med 2003; 163(17): 2066-072.

Figura 1. Asociación entre score en la bacteriemia por Staphylococcus aureus y probabilidad de complicaciones.

2.2   Diagnóstico y manejo clínico

El diagnóstico se basa en la positividad de los hemocultivos para *Staphylococcus aureus*. De entrada, el aislamiento en hemocultivos de este microorganismo nunca debe considerarse contaminante, ni aunque sea un solo hemocultivo. Desde el punto de vista clínico, los aspectos más controvertidos del manejo de la bacteriemia por *Staphylococcus aureus* son, por un lado, el tiempo que debe durar el tratamiento y, por otro, la necesidad de realizar ecocardiograma transesofágico (ETE) a todos los pacientes con bacteriemia por *Staphylococcus aureus* de cualquier origen.

2.3   Ecocardiografía en los pacientes con bacteriemia por Staphylococcus aureus

Un aspecto controvertido en el manejo clínico de la bacteriemia estafilocócica es la necesidad o no de realizar ecocardiograma en todos los casos para descartar EI. En este sentido, numerosos estudios han demostrado la superioridad del transesofágico (ETE) sobre el transtorácico (ETT) para diagnosticar EI.[27-29] En el estudio de Fowler,[27] de los 103 pacientes con bacteriemia por *Staphylococcus aureus*, 26 (25 %) se diagnosticaron de EI tras realizar un ETE, mientras que sólo siete (6,8 %) fueron diagnosticados con el ETT. Por tanto, la recomendación que se deduce es que debería efectuarse un ETE en todos los casos de bacteriemia por *Staphylococcus aureus*. Dadas las dificultades reales en los hospitales de nuestro medio para realizara ETE a todos estos pacientes, un estudio posterior español analizó este mismo aspecto:[30] se revisaron de forma retrospectiva 213 episodios de bacteriemia en el Hospital Vall d'Hebron de Barcelona. De éstos, 87 fueron bacteriemias estafilocócicas asociadas a catéter y 20 bacteriemias estafilocócicas primaras nosocomiales. De los 107 episodios, siete de ellos (6,5 %) desarrollaron EI (todos tenían factores de riesgo para sospecha de EI). 64 episodios fueron considerados bacteriemia no complicada y recibieron tratamiento antibiótico durante 10-14 días. No se realizó ecocardiograma en ninguno de ellos y 62 fueron seguidos tres meses sin objetivarse recidiva en ninguno. Los autores concluyen que probablemente no todos los pacientes necesiten un ecocardiograma, aunque algunos expertos recomiendan la realización sistemática de ETE a todos los que presenten bacteriemia por *Staphylococcus aureus* de cualquier origen.

2.4 Pronóstico

La mortalidad asociada a la bacteriemia por *Staphylococcus aureus* es elevada; la mayoría de series coinciden en una mortalidad global en torno al 30 % a los 30 días del diagnóstico.[5,27,31,32] Estudios recientes confirman dos hechos significativos: por un lado, que el aumento de la bacteriemia global por *Staphylococcus aureus* se debe fundamentalmente a un aumento de la bacteriemia por SARM;[5] y por otro, la mayor mortalidad asociada a la bacteriemia por SARM con respecto a la bacteriemia por SASM. En un estudio prospectivo realizado en Canadá desde 2000 a 2006 y publicado recientemente,[33] los porcentajes de mortalidad observados fueron del 39 y 24 % para SARM y SASM, respectivamente. Estudios previos coinciden en la mayor mortalidad de los pacientes con bacteriemia por SARM con respecto a los pacientes con bacteriemia por SASM (34 y 27 %, respectivamente),[5] y un metaanálisis publicado en 2003 confirma el hecho de la mayor mortalidad en los pacientes con bacteriemia por SARM.[34] Sin embargo, las causas que justifican esta mayor mortalidad no están claras. La comorbilidad asociada es un factor de riesgo de mortalidad en ambos grupos, y no hay diferencias significativas entre los factores de comorbilidad presentes en los pacientes que fallecen por bacteriemia por SARM o por SASM[5,33,34] y la mayor virulencia de SARM con respecto a SASM, hasta el momento, no está claramente demostrada.[35] Pero sí hay dos factores que es posible que influyan en la mayor mortalidad de los casos de bacteriemia por SARM. El primero es el hecho de que la vancomicina tiene menor actividad antiestafilocócica que los beta-lactámicos[36-38] y en bacteriemias por SARM con CMI para vancomicina > 1 μg/mL, la terapia con vancomicina se asocia con una mortalidad mayor.[39] El segundo es el retraso en el inicio del tratamiento antibiótico eficaz frente a SARM,[2,25,39] que se asocia también con una mortalidad mayor. Aun así, son necesarios más estudios para esclarecer el papel de estos dos factores en el mal pronóstico de la bacteriemia por SARM.

3 Endocarditis por *Staphylococcus aureus*

3.1 *Epidemiología*

Tradicionalmente, la EI por *Staphylococcus aureus* se observaba en la comunidad, en la población general y en los usuarios de drogas por vía parenteral, así como en los hospitales.[40,41] Sin embargo, en los últimos años se han observado importantes cambios en su epidemiología. Ha aumentado de una forma significativa la bacteriemia por *Staphylococcus aureus* asociada a catéteres en los centros sanitarios, en relación directa con la mayor agresividad de las técnicas diagnósticas y terapéuticas, así como con el aumento de pacientes con dispositivos intracardíacos e intravasculares; todo ello se ha asociado con un aumento significativo de la EI nosocomial y nosohusial (pueden llegar hasta el 39 % de los casos del total de EI por *Staphylococcus aureus*).[4,42,43] Asimismo, ha aumentado el porcentaje de cepas resistentes a la meticilina, no sólo adquiridas en el hospital sino también en la comunidad.[42,44] Los trabajos más recientes objetivan porcentajes de resistencia a la meticilina en la EI por *Staphylococcus aureus* que oscilan entre un 15[40] y un 27 %,[4] con las dificultades de tratamiento que esto implica. Además, desde 1997 se han empezado a describir infecciones causadas por cepas de *Staphylococcus aureus* con sensibilidad reducida a la vancomicina (GISA) y se han publicado algunos casos de EI por GISA, desconociéndose cuál es el mejor tratamiento antibiótico de esta infección.[45-48]

Referencia	Año	N.º casos	Factores de riesgo
Fowler *et al.*[6]	2003	724	Adquisición comunitaria. Fiebre persistente. Bacteriemia persistente. Lesiones cutáneas sugestivas de afectación sistémica.
Chang *et al.*[50]	2003	505	Valvulopatía predisponente. Prótesis valvular. EI previa. ADVP. Bacteriemia de origen desconocido. Bacteriemia persistente. Raza no caucásica. Adquisición comunitaria.
El-Ahdad *et al.*[54]	2005	51	Fiebre persistente. Bacteriemia persistente.
Hill *et al.*[52]	2007	132	Bacteriemia de origen desconocido. Prótesis valvular. Fiebre persistente. Bacteriemia persistente.

Tabla 2. Factores de riesgo para el desarrollo de EI.

3.2　Factores de riesgo para el desarrollo de EI

La EI es una de las complicaciones de la bacteriemia por *Staphylococcus aureus,* sobre todo de la bacteriemia de adquisición comunitaria.[49,50] La ausencia de una puerta de entrada y la adquisición comunitaria se asocian con un *Odds ratio* de endocarditis infecciosa (EI) de 3,3 y 2,9, respectivamente.[50] Otros factores que también se asocian con el desarrollo de EI son: la presencia de alteraciones valvulares cardíacas adquiridas, historia de EI previa y bacteriemia persistente.[49-51] Hill y cols.[52] establecen como factores de riesgo independiente para el desarrollo de EI la presencia de bacteriemia primaria, la presencia de prótesis valvular, la fiebre persistente y la bacteriemia persistente. En la tabla 2, tomada de Hill 2007, se resumen todos los factores de riesgo asociados al riesgo de desarrollar EI. Aunque este riesgo se incrementa en los pacientes con prótesis cardíacas, situándose entre el 43[53] y el 51 % de los casos,[54] según las series, el hecho de que *Staphylococcus aureus* sea en la actualidad el agente etiológico más frecuente en todos los tipos de EI, incluida la EI sobre válvula nativa,[4] pone de manifiesto su capacidad para producir EI también en válvulas nativas, incluso estructuralmente normales.[55]

3.3　Manifestaciones clínicas de la EI

Staphylococcus aureus produce EI de curso agudo, de características similares a las de otros agentes etiológicos que también pueden producir cuadros agudos (neumococo, *S. pyogenes, S. agalactiae* o *S. lugdunensis,* entre otros). Las manifestaciones clínicas de la EI por *Staphylococcus aureus* dependerán fundamentalmente de la localización de la infección (válvulas derechas, como en los drogadictos o los portadores de cables de marcapasos, frente a válvulas izquierdas) y de si ésta asienta sobre una válvula nativa o sobre un dispositivo intracardíaco (p. ej. una prótesis valvular).

3.3.1　EI sobre válvula nativa en la población general[4,40,56]

La EI causada por *Staphylococcus aureus* suele cursar con un cuadro agudo de fiebre elevada acompañada de escalofríos, y muchas veces existen ya en el momento del diagnóstico metástasis sépticas y signos de insuficiencia cardíaca por destrucción valvular. La fiebre suele ser el síntoma inicial (presente en más del 90 % de los casos); puede presentarse de forma aislada o acompañarse de otras manifestaciones clínicas: síntomas locomotores inespecíficos (lumbalgia, artromialgias o polialtralgias); manifestaciones cardíacas, neurológicas, renales, osteoarticulares o secundarias a fenómenos embólicos. Los síntomas de insuficiencia cardíaca (disnea, ortopnea) son un signo de mal pronóstico. Puede deberse a la descompensación de la cardiopatía de base, como consecuencia de la anemia y la fiebre, o bien a la sobrecarga hemodinámica aguda secundaria a la destrucción valvular. Este segundo mecanismo afecta sobre

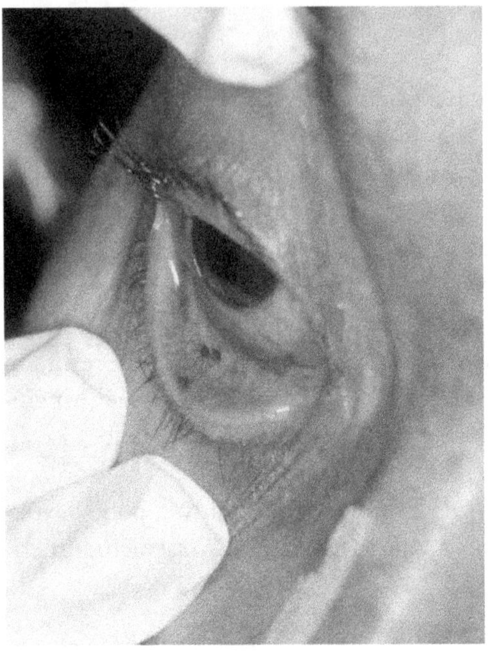

Figura 2. Petequias conjuntivales.

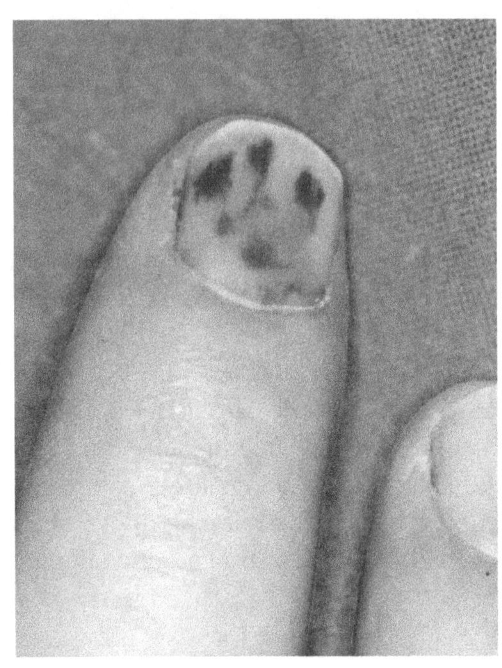

Figura 3. Hemorragias en astilla.

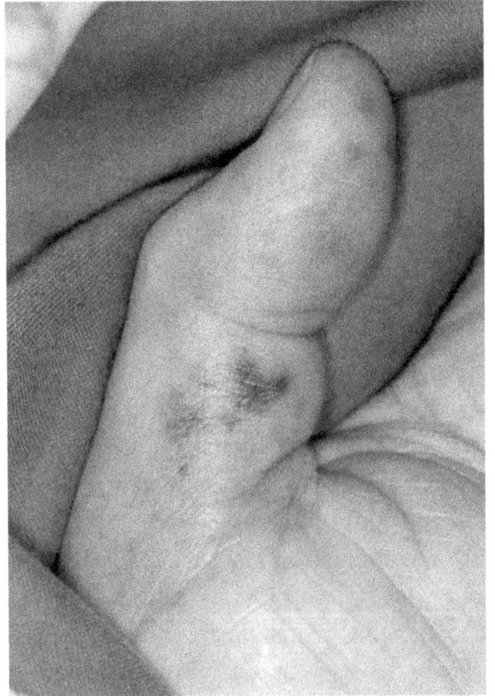

Figura 4. Nódulos de Osler y lesiones de Janeway.

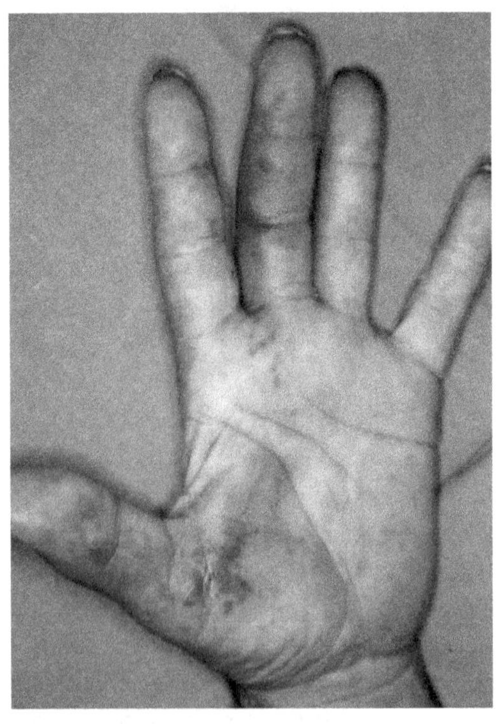

Figura 5. Lesiones de Janeway.

todo a las endocarditis infecciosas que asientan en la válvula aórtica y ocurre aproximadamente en el 30 % de los pacientes, obligando a plantear el recambio valvular urgente.

Los signos cutáneos también son frecuentes: petequias conjuntivales (véase la figura 2); hemorragias subungueales (véase la figura 3); nódulos de Osler (véase la figura 4); y manchas de Janeway (véase la figura 5). También pueden observarse en el fondo de ojo las manchas de Roth (véase la figura 6). En cuanto a los signos cardiológicos, la aparición de un nuevo soplo de regurgitación es diagnóstico de EI, aunque en la práctica clínica es poco útil, ya que generalmente no se dispone de datos previos fiables. La modificación de la intensidad de un soplo previo es difícil de valorar en pacientes febriles y, en ocasiones, con anemia.

Las embolias sistémicas son la complicación más común de la enfermedad. Ocurren en el 20-30 % de los casos, de manera que cualquier accidente clínico en el curso de la endocarditis obliga a descartarlas. Las embolias pueden ocurrir en cualquier momento del curso evolutivo de la enfermedad, aunque son particularmente frecuentes antes o al poco tiempo de iniciar el tratamiento antibiótico. Las más habituales son las cerebrales, seguidas de las esplénicas, las renales y de extremidades inferiores. En ocasiones, estas embolias sépticas pueden ser origen de abscesos viscerales que perpetúen el cuadro febril y tóxico de la enfermedad. La sintomatología clínica asociada dependerá del órgano afectado: en el 25 % de los casos hay manifestaciones neurológicas que pueden consistir en signos focales secundarios a embolias, abscesos o aneurismas micóticos o bien en síndromes meníngeos o encefalopáticos en las fases sépticas iniciales de la enfermedad. Son frecuentes también los signos de afectación renal, en forma de microhematuria. La nefropatía, de origen séptico o embólico, no suele tener tras-

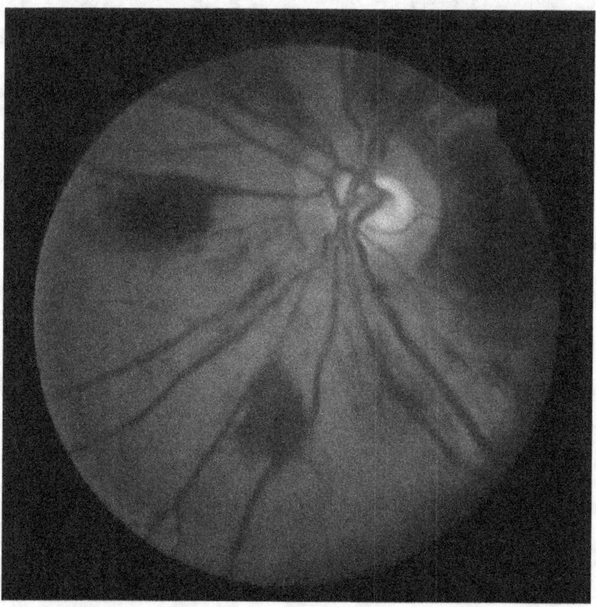

Figura 6. Lesiones en el fondo de ojo (manchas de Roth).

cendencia clínica. Raras veces puede aparecer una grave glomerulopatía aguda por depósito de inmunocomplejos que puede ser incluso la forma de presentación de la enfermedad.

3.3.2   EI en usuarios de drogas por vía parenteral (UDVP)[41,56]

La forma más común de endocarditis es la que asienta sobre la válvula tricúspide. El microorganismo responsable es *Staphylococcus aureus* en el 90 % de los casos. En los drogadictos con lesiones valvulares previas, el cuadro clínico y los gérmenes infectantes son superponibles a las formas de endocarditis sobre válvula nativa en la población general. El cuadro clínico de la endocarditis derecha consiste en fiebre y manifestaciones respiratorias como dolor pleurítico, hemoptisis, disnea o tos secundarias a embolias pulmonares sépticas (véase la figura 7). La auscultación de soplo de insuficiencia tricúspide es muy poco habitual, y la aparición de signos de insuficiencia cardíaca derecha, excepcional.

3.3.3   EI sobre prótesis valvulares[56-58]

Se reconoce la existencia de dos tipos: endocarditis protésica precoz (primer año tras la intervención) y endocarditis protésica tardía. El cuadro clínico de la endocarditis protésica con-

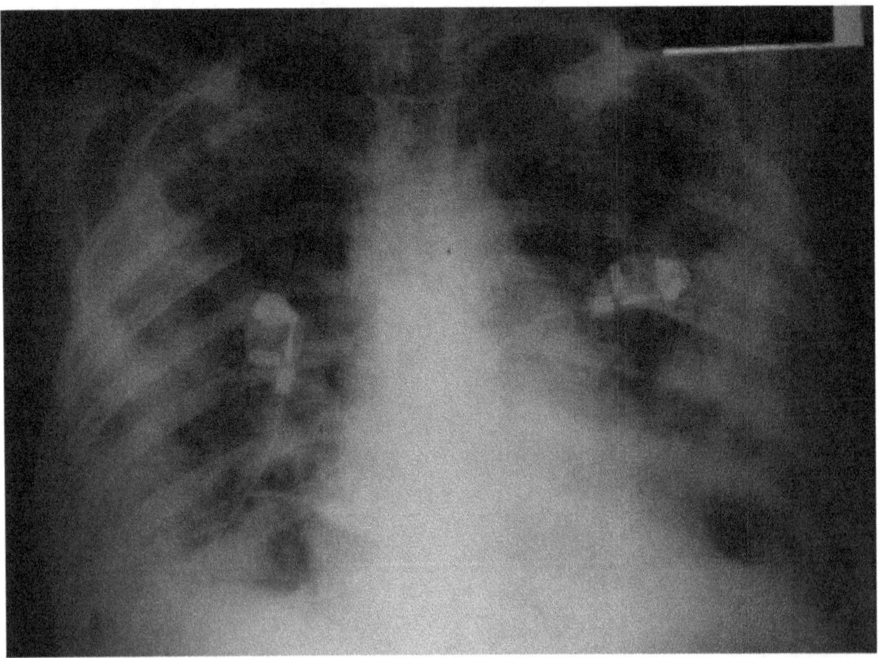

Figura 7. Rx de tórax de infiltrados pulmonares bilaterales en una endocarditis tricuspídea por S. aureus.

siste en fiebre a la que se puede asociar síndrome tóxico y posibilidad de fenómenos embólicos y signos de disfunción protésica (disnea, ortopnea). En las formas precoces, sobre todo
en los dos primeros meses del postoperatorio, el diagnóstico diferencial se plantea con cuadros sépticos secundarios a infección de la herida quirúrgica o de las vías de acceso vascular
(flebitis). El cuadro clínico es agudo y predominan las manifestaciones clínicas de la bacteriemia o la sepsis. Las formas de endocarditis protésicas tardías tienen un cuadro clínico su-
perponible al de las endocarditis sobre válvula nativa en la población general. En estos casos,
debe vigilarse la posible aparición de dehiscencia protésica que obligue a plantear recambio
valvular. Los signos clínicos son superponibles a los objetivados en la EI sobre válvula nativa.

3.3.4 *EI sobre electrodo de marcapasos (MCP) o desfibriladores (DAI)*[56,59]

La endocarditis sobre este tipo de dispositivos intracardíacos suele estar producida por estafilococos coagulasa negativos (ECNE). Por ello, el aislamiento de ECNE en los hemocultivos de estos pacientes, inicialmente, no deben considerarse contaminantes. El cuadro clínico es de fiebre o febrícula, por lo general poco aparente, y pueden aparecer fenómenos
embólicos pulmonares que simulan una neumonía comunitaria (tos, expectoración, dolor
pleurítico). No suelen existir soplos cardíacos.

La curación de esta infección exige administrar antibióticos y la exéresis de todo el sistema del MCP o DAI (del generador y de todos los cables endocavitarios).

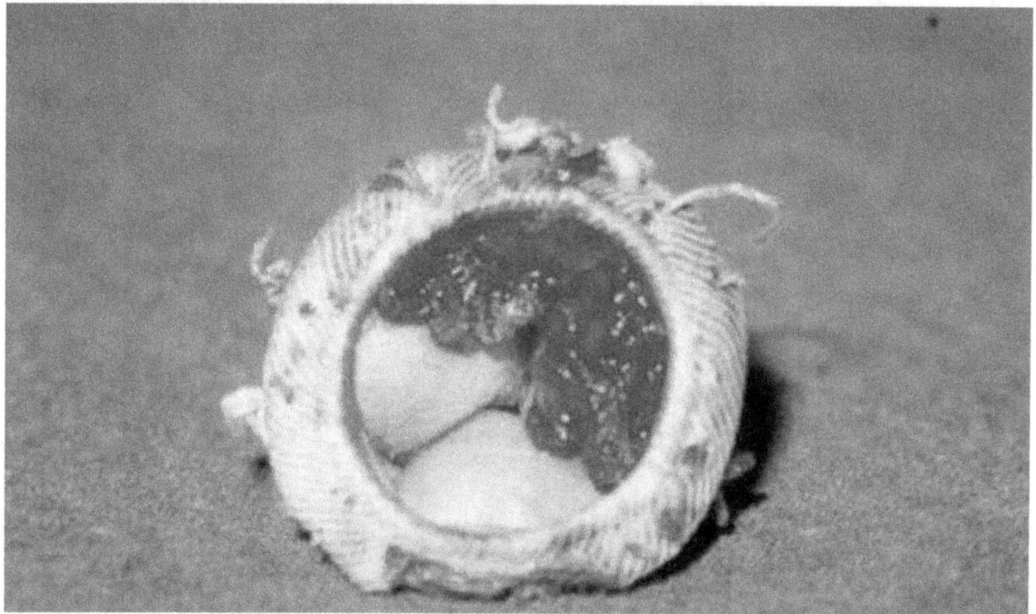

Figura 8. Bioprótesis aórtica con vegetaciones.

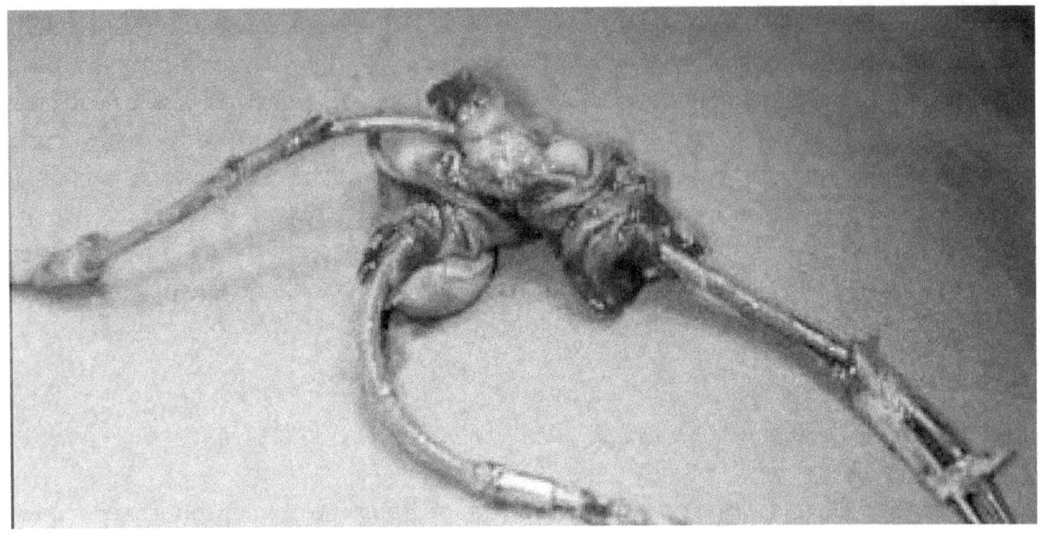

Figura 9. Vegetaciones sobre cable de marcapasos.

Criterios mayores	Criterios menores
Microbiológicos: – HC+ para SGV, *S. bovis*, HACEK, *S. aureus* o enterococo de adquisición comunitaria en ausencia de foco primario. – HC persistente+: extraídos con 12 h de intervalo o 3/3 o la mayoría de ≥ 4 con un intervalo de 1 h entre el primero y el último. – HC+ para *C. burnetti* o IgG anti-fase I > 1/800. **Afectación endocárdica:** – Ecocardiograma (ETT o ETE): vegetación, absceso o nueva dehiscencia protésica. – Nueva regurgitación valvular.	– Cardiopatía predisponente o ADVP. – Fiebre ≥ 38 ºC. – Fenómenos vasculares: embolias arteriales mayores, infartos pulmonares sépticos, aneurismas micóticos, hemorragia intracraneal, hemorragia conjuntival o lesiones de Janeway. – Fenómenos inmunológicos: glomerulonefritis, nódulos de Osler, manchas de Roth y FR. – Evidencia microbiológica: HC+ que no cumplen los criterios mayores (no ECNE en 1 HC y microorganismos no asociados a EI) o serológica de infección por un microorganismo que produce EI.
Diagnóstico definitivo	**Diagnóstico posible**
– Criterios patológicos: histología o microbiología positivas. – Dos criterios mayores. – Un criterio mayor y tres menores. – Cinco criterios menores.	– Un criterio mayor y tres menores. – Tres criterios menores.
Li *et al.* Clin Infect Dis 2000 Durak *et al.* Am J Med 1994.	

Tabla 3. Criterios diagnósticos de EI.

Ecocardiograma transtorácico (ETT)	Ecocardiograma transesofágico (ETE)
– Sospecha de EI sobre válvula nativa (1.ª prueba de entrada). – EI tricuspídea.	– Sospecha de EI en válvula nativa con ETT no diagnóstico (excepto tricuspídea).* – EI en válvula nativa diagnosticada por ETT: descartar complicaciones locales. – EI sobre válvula protésica. – EI sobre electrodo de MCP/DAI.
* En general, la válvula tricúspide se aprecia mejor con ETT que con ETE.	

Tabla 4. Indicaciones del estudio ecocardiográfico.

3.4 Diagnóstico

El diagnóstico se basa en los criterios de Duke, siendo los pilares diagnósticos la presencia de bacteriemia y de vegetaciones o complicaciones ecocardiográficas (véanse las figuras 8 y 9). En la tabla 3 se resumen los criterios diagnósticos de EI, y en la tabla 4, las indicaciones del ETE.

3.5 Pronóstico

El pronóstico de la EI por *Staphylococcus aureus* depende fundamentalmente de tres aspectos: el tipo de válvula afectada (nativa o protésica), el lado afecto (derecha o izquierda) y la sensibilidad de *Staphylococcus aureus* a la meticilina. En la tabla 5 se resumen los datos publicados sobre los porcentajes de cirugía y mortalidad.

Estudio	Tipo válvula	N.º casos	Cirugía	Mortalidad*
Fowler *et al.*[4]	VN y VP			
SASM		283	37,5	23,3
SARM		141	39	29,8
Miró *et al.*[40]	VN			
SASM		248	24,6	23,2
SARM		43	25,6	37,2
* Mortalidad hospitalaria.				

Tabla 5. Tasas de cirugía cardíaca y mortalidad de la EI por Staphylococcus aureus.

3.5.1   *Según el tipo de válvula y el lado del corazón afecto*

Las tasas de cirugía y mortalidad de la EI izquierda sobre válvula nativa por *Staphylococcus aureus* en el estudio del ICE retrospectivo oscilaron entre el 40 y el 29 %, respectivamente. Por el contrario, en la EI derecha sobre válvula nativa (que se observó fundamentalmente en los drogadictos), los porcentajes fueron del 12 y 6 %, respectivamente. En ambos casos, las diferencias fueron estadísticamente significativas ($p < 0,001$).[40] En el análisis multivariante, los factores pronósticos de mortalidad en la EI izquierda fueron la edad, el área geográfica, la presencia de abscesos perianulares, la insuficiencia cardíaca y la ausencia de tratamiento quirúrgico.[40] En el estudio del ICE prospectivo,[4] también se identificaron la edad y el área geográfica como factores de mal pronóstico, y como nuevas variables, la afectación neurológica (embolia o hemorragia cerebral) y la bacteriemia persistente.

En el estudio de EI sobre válvula protésica del ICE, la etiología por *Staphylococcus aureus* de la endocarditis protésica es uno de los factores independientes de mal pronóstico.[60] Estudios previos indicaban tasas de mortalidad próximas al 40 %[61] y algunos datos indicaban que la cirugía precoz podía mejorar el pronóstico, incluso en los pacientes sin complicaciones cardíacas asociadas a la EI.[61-63] En un estudio recientemente publicado del ICE retrospectivo,[43] se analizó el pronóstico de 61 episodios de EI sobre válvula protésica por *Staphylococcus aureus*. Las tasas de cirugía cardíaca y mortalidad fueron del 34 y del 47,5 %, respectivamente. Sólo la afectación neurológica (embolia o hemorragia cerebral) se asoció con un mayor riesgo de muerte. Por el contrario, la cirugía precoz no redujo la mortalidad. Sin embargo, en los pacientes con complicaciones cardíacas que fueron sometidos a cirugía precoz de sustitución valvular, el pronóstico fue mucho mejor, y la mortalidad se redujo al 29 %.

3.5.2   *Según la sensibilidad de Staphylococcus aureus a la meticilina (SARM frente a SASM)*

Con respecto al pronóstico de la EI por SARM sobre válvula nativa, el estudio retrospectivo del ICE mostró unas tasas de mortalidad más elevadas que en la EI por *Staphylococcus aureus* sensible a la meticilina (SASM) (37 frente a 23 %; $p = 0,058$), con tasas de cirugía cardíaca similares (25 %).[40] Sin embargo, las diferencias no fueron estadísticamente significativas. Tampoco se observaron diferencias importantes en el estudio prospectivo del ICE, aunque las tasas de mortalidad fueron más elevadas en la EI por SARM (30 frente a 23 %) a pesar de que las tasas de cirugía cardíaca fueron parecidas (alrededor del 35-40 %).[4] Sin embargo, en este segundo estudio se objetivó que la duración de la bacteriemia fue mucho más prolongada en los pacientes con EI por SARM (43 frente a 9 %; $p < 0,001$). Ello se debió probablemente a la actividad de la vancomicina, que es el tratamiento de elección en los casos de EI por SARM, ya que este antibiótico tiene un efecto bactericida lento y penetra mal en el interior de las vegetaciones.

3.6 Tratamiento quirúrgico de la EI por Staphylococcus aureus

En el tratamiento de la EI estafilocócica, es necesario combinar el tratamiento antibiótico (las pautas de tratamiento, tanto empírico como definitivo, se explican en el capítulo correspondiente de tratamiento antibiótico) y, en algunos casos, el tratamiento quirúrgico. La cirugía ha representado un avance significativo al facilitar el tratamiento radical anatómico de las lesiones valvulares, y también desde el punto de vista de erradicación de la infección. Las ventajas que aporta se resumen en: tratamiento radical, posibilidad de tratamiento exerético y reconstructor, reducción de la mortalidad y erradicación de la infección. Éstos podrían considerarse los principios básicos de la actuación quirúrgica. La reducción de la mortalidad ha sido uno de los aspectos más interesantes observados a lo largo de los años. Sin embargo, no todos los tratamientos ni todas las posiciones valvulares son iguales, ni los pacientes se presentan a la cirugía en las mismas condiciones. En los resultados de la cirugía en la EI influyen multitud de factores, entre los que destacan: la condición preoperatoria del paciente, el intervalo de tiempo transcurrido desde el diagnóstico al tratamiento quirúrgico, el tratamiento antimicrobiano, las indicaciones de intervención quirúrgica, las condiciones asociadas, la extensión de las lesiones locales, y el manejo intra y postoperatorio. La reducción global de la mortalidad ha sido importante y puede estimarse hoy en día, en líneas generales, que la mortalidad quirúrgica debería situarse entre el 10 y el 20 %. Estas cifras son globales y referidas a todos los pacientes, sin discriminación de condición, posición valvular o condiciones asociadas. La presencia de patología concomitante y la condición preoperatoria son factores que influyen de forma importante en los resultados quirúrgicos. La tendencia a una actuación intervencionista más agresiva en los casos de insuficiencia cardíaca, lesiones locales extensas y de EI sobre válvula protésica ha sido beneficiosa por el impacto positivo ejercido sobre la mortalidad. Sin embargo, el tratamiento quirúrgico de la EI dista de ser inocuo y sigue gravado por una morbimortalidad nada despreciable. Hoy en día, se han identificado diversas situaciones de especial riesgo, novedosas al apreciarse un incremento en las poblaciones específicas en riesgo. Se trata de los pacientes afectos de EI en el contexto de la insuficiencia renal crónica en hemodiálisis,[64] los adictos a las drogas por vía parenteral, los que presentan infección por el virus de la inmunodeficiencia humana (VIH-1)[41] y también los que presentan infección de sustitutos valvulares y otros sistemas intracardíacos (marcapasos o desfibriladores implantables).[59] En estos subgrupos de pacientes, la mortalidad sigue siendo elevada a pesar del tratamiento quirúrgico.

3.6.1 Indicaciones de la cirugía en la EI por Staphylococcus aureus

En la actualidad, las indicaciones para el tratamiento operatorio parecen ser uniformes para toda la comunidad médico-quirúrgica.[62,65] En general, pueden establecerse en relación con la situación clínica del paciente, el tipo de válvula (nativa o protésica) o la posición valvular

(EI derecha o izquierda), los hallazgos ecocardiográficos y el diagnóstico microbiológico. Asimismo, la acuidad de la presentación clínica influye en la indicación de la intervención y, en general, puede hablarse de un requerimiento operatorio en la EI aguda de entre el 30 y el 40 % en fases tardías de la misma.[66-69] Las indicaciones básicas de tratamiento operatorio sobre las que existe consenso en la actualidad son las siguientes:

1. Insuficiencia cardíaca congestiva.
2. Complicaciones locales. Extensión extravalvular de la destrucción hística.
3. Sepsis persistente.
4. Embolias sistémicas en relación con vegetaciones valvulares.
5. Endocarditis sobre prótesis, marcapasos y desfibriladores.
6. Endocarditis fúngica.

Estas indicaciones generales deben tenerse en cuenta al considerar cada caso individual. Pueden especificarse indicaciones en función de la posición valvular. Éstas permiten establecer de forma correcta en la gran mayoría de casos la indicación de tratamiento quirúrgico. Además de las mencionadas, la endocarditis derecha puede necesitar intervención quirúrgica en función de dos indicaciones específicas: la EI causada por microorganismos de difícil tratamiento o erradicación, como *Staphylococcus aureus,* o bien la endocarditis fúngica a pesar de un tratamiento antimicrobiano correcto de por lo menos siete días;[70] y la presencia de vegetaciones valvulares de tamaño superior a 2 cm en ecocardiografía transtorácica, la dilatación del ventrículo derecho y la presencia de embolia pulmonar recurrente o de insuficiencia cardíaca derecha.[71-73]

De las indicaciones para tratamiento quirúrgico de la endocarditis izquierda, quizás una de las más controvertidas sea la extensión de la destrucción hística local. Es necesario el tratamiento quirúrgico cuando se sospechan o demuestran en el estudio ecocardiográfico transesofágico abscesos, fístulas o aneurismas rotos de los senos de Valsalva en los casos de endocarditis nativa y protésica. Nuestra propia experiencia confirma, por otra parte, una elevada morbimortalidad del procedimiento si existe esta complicación, lo que hace aún más necesaria su detección precoz.[74-76]

3.6.2   *Estratificación de los riesgos*

La mortalidad hospitalaria derivada de la cirugía de la EI o asociada con ella, en especial en la fase aguda, se ha establecido en la actualidad entre el 10 y el 20 %, y en el caso de la EI por *Staphylococcus aureus,* entre el 15 y el 30 % según las series.[68] Se entiende como mortalidad hospitalaria la acaecida durante el acto operatorio, durante los primeros 30 días postoperatorios o cuando el paciente fallece en el hospital sin haber sido dado de alta, de acuerdo con las recomendaciones de Edmunds y cols., publicadas con anterioridad y aceptadas por la mayoría, y recientemente revisadas.[77] Por otra parte, algunos centros presentan excelentes resultados, es decir, una tasa de mortalidad no superior al 10 % en la EI activa.[78] Sin embargo, estudios multicéntricos no controlados indican una mortalidad que supera el 20 %. El Estudio Argentino sobre Endocarditis Infecciosa (EIRA) aportó estas cifras, y uno de los hechos que se desprendió de ese estudio fue que los centros con mayor volumen de pacientes comunicaron una mortalidad inferior a la de los centros con una frecuencia menor de intervenciones.[78,79] No obstante, es difícil estimar la mortalidad que pueden tener los pacientes afectos de EI. Las tasas varían de un grupo a otro y dependiendo del cirujano, pero el problema fundamental es la falta de uniformidad en las definiciones. Son muchos los factores que influyen en la mortalidad quirúrgica de la EI. Algunos son preoperatorios (condición crítica por insuficiencia cardíaca o choque séptico-cardiogénico, insuficiencia renal, hipertensión arterial pulmonar, daño cerebral previo, reintervención por EI protésica...), otros anatómicos (destrucción anular, extensión a territorios adyacentes a través de abscesos o fístulas), o microbiológicos (agresividad del germen como *Staphylococcus aureus*) o intraoperatorios (tipo de reconstrucción, duración del tiempo de oclusión aórtica y de circulación extracorpórea). La experiencia de un grupo quirúrgico también cuenta, si bien esto es un arma de doble filo, ya que los centros de referencia, con un volumen superior, acaban recibiendo pacientes en peores condiciones, tratados en otros centros y que pueden ser intervenidos después de un tiempo prolongado desde el diagnóstico o desde el inicio del tratamiento médico, lo cual puede influir también en un aumento de la mortalidad quirúrgica.

En el momento actual, hay dos sistemas de estratificación que pueden considerarse los más utilizados: el de la Society of Thoracic Surgeons (STS) de EE,UU,[80] y el EuroSCORE, desarrollado por un grupo cooperativo de hospitales europeos.[81]

En nuestra institución se utiliza el EuroSCORE *(European System for Cardiac Operative Risk Evaluation),* desarrollado a partir de una base de datos europea para definir el perfil preoperatorio de los pacientes que serán intervenidos de cirugía cardíaca. Es un sistema sencillo, objetivo y basado en diversos factores de riesgo definidos del estudio inicial de una muestra amplia de más de 19.000 pacientes. Es una herramienta valiosa en la predicción de la probabilidad de muerte operatoria de cualquier paciente asumiendo sus posibles imperfecciones y limitaciones. La EI es una patología grave y, en general, la mayoría de pacientes intervenidos de forma aguda durante la fase activa de la enfermedad van a tener una valoración elevada del riesgo, con índices superiores a 6 (mortalidad esperada de 6,51 a 8,37 %), que en el sistema EuroSCORE se consideran de riesgo elevado. Nuestro grupo de trabajo ha publicado recientemente los datos de valoración del riesgo quirúrgico en los pacientes con EI, utilizando este sistema.[82]

3.6.3　Opciones técnicas

Los principios básicos de tratamiento operatorio se resumen así: eliminación del tejido destruido por el proceso infeccioso, solución de las complicaciones locales si las hubiere y re-

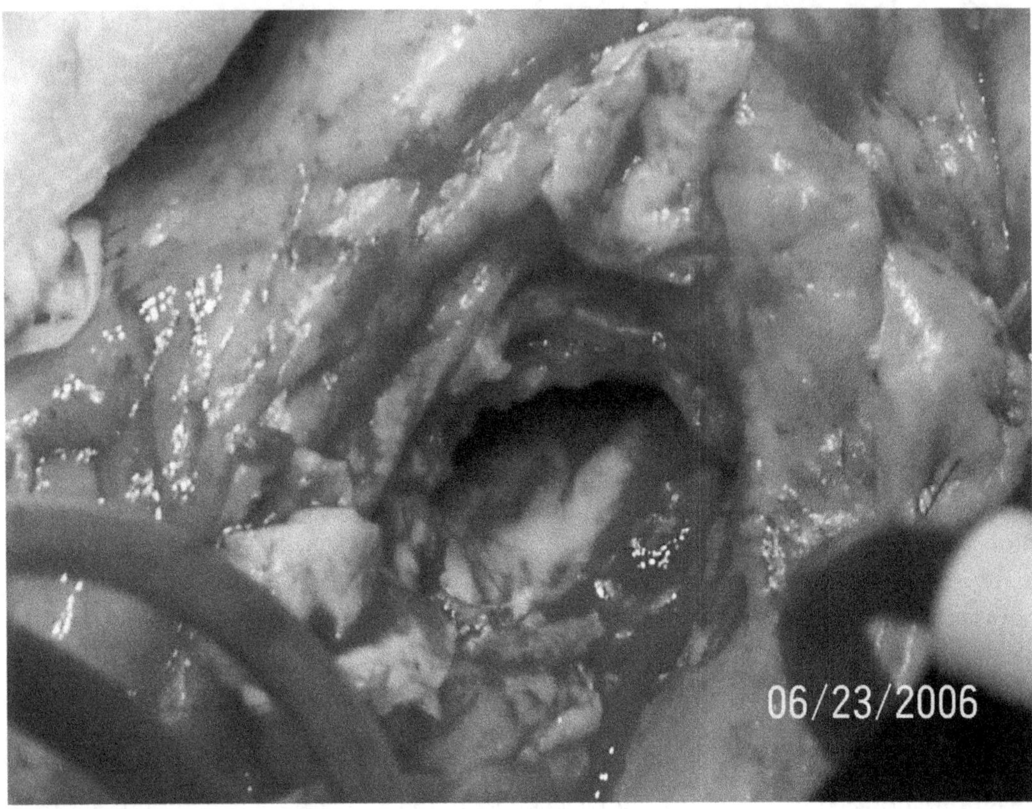

Figura 10. Complicación de endocarditis protésica aórtica. Una vez resecada la prótesis original y el tejido aórtico, se aprecia el orificio de salida del ventrículo izquierdo. El tejido circundante es inflamatorio y forma parte de un absceso perianular. Se aprecian las dos pastillas de tejido aórtico que contienen los orificios coronarios.

construcción anatómica de la posición valvular afecta (véase la figura 10). El tejido valvular puede estar destruido en las valvas o el anillo. La afectación exclusiva de las valvas favorece una corrección completa del proceso con una dificultad técnica reducida. El problema técnico aparece cuando la infección ha traspasado el umbral del anillo valvular.

3.6.3.1 Endocarditis sobre válvula aórtica

La sustitución valvular suele ser la regla en la posición aórtica. Las perforaciones valvulares o las rupturas y los desprendimientos de las valvas sigmoideas son las lesiones habituales. El problema radica en el tipo de sustituto que elegir. Es difícil realizar estudios controlados en el contexto de la EI por la diversidad de presentaciones clínicas y por la variedad de condiciones anatómicas que pueden inducir a elegir un sustituto determinado. Nuestra actitud actual se resume de la siguiente manera para la sustitución valvular aórtica:

- *Sustitución valvular por homoinjerto aórtico.* Cuando la EI se ha extendido más allá de los confines del anillo aórtico nativo en forma de absceso o fístula cameral. Éstas son condiciones gravosas desde el punto de vista de la mortalidad,[74,75] y desde el punto de vista técnico son las situaciones más complejas que se pueden vivir en la raíz aórtica. Los homoinjertos aórticos representan el tejido ideal para la reconstrucción de la raíz aórtica complicada, ya que permiten el tratamiento radical de la misma al favorecer la eliminación de abscesos, el cierre de comunicaciones fistulosas, el tratamiento asociado de la unión sinotubular y de la aorta ascendente y la implantación de un sustituto valvular biológico que no necesita anticoagulación y es resistente a la infección. En segundo lugar, la EI sobre válvula protésica, en general, es para nosotros una indicación importante de sustitución valvular aórtica por homoinjerto aórtico. Suele acompañarse de grandes dificultades técnicas. La eliminación de tejido necrótico, la existencia asociada de abscesos y la discontinuidad aortomitral hacen necesario un tratamiento radical de la raíz aórtica[83,84] y el homoinjerto aórtico es un sustituto adecuado para estos fines.
- *La operación de Ross.* Consiste en el autotrasplante de la válvula pulmonar. Es una técnica compleja, descrita hace más de treinta años. La experiencia no se halla generalizada en el terreno de la endocarditis, pero diversos autores han comunicado resultados satisfactorios.[85] No obstante, el papel real de esta intervención está aún por determinar, ya que no es una técnica sencilla y su reproducibilidad resulta aún limitada.
- *Sustitución valvular por bioprótesis y xenoinjertos.* En nuestra institución, las bioprótesis porcinas y los xenoinjertos de pericardio bovino suelen reservarse a todos los pacientes con factores de riesgo que puedan afectar a su seguimiento una vez pasada la fase aguda de la enfermedad. Es decir, los pacientes con patología asociada, dificultades para controlar el tratamiento anticoagulante, contraindicaciones absolutas o relativas para la anticoagulación, drogadicción activa, infección por el VIH, van a recibir, en general, un sustituto biológico en posición aórtica que en la actualidad suele ser un xenoinjerto de pericardio bovino. Los resultados clínicos de estos sustitutos son excelentes.[86]
- *Sustitución valvular por prótesis mecánica.* Los pacientes con EI no complicada, que puedan controlar bien la terapia anticoagulante y no presenten factores de riesgo como enfermedades asociadas, suelen recibir una prótesis mecánica bivalva. Aquí interviene de nuevo la experiencia de cada equipo quirúrgico o de cada cirujano en cuanto a la elección de la prótesis. También se han demostrado buenos resultados con las prótesis mecánicas en la endocarditis tardía. Los datos de Guerra y cols. son interesantes a este respecto.[87] Las modificaciones en el diseño de las prótesis mecánicas para prevenir la EI tardía podrían tener importancia en el futuro.[88]

3.6.3.2　Endocarditis sobre válvula mitral

Los principios de actuación en la EI mitral son similares. Nuestra política actual es de máxima agresividad en la endocarditis protésica que obligará a la sustitución de la prótesis implantada. Los abscesos anulares obligarán a un desbridamiento amplio en función de la destrucción local. Los abscesos anulares desempeñan un papel importante en la génesis de fugas perivalvulares durante el seguimiento.[89] Por tanto, el manejo del anillo mitral es una parte esencial en los resultados precoces y tardíos en la EI mitral tanto nativa como protésica, considerando la posibilidad de aparición de fugas o de aneurismas subvalvulares.[90]

- *Reparación valvular.* La reparación valvular en la EI presenta ventajas sobre la sustitución valvular y es la opción que se debe considerar en los casos no complicados, si bien ello dependerá de la experiencia del grupo quirúrgico. Según nuestra experiencia, la reparación mitral se reduce a casos no complicados de EI nativa sin compromiso anular.
- *Homoinjertos en la sustitución mitral.* Los homoinjertos valvulares en la sustitución de la válvula mitral tienen un papel limitado y los resultados no han sido del todo satisfactorios en la EI;[91] además, la disponibilidad de homoinjertos mitrales es limitada, en especial en situaciones de urgencia si no existe banco de tejidos en la institución donde se lleva a cabo la intervención quirúrgica. Los resultados actuales no recomiendan esta técnica por la elevada tasa de disfunción que presenta a corto plazo, por debajo de los cinco años postoperatorios.

En cuanto a los homoinjertos aórticos o pulmonares en posición mitral, han sido evaluados como solución de recurso en la EI mitral.[92]

3.6.3.3   Endocarditis tricuspídea

La endocarditis tricuspídea presenta unas características definidas. En primer lugar, la población afecta suele estar compuesta por adictos a las drogas por vía parenteral;[41] y en segundo, la tasa de curación con tratamiento médico es del 95 %,[93] lo que deja el tratamiento quirúrgico como una opción de recurso para los pacientes que se indican en el apartado 3.6.1. En el momento actual, la reparación valvular y la sustitución por homoinjerto mitral parecen opciones de mayor interés. Hay tres situaciones para comentar.

- *Valvulectomía sin sustitución valvular.* Esta intervención es clásica en la EI tricuspídea. Arbulu y cols. introdujeron el concepto de resección valvular sin sustitución por una prótesis basándose en el principio de tratamiento de un absceso, ya que se garantizaba la eliminación del tejido infectado en su totalidad. Por otro lado, la relativa buena tolerancia a la insuficiencia tricúspide favoreció la opción de no sustituir la válvula, evitando así la implantación de un sustituto valvular en el grupo de pacientes adictos cuyo factor de riesgo más importante es, como se ha demostrado, la persistencia de la adicción a las drogas por vía parenteral.[94]
- *Reparación valvular.* Permite evitar material foráneo y asegurar la competencia del orificio atrioventricular. La competencia valvular, por otro lado, permite evitar las consecuencias deletéreas a largo plazo de la insuficiencia tricuspídea.[95]

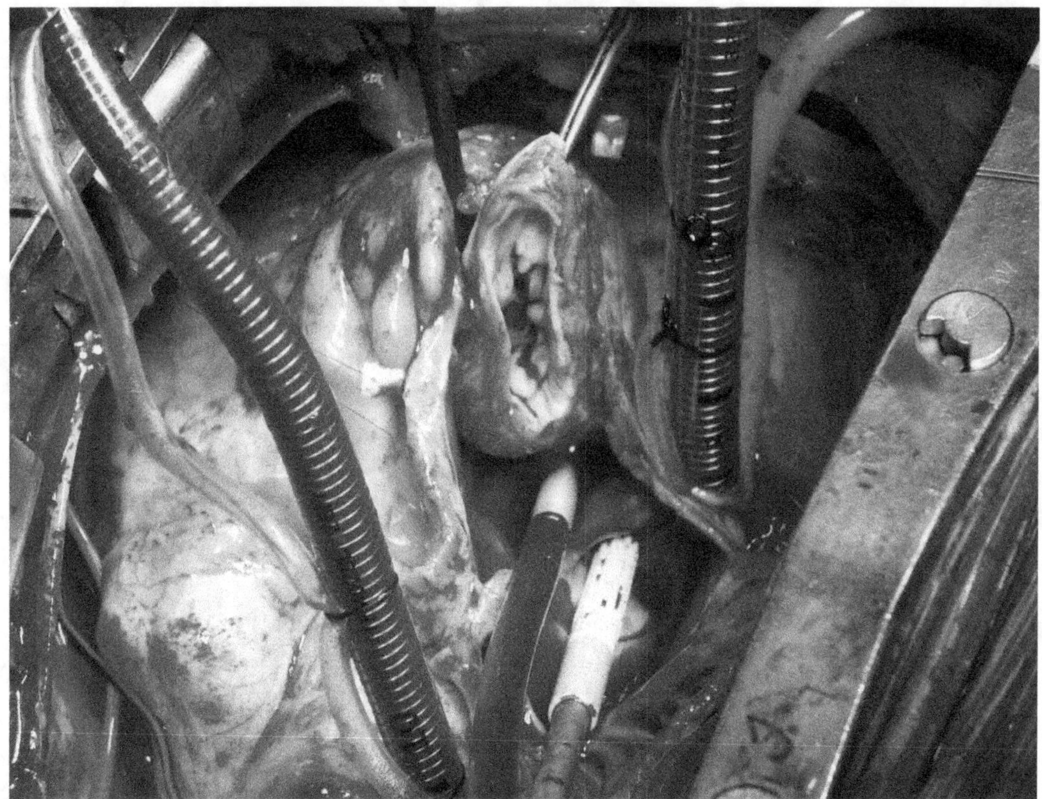

Figura 11. Se aprecia la aurícula derecha abierta y el homoinjerto mitral colocado. En la figura hay que completar la sutura del homoinjerto al anillo tricúspide nativo.

– *Sustitución valvular tricuspídea por homoinjerto mitral.* Popularizada a partir de 1993,[96] pretende evitar la complicación alejada más importante de la operación descrita por Arbulu y cols.,[94] que es la insuficiencia cardíaca derecha por insuficiencia tricúspide masiva mantenida. El homoinjerto mitral en posición tricúspide permite asegurar la competencia valvular en la fase aguda y disminuir el riesgo de la insuficiencia tricúspide alejada.

El homoinjerto mitral permite evitar la implantación de material extraño, lo cual es importante considerando que la población mayoritaria en la endocarditis derecha está integrada por adictos a las drogas que van a persistir en la adicción, fuente clara de problemas infecciosos.[41] La técnica es simple y reproducible y se dispone de seguimiento alejado superior a los cinco años (véase la figura 11). Los resultados confirman la erradicación de la infección y la ausencia de signos de insuficiencia cardíaca derecha grave. Además, los episodios de endocarditis tardía relativos a la persistencia de la adicción han sido tratados como en un paciente no intervenido.[97]

3.6.4   *Situaciones especiales*

3.6.4.1   Endocarditis sobre válvula pulmonar

La endocarditis de la válvula pulmonar nativa es una situación infrecuente, ya que representa menos del 1 % de los casos de EI y es incluso más infrecuente de forma aislada. Se relaciona con la drogadicción y con la inserción de catéteres, así como con las técnicas de dilatación percutánea de la válvula pulmonar como parte del tratamiento no quirúrgico de la estenosis valvular pulmonar. El tratamiento mediante valvulectomía pulmonar o sustitución valvular mediante homoinjerto pulmonar son las opciones quirúrgicas adecuadas.[70]

3.6.4.2   La infección por el virus de la inmunodeficiencia humana (VIH)

El tratamiento quirúrgico de la EI en pacientes con infección por VHI no difiere sustancialmente del de los pacientes no infectados. La filosofía de tratamiento, las indicaciones y los sustitutos son los mismos. Tanto en el grupo de pacientes infectados por VHI afectos de EI como consecuencia de adición a drogas como en el grupo de no adictos, los resultados son satisfactorios. Nuestra experiencia en este campo nos confirma esa impresión, ya que con una mortalidad hospitalaria del 28,5 % para todo el grupo de pacientes con EI, la supervivencia a los 10 años es del 35,3 %, siendo la mortalidad alejada consecuencia directa de la adicción persistente y no el resultado de un empeoramiento del estado inmune del paciente. La situación en el paciente con infección por VHI afecto de EI pero que no es adicto a drogas por vía parenteral no difiere de la del paciente general con EI.[41,98,99]

BIBLIOGRAFÍA

1. Cisneros JM, Cobo-Reinoso M, Rodríguez-Baño J *et al.* Guía para el diagnóstico y tratamiento del paciente con bacteriemia. Guía de la Sociedad Española de Enfermedades Infecciosas y Microbiología Clínica (SEIMC). Enferm Infecc Microbiol Clin 2007; 25(2): 111-30.

2. Fluit AC, Jones ME, Schmitz FJ *et al.* Antimicrobial susceptibility and frequency of occurrence of clinical blood isolates in Europe from the SENTRY antimicrobial surveillance program, 1997 and 1998. Clin Infect Dis 2000; 30(3): 454-60.

3. Luzzaro F, Vigano EF, Fossati D *et al.* Prevalence and drug susceptibility of pathogens causing bloodstream infections in northern Italy: a two-year study in 16 hospitals. Eur J Clin Microbiol Infect Dis 2002; 21(12): 849-55.

4. Fowler VG Jr, Miró JM, Hoen B *et al. Staphylococcus aureus* endocarditis: a consequence of medical progress. JAMA 2005; 293(24): 3012-021.

5. Wyllie DH, Crook DW, Peto TE. Mortality alter *Staphylococcus aureus* bacteremia in two hospitals in Oxfordshire, 1997-2003: cohort study. BMJ 2006; 333: 281-84.

6. Fowler V, Olsen MK, Corey GR *et al.* Clinical identifiers of complicated *Staphylococcus aureus* bacteremia. Arch Intern Med 2003; 163: 2066-072.

7. Chu VH, Crosslin DR, Friedman JY *et al. Staphylococcus aureus* bacteremia in patients with prosthetic devices: costs and outcomes. Am J Med 2005; 118(12): 1416.

8. Engemann JJ, Friedman JY, Reed SD *et al.* Clinical outcomes and costs due to *Staphylococcus aureus* bacteremia among patients receiving long-term hemodialysis. Infect Control Hosp Epidemiol 2005; 26(6): 534-39.

9. Lepelletier D, Ferreol S, Villers D *et al.* Methicillin-resistant *Staphylococcus aureus* nosocomial infections in ICU: risk factors, morbidity and cost. Pathol Biol (Paris) 2004; 52(8): 474-79.

10. Engemann JJ, Friedman JY, Reed SD *et al.* Clinical outcomes and costs due to *Staphylococcus aureus* bacteremia among patients receiving long-term hemodialysis. Infect Control Hosp Epidemiol 2005; 26(6): 534-39.

11. Shorr AF, Tabak YP, Killian AD *et al.* Health care-associated bloodstream infection: A distinct entity? Insights from a large U.S. database. Crit Care Med 2006; 34(10): 2588-595.

12. Friedman ND, Kaye KS, Stout JE *et al.* Health care-associated bloodstream infections in adults: a reason to change the accepted definition of community-acquired infections. Ann Intern Med 2002; 137(10): 791-97.

13. Siegman-Igra Y, Fourer B, Orni-Wasserlauf R *et al.* Reappraisal of community-acquired bacteremia: a proposal of a new classification for the spectrum of acquisition of bacteremia. Clin Infect Dis 2002; 34(11): 1431-439.

14. Del Río A, Cervera C, Moreno A *et al.* Patients at risk of complications from *S. aureus* bloodstream infections. Clin Infect Dis 2008 [en prensa].

15. Kaech C, Elzi L, Sendi P *et al.* Course and outcome of *Staphylococcus aureus* bacteremia: a retrospective analysis of 308 episodes in a Swiss tertiary-care centre. Clin Microbiol Infect 2006; 12(4): 345-52.

16. Cuijpers ML, Vos FJ, Bleeker-Rovers CP *et al.* Complicating infectious foci in patients with *Staphylococcus aureus* or *Streptococcus species* bacteremia. Eur J Clin Microbiol Infect Dis 2007; 26(2): 105-13.

17. Willcox PA, Rayner BL, Whitelaw DA. Community-acquired *Staphylococcus aureus* bacteremia in patients who do not abuse intravenous drugs. QJM 1998; 91(1): 41-7.

18. Fridkin SK, Hageman JC, Morrison M *et al.* Methicillin-resistant *Staphylococcus aureus* disease in three communities. N Engl J Med 2005; 352(14): 1436-444.

19. Boyle-Vavra S, Daum RS. Community-acquired methicillin-resistant *Staphylococcus aureus*: the role of Panton-Valentine leukocidin. Lab Invest 2007; 87(1): 3-9.

20. Moran GJ, Krishnadasan A, Gorwitz RJ *et al.* Methicillin-resistant *S. aureus* infections among patients in the emergency department. N Engl J Med 2006; 355(7): 666-74.

21. Liassine N, Auckenthaler R, Descombes MC *et al.* Community-acquired methicillin-resistant *Staphylococcus aureus* isolated in Switzerland contains the Panton-Valentine leukocidin or exfoliative toxin genes. J Clin Microbiol 2004; 42(2): 825-28.

22. Chang FY, Peacock JE Jr, Musher DM *et al. Staphylococcus aureus* bacteremia: recurrence and the impact of antibiotic treatment in a prospective multicenter study. Medicine (Baltimore) 2003; 82(5): 333-39.

23. Cunney RJ, McNamara EB, alAnsari N *et al.* Community and hospital acquired *Staphylococcus aureus* septicaemia: 115 cases from a Dublin teaching hospital. J Infect 1996; 33(1): 11-3.

24. Lautenschlager S, Herzog C, Zimmerli W. Course and outcome of bacteremia due to *Staphylococcus aureus*: evaluation of different clinical case definitions. Clin Infect Dis 1993; 16(4): 567-73.

25. Khatib R, Saeed S, Sharma M *et al.* Impact of initial antibiotic choice and delayed appropiate treatment on the outcome of *Staphylococcus aureus* bacteremia. Eur J Clin Microbiol Infect Dis 2006; 25(3): 181-85.

26. Fowler VG Jr, Justice A, Moore C *et al.* Risk factors for haematogenous complications of intravascular catéter-associated *Staphylococcus aureus* bacteremia. Clin Infect Dis 2005; 40: 695-703.

27. Fowler VG, Li J, Corey GR *et al.* Role of echocardiography in evaluation of patients with *Staphylococcus aureus* bacteremia: experience in 103 patients. J Am Coll Cardiol 1997; 30: 1072-078.

28. Sullenberger AL, Avedissian LS, Kent SM *et al.* Importance of transesophageal echocardiography in the evaluation of *Staphylococcus aureus* bacteremia. J Heart Valve Dis 2005.

29. Abraham J, Mansour C, Veledar E *et al. Staphylococcus aureus* bacteremia and endocarditis: the Grady Memorial Hospital experience with methicillin-sensitive *S. aureus* and methicillin resistant *S. aureus* bacteremia. Am Heart J 2004; 147: 536-39.

30. Pigrau C, Rodríguez D, Planes AM *et al.* Management of catheter related *Staphylococcus aureus* bacteremia: when may sonographic study be unnecessary? Eur J Clin Microbiol Infect Dis 2003; 22: 713-19.

31. Fowler VG Jr, Sanders LL, Kong LK *et al.* Infective endocarditis due to *Staphylococcus aureus*: 59

prospectively identified cases with follow up. Clin Infect Dis 1999; 28: 106-14.

32. Roder BL, Wandall DA, Frimodt-Moller N *et al*. Clinical features of *Staphylococcus aureus* endocarditis: a 10-year experience in Denmark. Arch Intern Med 1999; 159: 462-69.

33. Laupland KB, Ross T, Gregson DB. *Staphylococcus aureus* bloodstream infections: risk factors, outcomes, and the influence of methicillin resistance in Calgary, Canada, 2000-2006. J Infect Dis 2008; 198(3): 336-43.

34. Cosgrove SE, Sakoulas G, Perencevich EN *et al*. Comparison of mortality associated with methicillin-resistant and methicillin-susceptible *Staphylococcus aureus* bacteremia: a meta-analysis. Clin Infect Dis 2003; 36(1): 53-9.

35. Rozgonyi F, Kocsis E, Kristóf K *et al*. Is MRSA more virulent than MSSA? Clin Microbiol Infect 2007; 13: 843-45.

36. Small PM, Chambers HF. Vancomycin for *Staphylococcus aureus* endocarditis in intravenous drug users. Antimicrob Agents Chemother 1990; 34:1227-231.

37. Levine DP, Fromm BS, Reddy BR. Slow response to vancomycin or vancomycin plus rifampin in methicillin-resistant *Staphylococcus aureus* endocarditis. Ann Intern Med 1991; 115: 674-80.

38. Chambers HF, Miller RT, Newman MD. Right-sided *Staphylococcus aureus* endocarditis in intravenous drug abusers: two-week combination therapy. Ann Intern Med 1988; 109: 619-24.

39. Soriano A, Marco F, Martínez JA *et al*. Influence of vancomycin minimum inhibitory concentration on the treatment of methicillin-resistant *Staphylococcus aureus* bacteremia. Clin Infect Dis 2008; 46: 193-200.

40. Miró JM, Anguera I, Cabell CH *et al*. *Staphylococcus aureus* native valve infective endocarditis: report of 566 episodes from the International Collaboration on Endocarditis Merged Database. Clin Infect Dis 2005; 41: 507-14.

41. Miró JM, del Río A, Mestres CA. Infective Endocardits and cardiac surgery in intravenous drug abusers and HIV-1 infected patients. Cardiol Clin 2003; 21: 167-84.

42. Wisplinghoff H, Bischoff T, Tallent SM *et al*. Nosocomial bloodstream infections in US hospitals. Clin Infect Dis 2004; 39: 309-17.

43. Chirouze C, Cabell C, Fowler VG *et al*. Prognostic factors in 61 cases of *Staphylococcus aureus* prosthetic valve infective endocarditis fron the International Collaboration on Endocarditis Merged Database. Clin Infect Dis 2004; 38: 1323-327.

44. Naimi TS, LeDell KH, Como-Sabetti K *et al*. Comparison of community and health care associated methicillin-resistant *Staphylococcus aureus* infection. JAMA 2003; 290: 2976-984.

45. Andrade-Baiocchi S, Tognim MC, Baiocchi O *et al*. Endocarditis due to glycopeptide-intermediate *Staphylococcus aureus*: case report and strain characterization. Diag Microb Infect Dis 2003; 45: 149-52.

46. Woods CW, Cheng AC, Fowler VG *et al*. Endocarditis caused by *Staphylococcus aureus* with reduced susceptibility to vancomicyn. Clin Infect Dis 2004; 38(8): 1189-191.

47. Leung KT, Tong MK, Siu YP *et al*. Treatment of vancomicyn-intermediate *Staphylococcus aureus* endocarditis with linezolid. Scand J Infect Dis 2004; 36(6-7): 483-85.

48. Howden BP, Ward PB, Charles PG *et al*. Treatment outcomes for serious infections caused by methicillin-resitant *Staphylococcus aureus* with reduced vancomycin susceptibility. Clin Infect Dis 2004; 38: 521-28.

49. Liao CH, Chen SY, Chang SC *et al*. Characteristics of community-acquired and health care-associated *Staphylococcus aureus* bacteremia in patients treated at the emergency department of a teaching hospital. Diagn Microbiol Infect Dis 2005; 53: 85-92.

50. Chang FY, MacDonald BB, Peacock JE Jr *et al*. A prospective multicenter study of *Staphylococcus aureus* bacteremia: incidence of endocarditis, risk factors for mortality, and clinical impact of methicillin resistance. Medicine (Baltimore) 2003; 82: 322-32.

51. Horstkotte D, Follath F, Gutschik E *et al*. Guidelines on prevention, diagnosis and treatment of infective endocarditis executive summary; the task force on infective endocarditis of the European society of cardiology. Eur Heart J 2004; 25: 267-76.

52. Hill EE, Vanderschueren S, Verhaegen J *et al*. Risk factors for infective endocarditis and outcome of patients with *Staphylococcus aureus* bacteremia. Mayo Clin Proc 2007; 82(10): 1165-169.

53. Fang G, Keys TF, Gentry LO *et al*. Prosthetic valve endocarditis resulting from nosocomial bacteremia. A prospective, multicenter study. Ann Intern Med 1993; 119: 560-67.

54. El Ahdab F, Benjamin DK, Wang A *et al*. Risk of endocarditis among patients with prosthetic valves and *Staphylococcus aureus* bacteremia. Am J Med 2005; 118: 225-29.

55. Barrau K, Boulamery A, Imbert G *et al*. Causative organisms of infective endocarditis according to host status. Clin Microbiol Infect 2004; 10: 302-08.

56. Miró JM, Tornos P. Endocarditis Infecciosa. Farreras-Rozman. Tratado de Medicina Interna, Decimosexta Edición. Barcelona. Elsevier España SL. 2008; 70: 638-52.

57. Karchmer AW, Longworth DL. Infections of intracardiac devices. Cardiol Clin 2003; 21: 253-71.

58. Habib G, Thuny F, Avierinos JF *et al.* Prosthetic valve endocarditis: current approach and therapeutic options. Prog Cardiovasc Dis 2008; 50: 274-81.

59. Del Río A, Anguera I, Miró JM *et al.* Surgical treatment of pacemaker and desfibrillatos lead endocarditis: the impact of electrode lead extraction on outcome. Chest 2003; 124: 1451-459.

60. Wang A, Athan E, Pappas PA *et al.* Contemporary clinical profile and outcome of prosthetic valve endocarditis. JAMA 2007; 297: 1354-361.

61. John MV, Hibberd PL, Karchmer AW *et al. Staphylococcus aureus* prosthetic valve endocarditis: optimal management and risk factors for death. Clin Infect Dis 1998; 26: 1302-309.

62. Wolff M, Witchitz S, Chastang C *et al.* Prosthetic valve endocarditis in the ICU: prognostic factors of overall survival in a series of 122 cases and consequences for treatment decision. Chest 1995; 108: 688-94.

63. Yu VL, Fang GD, Keys TF *et al.* Prosthetic valve endocarditis: superiority of surgical valve replacement versus medical therapy only. Ann Thorac Surg 1994; 58: 1073-077.

64. McCarthy JT, Steckelberg JM. Infective endocarditis in patients receiving long-term hemodialysis. Mayo Clin Proc 2000; 75: 1008-014.

65. Verheul HA, van den Brink RB, van Vreeland T *et al.* Effects of changes in management of active infective endocarditis on outcome in a 25-year period. Am J Cardiol 1993; 72: 682-87.

66. Delahaye F, Ecochard R, de Gevigney G *et al.* The long term prognosis of infective endocarditis. Eur Heart J 1995; 16(suppl. B): 48-53.

67. Jault F, Gandjbakhch I, Rama A *et al.* Active native valve endocarditis: determinants of operative death and late mortality. Ann Thorac Surg 1997; 63: 1737-741.

68. Olaison L, Petterson G. Current best practices and guidelines. Indications for surgical intervention in infective endocarditis. Cardiol Clin 2003; 21(2): 235-51.

69. Acar C. Cirugía en la endocarditis infecciosa. En: Vilacosta I, Sarriá C, San Román JA (eds.): Endocarditis infecciosa. Barcelona, Prous Science 2002; 317-22.

70. Petterson G, Carbon C. The Endocarditis Working Group of the International Society of Chemotherapy. Recommendations for the surgical treatment of endocarditis. Clin Microbiol Infect 1998; 4(3): 34-6.

71. Bayer AS, Blomquist IK, Bello E *et al.* Tricuspid valve endocarditis to *Staphylococcus aureus* correlation of two dimensional echocardiography with clinical outcome. Chest 1988; 93: 247-53.

72. Hecht SR, Berger M. Right-sided endocarditis in intravenous drug users. Prognostic features in 102 episodes. Ann Intern Med 1992; 117: 560-66.

73. Manolis AS, Melita H. Echocardiographic and clinical correlates in drug addicts with infective endocarditis. Implications of vegetations size. Arch Intern Med 1988; 148: 2461-465.

74. Anguera I, Miró JM, San Román JA *et al.* Periannular complications in infective endocarditis involving prosthetic aortic valves. Am J Cardiol 2006; 98(9): 1261-268.

75. Anguera I, Miró JM, Evangelista A *et al.* Periannular complications in infective endocarditis involving native aortic valves. Am J Cardiol 2006; 98(9): 1254-260.

76. Anguera I, del Río A, Moreno A *et al.* Complications of Native andProsthetic Valve Infective Endocarditis: Update in 2006. Curr Infect Dis Rep 2006; 8(4): 280-88.

77. Akins CW, Miller DC, Turina MI *et al.* Guidelines for reporting mortality and morbidity after cardiac valve interventions. Eur J Cardiothorac Surg 2008; 33(4): 523-28.

78. Olaison L, Hogevik H, Myken P *et al.* Q J Med 1996; 89: 267-78.

79. Alestig K, Hogevik H, Olaison L. Infective endocarditis: a diagnostic and therapeutic challenge for the new millennium. Scand J Infect Dis 2000; 32: 343-56.

80. Jamieson WR, Edwards FH, Schwartz M *et al.* Risk stratification for cardiac valve replacement. National Cardiac Surgery Database. Database Committee of the Society of Thoracic Surgeons. Ann Thorac Surg 1999; 67: 943-51.

81. Roques F, Nashef SA, Michel P *et al.* Risk factors and outcome in European cardiac surgery: analysis of the EuroSCORE multinational database of 19030 patients. Eur J Cardiothorac Surg 1999; 15: 816-22.

82. Mestres CA, Castro MA, Bernabeu E *et al.* Preoperative risk stratification in infective endocarditis. Does the EuroSCORE model work? Preliminary results. Eur J Cardiothorac Surg 2007; 32(2): 281-85.

83. Sabik JF, Lytle BW, Blackstone EH *et al.* Aortic root replacement with cryopreserved allograft for

prosthetic valve endocarditis. Ann Thorac Surg 2002; 74: 650-59.

84. Lytle BW, Sabik JF, Blackstone EH *et al.* Reoperative cryopreserved root and ascending aorta replacement for acute aortic prosthetic valve endocarditis. Ann Thorac Surg 2002; 74; S1754-757.

85. Oswalt JD, Dewan SJ, Mueller MC *et al.* Highlights of a ten-year experience with the Ross procedure. Ann Thorac Surg 2001; 71(5 suppl.): S332-35.

86. Banbury MK, Cosgrove DM 3rd, Thomas JD *et al.* Hemodynamic stability during 17 years of the Carpentier-Edwards aortic pericardial bioprosthesis. Ann Thorac Surg 2002; 73: 1460-465.

87. Guerra JM, Tornos MP, Permanyer-Miralda G *et al.* Long term results of mechanical prostheses for treatment of active infective endocarditis. Heart 2001; 86: 63-8.

88. Engelberger L, Carrel T, Schaff HV *et al.* The advantage of repair of mitral valve in acute endocarditis. Differences in heart valve procedures between North American and European centers: a report from the Artificial Valve Endocarditis Reduction Trial (AVERT). J Heart Valve Dis 2001; 10: 562-71.

89. Pansini S, Di Summa M, Patane F *et al.* Risk of recurrence after reoperation for prosthetic valve endocarditis. J Heart Val Dis 1997; 6: 84-7.

90. Ortu P, Mestres CA, Miró JM *et al.* Staphylococcal postoperative subannular left ventricular false aneurysm. Eur J Cardiothorac Surg 2003; 23: 244-45.

91. Sternik L, Zehr KJ, Orszulak TA *et al.* The advantage of repair of mitral valve in acute endocarditis. J Heart Valve Dis 2002; 11: 91-7.

92. Mestres CA, Ginel A, Cartañá R *et al.* Cryopreserved homografts in aortic and mitral prosthetic endocarditis: expanding the use of biological tissues in complex cardiac infections. J Heart Valve Dis 1993; 2: 679-83.

93. Fortún J, Navas E, Martínez-Beltrán J *et al.* Short-course therapy fro right-sided endocarditis sue to *Staphylococcus aureus* in drug abusers: cloxacillin *versus* glycopeptides in combination with gentamycin. Clin Infect Dis 2001; 33:120-25.

94. Arbulu A, Holmes RJ, Asfaw I. Tricuspid valvulectomy without replacement. Twenty years' experience. J Thorac Cardiovasc Surg 1991; 102: 917-22.

95. Carozza A, Renzulli A, De Feo M *et al.* Tricuspid repair for infective endocarditis: clinical and echocardiographic results. Tex Heart Inst J 2001; 28: 96-101.

96. Pomar JL, Mestres CA. Tricuspid valve replacement using a mitral homograft. Surgical technique and initial results. J Heart Valve Dis 1993; 2: 125-28.

97. Mestres CA, Miró JM, Paré JC *et al.* Six-year experience with cryopreserved mitral homografts in the treatment of tricuspid valve endocarditis in HIV-infected drug addicts. J Heart Valve Dis 1999; 8: 575-77.

98. Mestres CA, Chuquiure J, Claramonte X *et al.* y The Hospital Clinic Endocarditis Study Group. Long-term results after cardiac surgery in patients infected with the human immunodeficiency virus type-1 (HIV-1). Eur J Cardiothorac Surg 2003; 23: 1007-016.

99. Castillo JG, Adams DH, Rahmanian PB *et al.* Cardiovascular surgery in patients with HIV: epidemiology, current indications, and long-term outcome. Rev Esp Cardiol 2008; 61(5): 480-86.

Capítulo 8
Infecciones respiratorias por *Staphylococcus Aureus*

T. Lisboa,[1] M. Ulldemolins,[2] J. Rello[1]

[1]Servicio de Medicina Intensiva
Hospital Universitari Joan XXIII
Universitat Rovira i Virgili, Institut Pere Virgili
CIBER Enfermedades Respiratorias (CIBERes)
Tarragona

[2]Servicio de Medicina Intensiva
Hospital Universitari Joan XXIII
CIBER Enfermedades Respiratorias (CIBERes)
Tarragona

Dirección para correspondencia
Hospital Universitari Joan XXIII
Dr. J. Rello, Dr. T. Lisboa
jrello.hj23.ics@gencat.cat
tlisboa@hotmail.com

Supported by AGAUR (05/SGR/920), CIBER Enfermedades Respiratorias (CIBERes 06/06/0036)

1 Introducción

La neumonía nosocomial es la segunda infección nosocomial más frecuente. Tiene una incidencia de 5-10 episodios por 1.000 pacientes ingresados en el hospital, y es responsable de más de un 25 % de las infecciones que se producen en cuidados intensivos y de más del 50 % de los antibióticos usados en la UCI.[1,2] La mortalidad reportada en la literatura varía entre el 20 y el 70 %.[3,4] La etiología es variable de acuerdo con el tiempo de desarrollo de la

	Patógenos	
Neumonía precoz (< 5 días)	– *S. pneumoniae* – SASM*	– *H. influenzae* – *Enterobacteriaceae*
Neumonía tardía (≥ 5 días)	– SARM** – BGN MR*** – *P. aeruginosa*	– *K. pneumoniae* – *Acinetobacter baumannii*
* SASM = *Staphylococcus aureus* sensible a la meticilina. ** SARM = *Staphylococcus aureus* resistente a la meticilina. *** BGN MR = bacilos gramnegativos multirresistentes.		

Tabla 1. Etiología de la neumonía nosocomial precoz y tardía.

Patógeno	Factores de riesgo	
SASM*	– Pacientes jóvenes – Coma	– Trauma – Neuroquirúrgicos
SARM**	– EPOC – Uso de corticoides	– Antibióticos previos – Ventilación mecánica prolongada
*SASM = *Staphylococcus aureus* sensible a la meticilina. **SARM = *Staphylococcus aureus* resistente a la meticilina.		

Tabla 2. Factores de riesgo para neumonía nosocomial por SASM y SARM.

neumonía (véase la tabla 1), y también es variable entre distintas UCIs y según la exposición previa a antibióticos.[5,6] Sin embargo, el *Staphylococcus aureus* se halla entre las tres primeras etiologías en todas las series. La mitad de los aislamientos son resistentes a la oxacilina. Los factores de riesgo específicos para los patógenos grampositivos se describen en la tabla 2.

El tratamiento apropiado de los episodios de neumonía asociada a la ventilación mecánica (NAV) causados por *Staphylococcus aureus* resistente a la meticilina (SARM) constituye un desafío en la práctica clínica actual. El tratamiento es complicado por su elevada morbilidad y mortalidad. Además, muchos de los antibióticos activos *in vitro* han presentado fallos clínicos cuando se han administrado a pacientes ventilados y en la práctica las opciones se limitan a los glicopéptidos y al linezolid.[7]

2   Microbiología

Staphylococcus aureus es un coco grampositivo que coloniza la nasofaringe. En la actualidad, constituye una de las principales causas de infección nosocomial y NAV,[8] y entre los grampositivos es la causa más común de neumonía nosocomial. Los primeros casos de *Staphylococcus aureus* con resistencia a los beta-lactámicos surgieron en los años cincuenta, y experimentaron un posterior desarrollo de resistencia a las penicilinas semisintéticas (entre ellas la meticilina) en los años setenta.[9]

Los episodios causados por *Staphylococcus aureus* sensibles a la meticilina (SASM) suelen ser precoces, y los factores de riesgo más importantes para considerarse la presencia de este patógeno se describen en la tabla 2. El tratamiento de elección son los beta-lactámicos, y si hay confirmación microbiológica se recomienda administrar cloxacilina. En efecto, González *et al.*[10] han demostrado una diferencia significativa en la mortalidad entre los episodios de neumonía bacteriémica por SASM tratados con cloxacilina o vancomicina (0 frente a 47 %), siendo la mortalidad en el grupo tratado con vancomicina comparable a la de los episodios causados por SARM (véase la figura 1). Los enfermos traumáticos craneales constituyen un grupo de riesgo significativo para episodios de neumonía nosocomial causados por SASM, pues éste es el patógeno aislado con mayor frecuencia.[11] Aunque el SASM se asocia a episo-

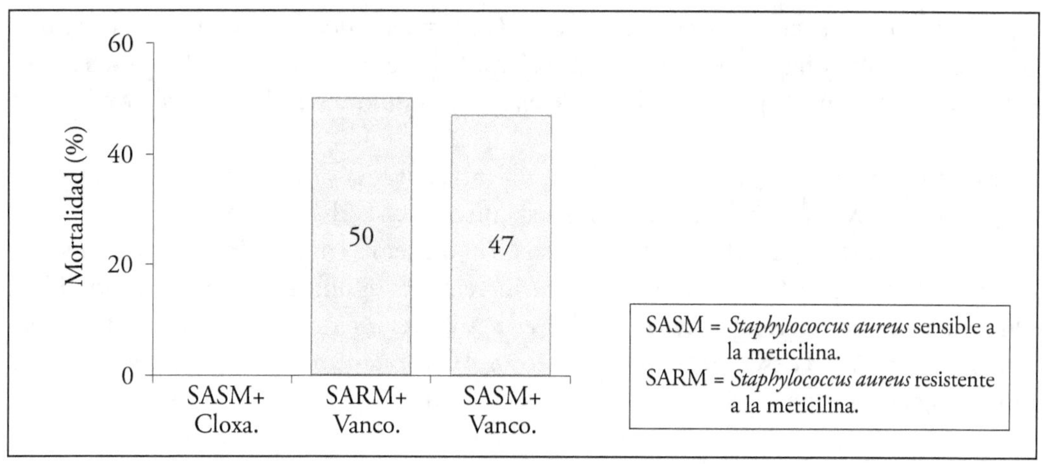

Figura 1. Mortalidad según el tratamiento administrado en la NAV de etiología estafilocócica.

dios precoces de NAV, en los enfermos traumáticos este microorganismo sigue teniendo una elevada prevalencia en los episodios tardíos (> 5 días) de NAV.

La prevalencia del SARM sigue en aumento, y está presente incluso en infecciones comunitarias, principalmente en Norteamérica. En España, por el momento, los aislamientos de SARM adquirido en la comunidad (SARM-CO) en la neumonía comunitaria son inferiores al 2 %. Las cepas SARM-CO tienen características específicas, pues suelen ser resistentes a los beta-lactámicos, aunque acostumbran a ser sensibles a la clindamicina, el cotrimoxazol y otros antibióticos. Además, estas cepas suelen ser portadoras de factores de virulencia, en particular la leucocidina de Panton-Valentine (PVL). En los episodios de neumonía necrotizante, la LPV puede desempeñar un papel importante en la patogenia, al contribuir a la necrosis tisular y la formación de abscesos.[12,13] Gilet *et al.* hallaron una tasa de supervivencia del 63 % a las 48 horas del ingreso por neumonía por *Staphylococcus aureus* productor de LPV frente a un 94 % en *Staphylococcus aureus* no productor de leucocidina. Describieron que la LPV causaba una rápida necrosis tisular, y que la neumonía por *Staphylococcus aureus* productor de LPV ostentaba una mortalidad significativamente mayor.[14]

En EE.UU., la mayoría de las infecciones por *Staphylococcus aureus* son causadas por cepas SARM.[15] La importancia de este hallazgo radica en que con tal proporción de SARM, el tratamiento empírico inicial debe incluir la cobertura específica antiSARM.

Los puntos clave que deben considerarse en la evaluación de pacientes con NAV causada por *Staphylococcus aureus* son los siguientes:

1. Las diferencias en el patrón de sensibilidad del *Staphylococcus aureus*, ya que tienen efecto en la epidemiología de los episodios de NAV asociados y se relacionan principalmente a exposición previa de antibióticos.
2. La mortalidad en los episodios causados por SARM es hasta 20 veces superior a la de los episodios causados por SASM.

3. Las opciones terapéuticas que se pretenda considerar deben evaluar aspectos farmacocinéticos y farmacodinámicos, por ejemplo la dosis ideal, la vía y el régimen de administración y la penetración en los tejidos, y no sólo la sensibilidad *in vitro*.[16]

El fenómeno del CIM (concentración inhibitoria mínima) *creep*, consistente en el incremento en la CIM a la vancomicina de los aislamientos de SARM, es motivo de preocupación, sobre todo porque se ha descrito que en las bacteriemias por SARM tratadas con vancomicina,[17] cuando la CIM es superior a 1, se incrementa significativamente la mortalidad. Un reciente estudio retrospectivo de Lodise *et al.* sobre el uso de la vancomicina en las bacteriemias por SARM describió un incremento en el fallo terapéutico de 2,4 veces en los casos de CIM igual o superior a 1,5 mg/L.[18]

3   SARM: ¿cuándo añadir cobertura?

La cuestión de cuándo debemos dar cobertura frente al SARM en el tratamiento empírico de los pacientes con NAV en nuestro medio es controvertida. La experiencia de otros países europeos y norteamericanos modulada por los datos de prevalencia local de SARM (comunitaria y nosocomial) puede orientarnos respecto a lo que debe de estar sucediendo en nuestro medio. Varios estudios han reportado una mayor prevalencia de patógenos multirresistentes y SARM en los episodios de NAV tardía[19-21] y algunos han observado la presencia de patógenos multirresistentes tanto en los episodios precoces como tardíos de NAV.[22] En este sentido, Giantsou *et al.*[23] no encontraron diferencias en la prevalencia de SARM entre episodios precoces y tardíos de NAV (33 frente a 30 %), de manera que recomiendan la cobertura de patógenos multirresistentes y SARM en todos los episodios de NAV para alcanzar la máxima probabilidad de realizar un tratamiento empírico apropiado.

Sin embargo, las recomendaciones del ATS/IDSA[5] incluyen cobertura antiSARM en los episodios de NAV tardía o en episodios precoces con factores de riesgo para presencia de patógenos multirresistentes (véase la tabla 3). El conocimiento de los datos de la propia flora y sensibilidad antimicrobiana permite adaptar mejor estas recomendaciones en un centro hospitalario o comunidad concreta. Además, algunos subgrupos específicos de la población pueden tener una distinta distribución de patógenos y de patrones de resistencia. En los enfer-

Factores de riesgo	
– Terapia antibiótica en los últimos 90 días.	– Centro sociosanitario.
– Hospitalización superior a los 5 días.	– Procedente de atención domiciliaria.
– Inmunosupresión.	– Hemodiálisis crónica.
– Hospitalización > 2 días, en los últimos 90 días.	– Familiar con infección por patógeno multirresistente.

Tabla 3. Factores de riesgo para el desarrollo de neumonía nosocomial por patógenos multirresistentes.

mos traumáticos, por ejemplo, se ha demostrado que hay una menor prevalencia de SARM respecto a los enfermos no traumáticos.[11] Por otro lado, en este estudio no se detectaron episodios de SARM en los primeros 10 días de ventilación. Este hallazgo permite, en contraposición a lo recomendado por las guías del ATS/IDSA, restringir la cobertura antiSARM a los episodios tardíos de NAV en enfermos traumáticos con menos de 10 días de intubación.

En nuestra opinión, la presencia de otros pacientes con SARM en la sala debe pesar mucho en la decisión de usar cobertura empírica. Si el paciente se conoce colonizado previamente, tiene una tinción de Gram positiva o factores de riesgo, se recomienda cobertura empírica seguida de desescalamiento. Las nuevas técnicas de diagnóstico rápido (p. ej. PCR) deberían generalizarse para identificar en pocas horas a los pacientes con neumonía hospitalaria.

4　Consecuencias de la neumonía por SARM

Nuestro grupo[24] describió mayor morbilidad y mortalidad asociadas a los episodios por SARM cuando se comparan con los episodios causados por SASM. La presencia de shock (RR = 3,45; 95 % CI 0,80-14,76) y bacteriemia (RR = 3,45; 95 % CI 1,02-11,61) fueron más frecuentes en los episodios por SARM. Además, este estudio identificó factores asociados a la presencia de SARM, por ejemplo: el EPOC (RR = 2,76; 95 % CI 0,89-8,56), una edad > 25 años (RR = 1,5; 95 % CI 1,09-2,06), el uso de esteroides (RR = 3,45; 95 % CI 1,38-8,59) y la ventilación mecánica prolongada (> 6 días) (RR = 2,03; 95 % CI 1,36-3,03), mientras que los enfermos con SASM tenían con mayor frecuencia traumatismo craneal (RR = 1,94; 95 % CI 1,22-3,09). Todos los enfermos con SARM, y sólo un 21 % de los SASM habían recibido tratamiento antibiótico.

Además, en los episodios de NAV polimicrobianos se ha encontrado una fuerte asociación entre SARM y *P. aeruginosa*, cuyos factores de riesgo para infección también incluyen la exposición a antibióticos y un tiempo prolongado de ventilación mecánica.[25] Pujol *et al.*[26] han confirmado estos hallazgos, describiendo una mortalidad significativamente más elevada en los episodios de NAV causados por SARM (56 %) comparados con los debidos a SASM (38 %).

La presencia de SARM no sólo se asocia a un peor pronóstico en la neumonía. En pacientes con bacteriemia por SARM se ha demostrado una mayor mortalidad al compararlos con los episodios causados por SASM, con una OR = 1,93 (95 % CI 1,54- 2,42).[27] Además, un reciente metaanálisis demostró que los episodios de NAV causados por SARM tienen un peor pronóstico que los episodios causados por SASM (véase la figura 2).[28] Sin embargo, no está claro si esta asociación es causal, ya que existe un efecto que se debe a factores de confusión, como la adecuación del tratamiento antibiótico y los diferentes niveles de gravedad de los pacientes.

Combes *et al.*[29] evaluaron una cohorte de enfermos con NAV causada por *Staphylococcus aureus* y tratamiento apropiado, y observaron que los enfermos con NAV por SARM presentan *scores* de severidad más elevados, mayor edad y una ventilación mecánica más prolongada. En un análisis multivariado no encontraron la resistencia a la meticilina como factor asociado a una mayor mortalidad (OR = 1,72; 95 % CI 0,73-4,05). Además, Zahar *et al.*[30] encontra-

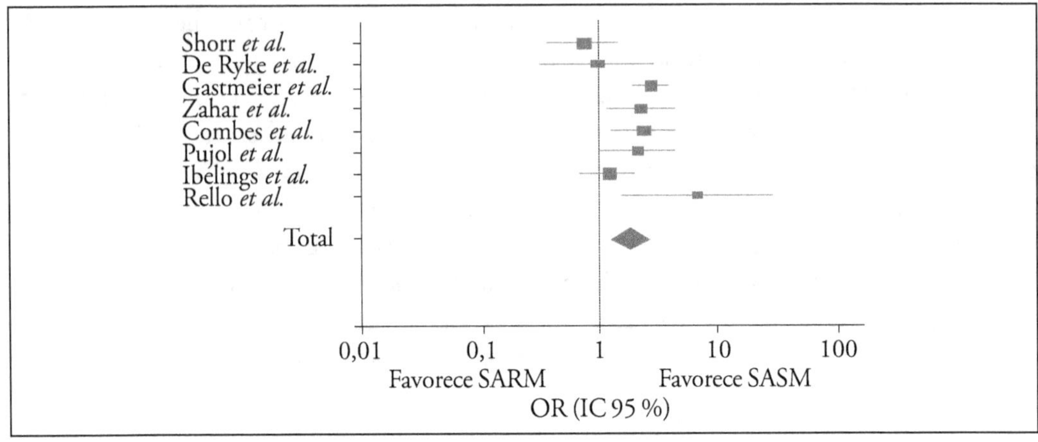

Figura 2. Mortalidad en episodios de NAV causadas por SAMS y SARM.

ron una mayor mortalidad en los pacientes con SARM (59 %) comparados con SASM (40 %). Pero después de ajustar otros factores asociados a la mortalidad en la UCI, como el tratamiento adecuado, el tiempo de estancia en la UCI antes del desarrollo de la neumonía y las diferencias en las características de los pacientes, no se mantuvieron las diferencias en la mortalidad. Las limitaciones de este estudio fueron la inclusión de episodios polimicrobianos y el uso de glicopéptidos en el tratamiento de algunos episodios de neumonía por SASM, lo que ya se ha demostrado como un factor asociado a peor evolución. Por otro lado, Shorr *et al.*[31] evaluaron una cohorte de pacientes con NAV causada por *Staphylococcus aureus* y tratamiento apropiado (con vancomicina 15 mg/kg dos veces al día) y observaron que la presencia de SARM de manera independiente prolongaba el tiempo de estancia en la UCI e incrementaba los costes. El tiempo prolongado de antibióticos, la estancia más larga en la UCI y una duración prolongada de la ventilación mecánica asociados a los episodios de NAV por SARM hacen cuestionar la adecuación de las opciones de tratamiento disponibles para este patógeno.

La asociación entre SARM y bacteriemia en pacientes con NAV es un hallazgo importante.[32] Se demostró que los episodios de NAV por SARM están asociados a un riesgo aumentado en tres veces de bacteriemia, siendo un factor de riesgo independiente para bacteriemia. Se atribuye esta capacidad de invasión sistémica del SARM a la interreacción del fibrinógeno plasmático con un receptor específico encontrado en cepas de *Staphylococcus aureus*. Además, los episodios causados por SARM están asociados con altos niveles de respuesta inflamatoria, daño endotelial y alteraciones de la coagulación, todos ellos factores asociados a un peor pronóstico.[33]

Recientemente, nuestro grupo[34] ha demostrado que los pacientes con SARM tienen peor resolución clínica y más días de VM y estancia comparados con episodios de NAV causados por otros patógenos, a pesar de recibir tratamiento empírico adecuado. Además, la resolución clínica fue comparable a aquella de los episodios por *P. aeruginosa* con tratamiento antibiótico inadecuado. La cuestión que surge de este estudio es si los episodios de NAV causados por SARM tienen una peor evolución por limitaciones de nuestro actual arsenal terapéutico antiSARM o por una mayor virulencia asociada a este patógeno.

5   Tratamiento empírico

La vancomicina es un glicopéptido que se administra generalmente a una dosis de 15 mg/kg cada 12 horas. Durante mucho tiempo, se ha considerado el tratamiento con vancomicina la mejor (y única) opción en el tratamiento de NAV causada por SARM. Dado que presenta una actividad bactericida tiempo-dependiente y también una baja tasa de penetración pulmonar, se ha sugerido que sería mejor administrarla en infusión continua, ya que, por una parte, la infusión continua permite mantener la concentración de antibiótico por encima de la CIM durante más tiempo, con lo que mejora la actividad del antibiótico, y por otra, incrementa la penetración pulmonar.[31] Por otro lado, también se ha sugerido que la vancomicina debería ser administrada con dosis ajustadas para obtener una concentración sérica valle > 15 μg/ml.

Estudios clínicos han demostrado una tasa inaceptable de fallo terapéutico asociado al uso de vancomicina en estos pacientes, con mortalidades cercanas al 40 %.[35,36] Además, las CIM crecientes de SARM frente a la vancomicina y la baja penetración tisular de ésta en el pulmón constituyen importantes limitaciones para considerarlo el tratamiento apropiado para los episodios de NAV causados por SARM.[37,38] El bajo nivel de concentración de la vancomicina en el líquido epitelial del pulmón infectado comparado con el plasma (relación 1:6), ha sugerido la necesidad de mantener concentraciones séricas más elevadas para asegurar una concentración tisular adecuada;[39] no obstante, habría que valorar el impacto en la función renal de este aumento de la cantidad de fármaco que llegará al riñón. Cruciani *et al.* demostraron que la tasa de penetración pulmonar era del 41 %, y que en uno de cada seis enfermos tratados con 1 g de vancomicina las concentraciones en el pulmón eran indetectables después de 6 horas. Son necesarios estudios prospectivos que analicen cómo afecta el uso de la concentración tisular en la evolución de la NAV por SARM.

Rello *et al.*[35] hallaron una mortalidad atribuible significativa asociada a SARM (22,7 %), aunque tales enfermos tuvieran un tratamiento apropiado con glicopéptidos (OR = 3,86; 95 % CI 1,05-14,10). Un hecho destacable en este trabajo fue la detección de una menor mortalidad en los enfermos tratados con vancomicina en infusión continua comparado con infusión intermitente (25 frente a 54,7 %). Por otro lado, Jeffres *et al.*[40] evaluaron si los factores farmacocinéticos de la vancomicina estaban asociados con la mortalidad en la neumonía nosocomial causada por SARM y no lograron encontrar diferencias entre esquemas de dosis agresivas buscando concentraciones séricas valle > 15 μg/ml y los esquemas tradicionales (concentración sérica 5-15 μg/ml).

Por otro lado, se ha observado que la relación entre la AUC/MIC se correlaciona con la evolución clínica y la erradicación bacteriológica en los pacientes con infección respiratoria por SARM.[41] Otro factor relacionado con la respuesta terapéutica al tratamiento con van-

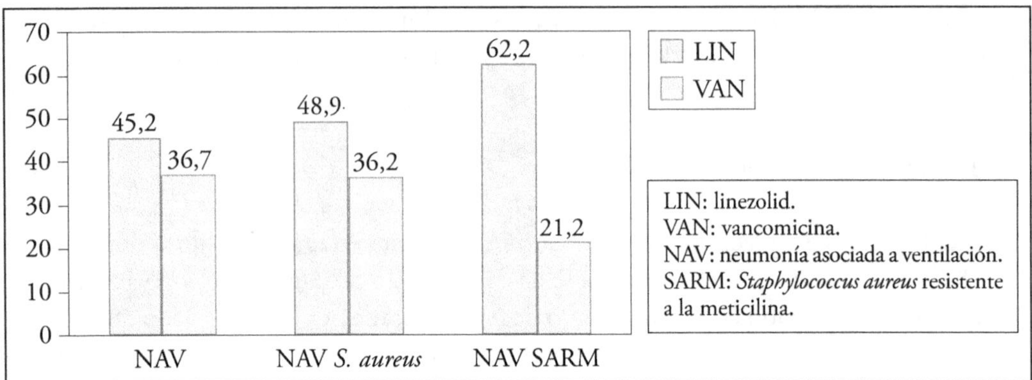

Figura 3. Curación clínica con linezolid y vancomicina en NAV.

comicina es la presencia de polimorfismos de grupo II en el *locus agr.* Las cepas de SARM que expresan este polimorfismo se asocian a un mayor riesgo de fallo terapéutico con vancomicina. Además, este polimorfismo se halla asociado a cepas con sensibilidad intermedia a los glicopéptidos.[42]

Otro punto importante en la consideración de la vancomicina como tratamiento estándar de la NAV por SARM es su seguridad de uso. El mantenimiento de concentraciones séricas > 15 µg/ml se asocia a mayor nefrotoxicidad. Hidayat *et al.*[43] describieron un incremento en la creatinina del 50 % en el 11,6 % de los enfermos con SARM y la nefrotoxicidad se asoció con concentraciones séricas valle de vancomicina más elevadas (19,0 frente a 15,8 µg/ml) y un tiempo de uso de antibiótico superior a dos semanas.

El linezolid es activo contra un amplio espectro de organismos grampositivos. Presenta una excelente biodisponibilidad y una penetración tisular adecuada, tanto en su formulación IV como en la oral.[44] Dos ensayos clínicos que evaluaron este fármaco con el objetivo de demostrar su no inferioridad en relación con la vancomicina, describen que las tasas de curación clínica y microbiológica fueron similares entre los grupos que recibieron linezolid, dos dosis de 600 mg por día, o vancomicina, dos dosis de 1 g por día.[45,46] Nuestro grupo participó en dos análisis posteriores a estos ensayos, y tras evaluar sus datos en conjunto sugirió que el linezolid se asocia con mejores resultados que la vancomicina (véase la figura 3). EN NAV[47] observamos que la terapia inicial con linezolid se asoció con mejores tasas de curación clínica y supervivencia hospitalaria al compararse con una dosis de vancomicina de 1 g cada 12 horas en enfermos con NAV por SARM. El uso de linezolid fue un factor predictor independiente de supervivencia, con un OR = 4,6 (95 % CI 1,5-14,8). Por otro lado, en neumonía hospitalaria[48] se demostró que el linezolid tenía una resolución clínica del 59 %, comparado con el 35 % en el grupo tratado con vancomicina ($p < 0,05$). Diversos análisis de farmacoeconomía indican una ventaja del linezolid sobre la vancomicina, secundario a las diferencias en la mortalidad encontrada en los dos estudios de análisis posteriores a éstos efectuados.[49] En la actualidad, está en marcha un estudio randomizado prospectivo para confirmar estas diferencias.

6   Otras opciones terapéuticas para SARM

La teicoplanina es un glicopéptido que puede ser administrado una vez al día, en dosis de 6-10 mg/kg. Tiene una larga vida media de eliminación (40-70 horas), pero se desconocen datos concretos acerca de su concentración tisular en el pulmón. Concentraciones estables por encima de la CIM para SARM tardan cuatro días en obtenerse, a pesar de utilizar una dosis inicial de carga, lo que limita la indicación de esta droga en infecciones agudas en pacientes críticos, como la neumonía nosocomial.[50]

Las estreptograminas (quinupristin/dalfopristin) y la daptomicina no deben ser utilizadas en neumonías. Silverman *et al.* demostraron, con un estudio en modelo animal, que la daptomicina se inactiva específicamente en el pulmón al entrar en contacto con el surfactante pulmonar; por ello no es adecuada para tratar la neumonía.[51] LA EMEA no ha autorizado estas indicaciones por insuficiente respuesta clínica, falta de pacientes graves en los ensayos o no inferioridad. Por otro lado, la indicación de tigeciclina para pacientes con neumonía es controvertida, pues tal indicación no está aprobada por la EMEA. En la actualidad, se hallan en marcha diversos ensayos clínicos para demostrar si esta droga puede tener o no un efecto positivo en las neumonías por *Staphylococcus aureus*. El ceftobiprole,[52] una cefalosporina con acción antiSARM, si bien tiene más pacientes graves en los ensayos clínicos, no debe utilizarse para tratar la neumonía en pacientes ventilados. Quizá la realización de ensayos clínicos con dosis más elevadas en pacientes ventilados podría cambiar la recomendación. Por razones de seguridad, mientras no se disponga de datos que permitan la aprobación por la EMEA, no debería utilizarse en infecciones respiratorias graves.

Otros antibióticos como el ceftaroline, la telavancina/oritavancina, el iclaprim, nuevas quinolonas y carbapenems con actividades antiSARM están en fase de ensayo clínico. Los resultados de Lodise *et al.* de un ensayo farmacocinético con telavancina extrapolado con la simulación Monte Carlo predicen una buen ratio de penetración pulmonar (0,73).[53] Sin embargo, dado el

Tratamiento	SAMS		SARM	
Primario	– Cloxacilina		– Linezolid*	– Vancomicina en infusión continua
Alternativo	– Cefazolina – Linezolid	– Clindamicina		
No recomendado	– Vancomicina	– Daptomicina	– Quinopristin/ Dalfopristin	– Daptomicina – Teicoplanina
En estudio	– Iclaprim – Ceftobiprole	– Ceftaroline – Telavancin	– Iclaprim – Ceftobiprole	– Ceftaroline – Telavancin

* En estudios retrospectivos[46,47] en neumonía nosocomial por SARM, el linezolid ha demostrado resultados clínicos superiores a la vancomicina en la dosis aprobada.

Tabla 4. Indicación de los fármacos para el tratamiento de la neumonía por Staphylococcus aureus.

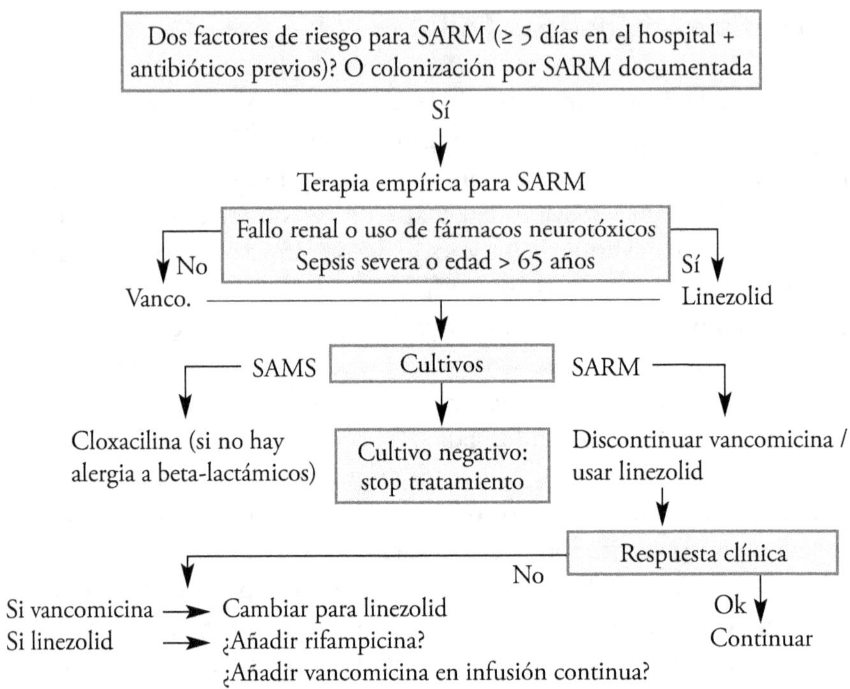

Figura 4. Algoritmo para el tratamiento de la NAV por SARM.

antecedente de los fracasos en infecciones respiratorias graves para otros fármacos, lo razonable es esperar a que exista un grupo numeroso de pacientes graves para evaluar su potencial.

7   Conclusiones

El uso de cloxacilina para los episodios causados por SASM se asocia con resultados clínicos satisfactorios y constituye el tratamiento de elección. En pacientes con sospecha de SARM se adjunta un algoritmo (véase la figura 4) que puede resultar útil para tomar decisiones terapéuticas. El linezolid parece ser una opción que considerar en enfermos con toxicidad o fallo terapéutico a la vancomicina, en los enfermos > 65 años, con fallo renal o riesgo elevado de nefrotoxicidad, o con shock séptico.

BIBLIOGRAFÍA

1. Kollef MH, Shorr A, Tabak YP *et al*. Epidemiology and outcomes of health-care associated pneumonia: Results from a large US Database of Culture-Positive Pneumonia. Chest 2005; 128: 3854-862.

2. Richards MJ, Edwards JR, Culver DH *et al*. Nosocomial infections in medical intensive care units in the US. National Nosocomial Surveillance System. Crit Care Med 1999; 27: 887-92.

3. Rello J, Ollendorf DA, Oster G *et al*. Epidemiology and outcomes of ventilator-associated pneumonia in a large US database. Chest 2002; 122: 2115-121.

4. Rello J, Rue M, Jubert P *et al*. Survival in patients with nosocomial pneumonia: impact of severity of illness and the etiologic agent. Crit Care Med 1997; 25: 1862-867.

5. American Thoracic Society. Guidelines for the management of adults with hospital-acquired, ventilator-associated and healthcare-associated pneumonia. Am J Respir Crit Care Med 2005; 171: 388-416.

6. Rello J, Sá-Borges M, Correa H *et al*. Variations in etiology of ventilator-associated pneumonia across four treatment sites: implications for antimicrobial prescribing practices. Am J Respir Crit Care Med 1999; 160: 608-13.

7. Koulenti D, Myrianthefs P, Dimopoulos G *et al*. Hospital-acquired pneumonia caused by methicillin-resistant *Staphylococcus aureus*. Enferm Infecc Microbiol Clin 2005; 23(S3): 37-45.

8. Park DR. The microbiology of ventilator-associated pneumonia. Respir Care 2005; 50: 742-63.

9. Woodford N. Biological counterstrike: antibiotic resistance mechanisms of grampositive cocci. Clin Microb Infect 2005; 11(S3): 2-21.

10. González C, Rubio M, Romero-Vivas J *et al*. Bacteremic pneumonia due to *Staphylococcus aureus*. A comparison of disease caused by methicillin-resistant and methicillin-susceptible organisms. Clin Infect Dis 1999; 29: 1171-177.

11. Aghbat K, Lisboa T, Pobo A *et al*. Management of ventilator-associated pneumonia in a multidisciplinary intensive care unit: does trauma make a difference? Intensive Care Med 2007; DOI 10.1007/s00134-007-0729-5.

12. Sánchez FC, Daskalaki M, Otero JR. Epidemiología de las infecciones por grampositivos multirresistentes. Enferm Infecc Microbiol Clin 2008; 26(suppl. 2): 4-12.

13. Rubinstein E, Kollef MH, Nathwani D. Pneumonia caused by methicillin-resistant *Staphylococcus aureus*. Clin Infect Dis 2008; 46(suppl. 5): 378-85.

14. Gillet Y, Issartel B, Vanhems P *et al*. Association between *Staphylococcus aureus* strains carrying gene for Panton-Valentine leukocidin and highly letal necrotising pneumonia in young immunocompetent patients. The Lancet 2002; 359: 753-59.

15. Fridkin SK. Increasing prevalence of antimicrobial resistance in intensive care units. Crit Care Med 2001; 29(S4): 64-8.

16. Bodi M, Ardanuy C, Rello J. Impact of grampositive resistance on outcome of nosocomial pneumonia. Crit Care Med 2001; 29(S4): 82-6.

17. Soriano A, Marco F, Martínez JA *et al*. Influence of vancomycin minimun inhibitory concentration on the treatment of methicillin-resistant *Staphylococcus aureus* bacteremia. Clin Infect Dis 2008; 46: 193-200.

18. Lodise TP, Graves J, Evans A *et al*. Relationship between vancomycin MIC and failure hmong patients with methicillin-resistant *Staphylococcus aureus* bacteremia treated with vancomycin. Antimicrob Agents Chemother 2008; 52(9): 3315-320.

19. Trouillet JL, Chastre J, Vuagnat A *et al*. Ventilator-associated pneumonia caused by potentially drug-resistant bacteria. Am J Respir Crit Care Med 1998; 157: 531-39.

20. Baker AM, Meredith JW, Haponik EF. Pneumonia in intubated trauma patients. Microbiology and Outcomes. Am J Respir Crit Care Med 1996; 153: 343-49.

21. Niederman MS, Craven DE, Fein EM *et al*. Pneumonia in the critically ill hospitalized patient. Chest 1990; 97: 170-81.

22. Ibrahim EH, Ward S, Sherman G *et al*. A comparative analysis of patients with early-onset *vs.* late-onset nosocomial pneumonia in the ICU setting. Chest 2000; 117: 1434-442.

23. Giantsou E, Liratzopoulos N, Efraimidou E *et al*. Both early-onset and late-onset ventilator-associated pneumonia are caused mainly by potentially multiresistant bacteria. Intensive Care Med 2005; 31: 1488-494.

24. Rello J, Torres A, Ricart M *et al*. Ventilator-associated pneumonia by *Staphylococcus aureus*: Comparison of methicillin-resistant and methicillin-sensitive episodes. Am J Respir Crit Care Med 1994; 150: 1545-549.

25. Díaz O, Díaz E, Rello J. Risk factors for pneumonia in the intubated patient. Infect Dis Clin North Am 2003; 17: 697-705.

26. Pujol M, Corbella X, Pena C *et al*. Clinical and epidemiological findings in mechanically-ventilated patients with methicillin-resistant *Staphylococcus aureus* pneumonia. Eur J Clin Microbiol Infect Dis 1998; 17: 622-28.

27. Cosgrove SE, Sakoulas G, Perencevich E *et al*. Comparison of mortality associated with methicillin-resistant and methicillin-susceptible *Staphylococcus aureus* bacteremia: a meta-analysis. Clin Infect Dis 2003; 36: 53-9.

28. Athanassa Z, Siempos II, Falagas ME. Impact of methicillin resistance on mortality in *Staphylococcus aureus* VAP: a systematic review. Eur Respir J 2008; 31: 625-32.

29. Combes A, Luyt CE, Fagon JY *et al*. Impact of methicillin resistance on outcome of *Staphylococcus*

aureus ventilator-associated pneumonia. Am J Respir Crit Care Med 2004; 170: 786-92.

30. Zahar JR, Clec'h C, Tafflet M *et al.* Is methicillin resistance associated with a worse prognosis in *Staphylococcus aureus* ventilator-associated pneumonia? Clin Infect Dis 2005; 41: 1224-231.

31. Shorr AF, Combes A, Kollef M *et al.* Methicillin-resistant *Staphylococcus aureus* prolongs intensive care unit stay in ventilator-associated pneumonia, despite initially appropriate antibiotic therapy. Crit Care Med 2006; 34: 700-06.

32. Agbaht K, Díaz E, Muñoz E *et al.* Bacteremia in patients with ventilator-associated pneumonia is associated with increased mortality: A study comparing bacteremic *vs.* non-bacteremic ventilator-associated pneumonia. Crit Care Med 2007; 35: 2064-070.

33. Tsao SM, Hsu CC, Yin MC. Methicillin-resistant *Staphylococcus aureus* infection in diabetic mice enhanced inflammation and coagulation. J Med Microbiol 2006; 55: 379-85.

34. Vidaur L, Planas K, Sierra R *et al.* Ventilator-associated pneumonia: impact of organisms on clinical resolution and medical resources utilization. Chest 2008; 133: 625-32.

35. Rello J, Sole-Violan J, Sa-Borges M *et al.* Pneumonia caused by oxacilin-resistant *Staphylococcus aureus* treated with glycopeptides. Crit Care Med 2005; 33: 1983-987.

36. Moise PA, Schentag JJ. Vancomycin treatment failures in *Staphylococcus aureus* lower respiratory tract infections. Int J Antimicrob Agents 2000 S1:31-4.

37. Cruciani M, Gatti G, Lazzarini L *et al.* Penetration of vancomycin into human lung tissue. J Antimicrob Chemother 1996; 38: 865-69.

38. Scheetz MH, Wunderink R, Postelnick M *et al.* Potential impact of vancomycin pulmonary distribution on treatment outcomes in patients with methicillin-resistant *Staphylococcus aureus* pneumonia. Pharmacotherapy 2006; 26: 539-50.

39. Lamer C, de Beco V, Soler P *et al.* Analysis of vancomycin entry into pulmonary lining fluid by bronchoalveolar lavage in critically ill patients. Antimicrob Agents Chemother 1993; 37: 281-86.

40. Jeffres MN, Isakow W, Doherty JA *et al.* Predictors of mortality for methicillin-resistant *Staphylococcus aureus* healthcare-associated pneumonia: Specific evaluation of vancomycin pharmacokinetics Indices. Chest 2006; 130: 947-55.

41. Maclayton DO, Hall RG. Pharmacologic treatment options for nosocomial pneumonia involving methicillin-resistant *Staphylococcus aureus.* Ann Pharmacother 2007; 41: 235-44.

42. Moise-Broder PA, Sakoulas G, Eliopoulus GM *et al.* Accesory gene regulator group II polymorphism in methicillin-resistant *Staphylococcus aureus* is predictive of failure of vancomycin therapy. Clin Infect Dis 2004; 38: 1700-705.

43. Hidayat LK, Hsu DI, Quist R *et al.* High Dose vancomycin therapy for methicillin-resistant *Staphylococcus aureus* infections: efficacy and toxicity. Arch Intern Med 2006; 166: 2138-144.

44. Conte JE, Golden JA, Kipps J *et al.* Intrapulmonary pharmacokinetics of linezolid. Antimicrob Agents Chemother 2002; 46: 1475-480.

45. Rubinstein E, Cammarata S, Oliphant T *et al.* Linezolid *vs.* vancomycin in the treatment of hospitalized patients with nosocomial pneumonia: a randomized, double-blind multicenter study. Clin Infect Dis 2001; 32: 402-12.

46. Wunderink RG, Cammarata S, Oliphant T *et al.* Continuation of a randomized, double-blind, multicenter study of linezolid versus vancomycin in the treatment of patients with nosocomial pneumonia. Clin Ther 2003; 25: 980-92.

47. Kollef MH, Rello J, Cammarata S *et al.* Clinical cure and survival in grampositive ventilator-associated pneumonia: a retrospective analysis of two double blind studies comparing linezolid with vancomycin. Intensive Care Med 2004; 30: 388-94.

48. Wunderink RG, Rello J, Cammarata S *et al.* Linezolid *vs.* vancomycin: analysis of two double blind studies of patients with methicillin-resistant *Staphylococcus aureus* nosocomial pneumonia. Chest 2003; 124: 1789-797.

49. Shorr AF, Susla G, Kollef MH. Linezolid for treatment of ventilator-associated pneumonia: a cost-effective alternative to vancomycin. Crit Care Med 2004; 32: 137-43.

50. Pea F, Brollo L, Viale P *et al.* Teicoplanin therapeutic drug monitoring in critically ill patients: a retrospective study emphasizing the importance of a loading dose. J Antimicrob Chemother 2003; 51: 971-75.

51. Silverman JA, Mortin LI, Vanpraagh AD *et al.* Inhibition of daptomycin by pulmonary surfactant: *in vitro* modeling and clinical impact. J Infect Dis 2005; 191: 2149-152.

52. Noel GJ. Clinical profile of ceftobiprole, a novel betalactam antibiotic. Clin Microbiol Infect 2007; S2: 25-9.

53. Lodise TP Jr, Gotfried M, Barriere S *et al.* Telavancin penetration into human epithelial lining fluid determined by population pharmacokinetic modeling and Monte Carlo simulation. Antimicrob Agents Chemother 2008; 52(7): 2300-304.

Capítulo 9
Tratamiento de las infecciones producidas por *Staphylococcus aureus*

N. Fernández-Hidalgo, B. Almirante

Servicio de Enfermedades Infecciosas
Hospital Universitari Vall d'Hebron
Barcelona

Dirección para correspondencia
Hospital Universitari Vall d'Hebron
Dr. B. Almirante
balmirante@vhebron.net

1 Principios generales del tratamiento

A pesar de los avances diagnósticos y terapéuticos de las últimas décadas, las infecciones invasoras producidas por *Staphylococcus aureus* siguen teniendo una elevada morbilidad y mortalidad atribuible, que puede situarse entre el 20 y el 40 %.[1,2] Por otro lado, la aparición y diseminación, tanto en el ámbito hospitalario como en la comunidad, de cepas resistentes a los antimicrobianos de primera línea de tratamiento en estas infecciones, en especial la cloxacilina, han condicionado una enorme dificultad terapéutica y han contribuido a mantener unas cifras elevadas de mortalidad, probablemente ocasionadas, en parte, por la demora en la administración de un tratamiento adecuado en la mayoría de infecciones graves.[2,3] En los últimos años, se describen con una frecuencia relevante infecciones producidas por cepas con disminución de la sensibilidad a los glucopéptidos, e incluso en algunas ocasiones por cepas consideradas totalmente resistentes. Esta circunstancia se relaciona con fracasos terapéuticos y obliga a elegir la terapéutica antimicrobiana más adecuada en función, no sólo del foco de origen de la infección y de la situación clínica del paciente, sino también del estudio de la sensibilidad antibiótica del agente causal. La elección del mejor tratamiento posible es de vital importancia en los pacientes graves, tanto de forma empírica como dirigida, una vez conocido el patrón de sensibilidad antimicrobiana de la cepa causante de la infección.[4]

De forma genérica, una de las acciones terapéuticas más importantes ante una infección por *Staphylococcus aureus* es el drenaje de las posibles colecciones y la extracción de cualquier material protésico que haya originado o en el que haya asentado el foco de la infección, sean catéteres vasculares, prótesis articulares o válvulas cardíacas. El mantenimiento de los focos de infección, como los dispositivos intravasculares, es un claro factor de riesgo asociado a la recurrencia de la enfermedad y al aumento de la mortalidad asociada. La retirada completa y precoz de los dispositivos causantes de infección es necesaria en la mayoría de las ocasiones.[5,6]

La terapéutica antimicrobiana de las infecciones sistémicas por *Staphylococcus aureus* debe realizarse con antibióticos activos, administrados a menudo por vía parenteral, a dosis elevadas y durante un período de tiempo, por lo general, no inferior a cuatro semanas. Las tasas elevadas de recurrencias con tratamientos de corta duración, excepto en infecciones no graves o cuando el material protésico (catéter vascular) puede retirarse de forma rápida, hacen necesario esta duración de la terapéutica antimicrobiana. Al finalizar el tratamiento antibiótico, es conveniente efectuar un seguimiento cercano de los pacientes con infecciones graves para detectar de forma precoz las posibles recurrencias de la enfermedad.[4]

1.1 *Tratamiento antibiótico empírico*

No existen estudios aleatorizados y controlados que evalúen la eficacia del tratamiento empírico de las infecciones causadas por *Staphylococcus aureus*. Así, la elección entre un beta-lactámico y un glucopéptido, antibióticos de elección en la mayoría de situaciones clínicas, estará condicionada por la prevalencia de infecciones por *Staphylococcus aureus* resistente a la cloxacilina (SARC) en la población de origen del paciente (teniendo en cuenta factores de riesgo como institucionalización, infecciones o colonizaciones previas por SARC o diabetes mellitus, entre otras) así como por la gravedad de la infección que haya que tratar. Si bien algunos autores recomiendan utilizar de forma empírica la vancomicina y cambiar después a un beta-lactámico, en el caso de comprobarse sensibilidad a la cloxacilina,[4] esta estrategia no debería ser utilizada de forma rutinaria, ya que está demostrado que la eficacia de la vancomicina es inferior a la de los beta-lactámicos en las infecciones graves producidas por cepas sensibles a la cloxacilina.[7-12] En pacientes con riesgo bajo de infección por SARC, el tratamiento empírico de elección sería un beta-lactámico, especialmente la cloxacilina para la mayoría de focos de origen de la infección. En las infecciones graves, en pacientes con riesgo claro de colonización por cepas con resistencia a la cloxacilina, quizás una opción más conservadora sería la combinación de un glucopéptido y un beta-lactámico hasta conocer el resultado del antibiograma. En el estudio de la actividad *in vitro* de esta combinación no ha sido posible demostrar sinergia ni antagonismo, por lo que su utilización no comporta ningún riesgo añadido para los pacientes.[13] La eficacia de los nuevos antimicrobianos, como el linezolid o la daptomicina, para esta indicación no ha sido demostrada, pero podría constituir una opción útil en determinadas circunstancias.

1.2 *Tratamiento antibiótico dirigido*

En infecciones graves causadas por *Staphylococcus aureus* sensible a la cloxacilina, el tratamiento de elección es siempre un beta-lactámico, excepto en los pacientes con antecedentes de hipersensibilidad grave a estos fármacos. En el improbable caso de comprobarse la existencia de una sensibilidad a la penicilina (menos del 5 % del total de las cepas causantes de infección), el tratamiento de elección es la penicilina. En los demás casos, la cloxacilina constituye la terapia de elección. En una alergia no grave o de escasa probabilidad a la penicilina, una alternativa igualmente válida sería una cefalosporina de primera generación, como la cefazolina. Finalmente, en una alergia demostrada e importante a los beta-lactámicos, podría plantearse la práctica, controlada en el hospital, de una desensibilización a los beta-lactámicos (si la situación clínica del paciente lo permite) antes que utilizar un glucopéptido durante todo el tratamiento, por la menor eficacia de estos antibióticos respecto a los beta-lactámicos antes comentada.[4]

El tratamiento de elección de las infecciones graves producidas por SARC continúa siendo la vancomicina. Sin embargo, existe una evidencia creciente del fracaso terapéutico de este antibiótico cuando se utiliza en el tratamiento de infecciones por SARC con valores de concentración mínima inhibitoria (CMI) a la vancomicina iguales o superiores a 1 mg/L. Las opciones terapéuticas más adecuadas en tal situación se abordarán con detalle en un apartado específico, aunque la aparición de nuevos antimicrobianos, como el linezolid, la daptomicina o la tigeciclina, hace necesaria su valoración como terapia de primera elección en determinados pacientes.[14,15]

1.3 *Tratamientos combinados*

En determinadas infecciones graves o de difícil erradicación del patógeno, como la endocarditis infecciosa o la osteomielitis, es necesario utilizar una combinación de fármacos antiestafilocócicos, con el objetivo de aumentar la actividad bactericida. La combinación de un aminoglucósido, como la gentamicina, y un beta-lactámico o un glucopéptido ha sido la más estudiada, tanto desde el punto de vista experimental como en la terapéutica de pacientes. La adición de rifampicina a alguna de estas combinaciones ha sido menos evaluada y los resultados de sinergia no han sido concluyentes.[4,16]

La combinación de una quinolona fluorada o de cotrimoxazol con rifampicina ha sido estudiada para el tratamiento de infecciones osteoarticulares, especialmente las asociadas con los implantes protésicos.[17] Aunque no existe experiencia en pacientes, las combinaciones de daptomicina con gentamicina o de linezolid con carbapenemas han demostrado un efecto sinérgico frente a cepas de SARC en el modelo experimental de infecciones.[18,19]

2 Elección del agente antimicrobiano

Las infecciones graves producidas por *Staphylococcus aureus*, en especial las que cursan con bacteriemia asociada, ocasionan importantes complicaciones clínicas y una elevada mortalidad atribuible.[1] La elección de un tratamiento apropiado con un fármaco con actividad

Antibiótico	Formulación	Eliminación	Ajuste dosis en fracaso renal	Parámetro farmacodinámico
Penicilina G	iv, im	Renal	Sí	T > CMI
Cloxacilina	iv, oral	Renal	No	T > CMI
Cefazolina	iv, im	Renal	Sí	T > CMI
Ciprofloxacino	iv, oral	Renal, biliar	Sí	ABC/CMI
Rifampicina	oral	Biliar, renal	No	
Clindamicina	iv, im, oral	Biliar	No	ABC/CMI
Cotrimoxazol	iv, im, oral	Renal	Sí	
Vancomicina	iv	Renal	Sí	ABC/CMI
Teicoplanina	iv, im	Renal	Sí	ABC/CMI
Linezolid	iv, oral	Biliar, renal	No	ABC/CMI
Quinupristina-dalfopristina	iv	Biliar	No	ABC/CMI
Tigeciclina	iv	Biliar, renal	No	ABC/CMI
Daptomicina	iv	Renal	Sí	ABC/CMI

iv: intravenosa; im: intramuscular; T: tiempo; CMI: concentración mínima inhibitoria; ABC: área bajo la curva.

Tabla 1. Características farmacocinéticas y farmacodinámicas más relevantes de los principales antimicrobianos con actividad frente a Staphylococcus aureus.

bactericida es el elemento fundamental para mejorar el pronóstico de esta grave enfermedad. En general, los beta-lactámicos poseen una excelente actividad frente a cepas sensibles de *Staphylococcus aureus*, constituyendo por ello el tratamiento de elección en la mayoría de estos pacientes. Otros antimicrobianos, que se describirán con detalle en este apartado, tienen también actividad frente a este patógeno y pueden ser usados como terapia alternativa, o incluso de primera elección en determinadas circunstancias, en algunas situaciones clínicas.[4,20] En los últimos años, se ha incorporado a la terapéutica un número relevante de nuevos antibióticos con buena actividad frente a cepas de *Staphylococcus aureus*, tanto sensibles como resistentes a la cloxacilina, aunque su papel en el tratamiento de las infecciones estafilocócicas aún no se ha definido de forma completa. En la tabla 1 se describen las características farmacocinéticas y farmacodinámicas más relevantes de los principales antimicrobianos utilizados para el tratamiento de las infecciones estafilocócicas.

Como consecuencia de la diseminación de plásmidos que contienen el enzima penicilinasa, pocas cepas de estafilococos son todavía sensibles a la penicilina (menos del 5 %). Sin embargo, cuando es posible, la penicilina sigue siendo el tratamiento de elección en las infecciones causadas por estos patógenos. El tratamiento de elección de las infecciones causadas por cepas de *Staphylococcus aureus* resistentes a la penicilina es la cloxacilina. Se trata de un antibiótico que actúa sobre la pared celular, como el resto de los beta-lactámicos, produciendo un efecto bactericida intenso. Su distribución tisular es extensa y se metaboliza a nivel hepático, por lo que no es necesario modificar su dosificación en casos de insuficiencia renal. Los efectos secundarios son escasos y generalmente poco importantes. La cloxacilina no debería usarse para tratamientos orales por su intervalo de dosificación, que requiere de múltiples dosis diarias, y su reducida biodisponibilidad.

La cefazolina, una cefalosporina de primera generación, es una buena alternativa a la cloxacilina, en pacientes con alergia no grave a la penicilina, para las infecciones estafilocócicas. Tiene unas características farmacocinéticas y farmacodinámicas parecidas a las de otros beta-lactámicos y puede usarse por vía intravenosa y oral. El cefepime, una cefalosporina de cuarta generación, tiene una excelente actividad frente a *Staphylococcus aureus* y frente a otros patógenos grampositivos y gramnegativos, por lo que constituye una buena opción terapéutica para las infecciones polimicrobianas producidas por patógenos sensibles. Por último, otros beta-lactámicos como las penicilinas asociadas a los inhibidores de las beta-lactamasas, como la amoxicilina-ácido calvulánico y la piperacilina-tazobactam, y las carbapenemas, como el imipenem, el meropenem o el ertapenem, tienen un amplio espectro de actividad antimicrobiana, siendo activos frente a *Staphylococcus aureus* sensible a la cloxacilina. Por ello, pueden ser utilizados en determinados pacientes con infecciones polimicrobianas o que precisen terapias por vía oral.

Las quinolonas fluoradas, especialmente el ciprofloxacino, poseen una menor actividad antiestafilocócica que los beta-lactámicos. Sin embargo, cuentan con una óptima biodisponibilidad por vía oral y una excelente distribución al tejido óseo y al parénquima renal y las vías urinarias, por lo que se consideran una buena opción para el tratamiento de las infecciones osteoarticulares y renales. Las cepas de *Staphylococcus aureus* resistentes a la cloxacilina son casi siempre resistentes también a estas quinolonas o pueden desarrollar resistencia durante el tratamiento. El uso prolongado y generalizado de las quinolonas puede contribuir a la aparición y diseminación de cepas de SARC.[21]

La rifampicina es un fármaco con potente actividad antiestafilocócica que no debe utilizarse en monoterapia porque el patógeno adquiere resistencia con gran rapidez. Sin embargo, es utilizado en combinación con el ciprofloxacino o el cotrimoxazol en el tratamiento de las infecciones osteoarticulares y su eficacia ha sido comprobada, asociada al ciprofloxacino, en el tratamiento oral de las endocarditis derechas en adictos a drogas por vía parenteral.

La clindamicina, debido a la concentración que alcanza en los huesos, puede utilizarse también como tratamiento de las infecciones osteoarticulares por *Staphylococcus aureus*. Este antibiótico es una alternativa terapéutica para las infecciones de partes blandas causadas por SARC de adquisición comunitaria, cuando se compruebe la existencia de sensibilidad al mismo.

El cotrimoxazol es una sulfamida con actividad bactericida frente a *Staphylococcus aureus*, tanto sobre las cepas sensibles a la cloxacilina como sobre la mayoría de las cepas actuales de SARC. Tiene una excelente biodisponibilidad por vía oral así como una elevada penetración en los huesos, por lo que se considera una opción para el tratamiento de las infecciones osteoarticulares y de piel y partes blandas producidas por estos microorganismos. La escasa eficacia clínica en las infecciones respiratorias graves o en las bacteriemias desaconseja su uso para estas indicaciones.

La vancomicina es un glucopéptido que inhibe la síntesis de la pared celular. Permanece como el antibiótico de elección para el tratamiento de las infecciones invasivas causadas por SARC o para pacientes con alergia grave a los beta-lactámicos.[22] Su actividad bactericida depende del cociente entre el área bajo la curva y el valor de la CMI. Se ha observado que la respuesta favorable al tratamiento con vancomicina requiere un cociente superior a 400.[23] La distribución tisular de la vancomicina es adecuada, con la excepción del tejido pulmonar y del líquido cefalorraquídeo (LCR). La excreción es totalmente renal y necesita ajustar la dosis a la funcionalidad de dicho órgano. La adecuación de la dosis de vancomicina precisa en determinadas situaciones una monitorización de sus niveles plasmáticos. La toxicidad de este antibiótico en su formulación actual, cuando no se administra de forma concomitante con otros fármacos de perfil similar de seguridad, a nivel renal y ótica es infrecuente.

La teicoplanina es un glucopéptido con un perfil de actividad antimicrobiana y una eficacia similar a la vancomicina.[24,25] Desde el punto de vista farmacocinético, ofrece la ventaja de poseer una vida media superior, que permite administrarlo en dosis única diaria y usarlo por vía intramuscular, lo que favorece el tratamiento en régimen ambulatorio. El perfil de seguridad de la teicoplanina es algo mejor que el de la vancomicina, según se desprende de un metaanálisis de 11 ensayos clínicos que incluían un total de 1.276 pacientes (13,9 frente a 21 %).[26] Aunque este antibiótico está incluido en las recomendaciones terapéuticas de las infecciones graves por SARC,[27] la principal limitación para su uso radica en la imposibilidad de realizar de forma rutinaria niveles plasmáticos y, con ello, de ajustar la dosificación.

La quinupristina-dalfopristina es una estreptogramina que inhibe la síntesis proteica en la subunidad 50S del ribosoma, teniendo por ello una actividad bacteriostática. Su eficacia en la terapéutica de diferentes infecciones producidas por SARC de pacientes con intolerancia o fracaso a la vancomicina ha sido comprobada; sin embargo, sus frecuentes efectos adversos (hiperbilirrubinemia, mialgias, artralgias y náuseas) y la necesidad de un acceso venoso central para su administración han limitado de manera notable su uso.[28] En la actualidad, no se encuentra disponible en España.

El linezolid es una oxazolidinona que muestra una actividad bacteriostática frente a *Staphylococcus aureus*, con independencia de su sensibilidad a la cloxacilina, por su acción de inhibición de la síntesis proteica en la subunidad 50S del ribosoma. Su biodisponibilidad es excelente, tanto en su preparado parenteral como en el oral. Su distribución a los tejidos también es buena, incluyendo la piel, la grasa, el tejido óseo, el pulmón y el LCR. La dosis habitual no requiere ajustes en casos de insuficiencia renal o hepática. En tratamientos de una duración inferior a 28 días la toxicidad resulta infrecuente, siendo la más habitual la trombocitopenia (sobre todo en pacientes con insuficiencia renal crónica), que se resuelve al cesar la administración del antibiótico. Los tratamientos prolongados pueden ocasionar complicaciones importantes por toxicidad mitocondrial, a menudo irreversibles, como la acidosis láctica y la neuropatía periférica.[29,30] La utilización concomitante con fármacos serotoninérgicos requiere de una cuidadosa valoración de los riesgos asociados.[31]

La daptomicina es un lipopéptido cíclico que ocasiona una despolarización de la membrana celular bacteriana. El parámetro farmacodinámico que predice su acción bactericida es la relación entre la concentración y la CMI del microorganismo. Su administración en dosis única diaria proporciona una excelente actividad clínica y un buen perfil de seguridad. La excreción es renal y requiere ajustar las dosis cuando el aclaramiento de creatinina es inferior a 30 mg × mL/minuto. La daptomicina difunde bien a diferentes tejidos, aunque presenta una escasa penetración en el LCR y su acción se inactiva en presencia del surfactante pulmonar, por lo que no debería usarse para la terapia de infecciones del tracto respiratorio. La principal toxicidad que provoca es la miopatía, que puede detectarse de forma precoz por la monitorización de los valores plasmáticos de creatin-quinasa (un aumento superior a cinco veces los valores normales obliga a considerar la interrupción del tratamiento).[32]

La tigeciclina es el primer agente de una nueva clase de antimicrobianos, denominada glicilciclinas, derivados de la minociclina. Actúa inhibiendo la subunidad 30S del ribosoma bacteriano, ofreciendo por tanto una actividad bacteriostática frente a un numeroso grupo de bacterias grampositivas (entre ellas, SARC) y gramnegativas. El primer determinante de su actividad es el cociente entre el área bajo la curva y la CMI del microorganismo. Se administra fraccionado cada 12 horas y no precisa ajustes en casos de insuficiencia renal. En pacientes con fallo hepático se debe reducir la dosis y mantener el intervalo de administración. La distribución tisular es adecuada, aunque en suero sólo alcanza unas concentraciones máximas de 0,6 mcg/mL. La seguridad del fármaco es similar a la de las tetraciclinas, siendo la intolerancia gastrointestinal el efecto adverso más usual.[33]

En el momento actual, están en período de investigación clínica nuevas moléculas de utilidad potencial para el tratamiento de las infecciones por grampositivos, como el ceftobiprole, la dalvabancina y el doripenem. Todas ellas podrían tener utilidad para terapias alternativas de infecciones producidas por *Staphylococcus aureus* y algunas son eficaces frente a cepas con resistencia a la cloxacilina.

3 Duración del tratamiento antibiótico

La duración del tratamiento de las infecciones por *Staphylococcus aureus* depende fundamentalmente de su localización, de la respuesta a los antimicrobianos utilizados, de la actuación sobre los materiales protésicos que actúen como focos de infección y de la presencia o ausencia de complicaciones sépticas. Globalmente, debido a la importante morbilidad y mortalidad de las infecciones graves, sobre todo si cursan con bacteriemia, la terapia antibiótica se debe mantener durante un período no inferior a 14 días. La presencia de complicaciones sépticas o la demora o imposibilidad de retirar los materiales protésicos precisa una prolongación del tratamiento superior a cuatro semanas. La duración del tratamiento en infecciones de difícil erradicación, como la osteomielitis crónica, no está bien definida, aun-

Localización de la infección	Duración del tratamiento
Infecciones de la piel y las partes blandas	7 a 10 días
Infecciones endovasculares	
Bacteriemia no complicada	10 a 14 días
Tromboflebitis séptica	4 a 6 semanas
Endocarditis izquierda	4 a 6 semanas
Endocarditis derecha no complicada	2 semanas
Endocarditis derecha complicada	4 semanas
Infecciones osteoarticulares	
Artritis séptica	4 semanas
Osteomielitis aguda	3 a 4 semanas
Osteomielitis crónica	Prolongado (3 a 6 meses)
Infección de prótesis articular	Prolongado (3 a 6 meses)
Infecciones del tracto respiratorio	
Traqueobronquitis	5 días
Neumonía	2 a 3 semanas
Infecciones del sistema nervioso central	
Meningitis	
Secundaria a endocarditis infecciosa	Igual que la endocarditis
Posquirúrgica con material protésico	10 días tras la retirada del material protésico y la negativización del cultivo del LCR
Posquirúrgica sin material protésico	4 a 6 semanas
Absceso cerebral	4 a 6 semanas
Absceso epidural	4 a 6 semanas
Infecciones de las vías urinarias	
Infecciones por vía ascendente	14 días
Absceso renal hematógeno	4 a 6 semanas

Tabla 2. Duración del tratamiento antibiótico de las infecciones producidas por Staphylococcus aureus.

que probablemente debe ser muy prolongada.[4] En la tabla 2 se detalla la duración del tratamiento de las infecciones por *Staphylococcus aureus* más relevantes.

4   Situaciones especiales

4.1   *Tratamiento según la localización de la infección*

La diversidad de las infecciones por *Staphylococcus aureus* hace que los principios terapéuticos expuestos en los apartados anteriores deban ser matizados en función de diversos parámetros, entre ellos, su localización.

4.1.1   Infecciones de la piel y las partes blandas

Las infecciones leves cutáneas como el impétigo, la foliculitis y los forúnculos habitualmente requieren sólo tratamientos con antisépticos locales. En las dos primeras situaciones puede ser eficaz la mupirocina en pomada con una concentración del 2 %. Otras infecciones cutáneas localizadas como la erisipela, la celulitis, la fascitis o la mastitis precisan medidas generales como la eliminación del vello, la limpieza de la zona y el drenaje de las lesiones que fluctúen. Además, requerirán antibioterapia sistémica durante un período mínimo de siete días. La mayor parte de los pacientes pueden ser tratados con antibióticos por vía oral, si su situación clínica es estable. Los antibióticos que se pueden utilizar en infecciones por *Staphylococcus aureus* sensible a la cloxacilina son la amoxicilina-ácido clavulánico (dosis de 500/125 a 875/125 mg, en función del peso del paciente, cada 8 horas), la clindamicina (dosis de 300 mg cada 8 horas) o la cefalexina (dosis de 500-1.000 mg cada 8 horas). Para las infecciones por SARC, incluidas las causadas por cepas de adquisición comunitaria, se puede utilizar el cotrimoxazol (dosis de 160/800 mg cada 8 horas) o, en casos de alergia a sulfamidas, la clindamicina o el linezolid (dosis de 600 mg cada 12 horas).[34]

Las infecciones graves de la piel y del tejido celular subcutáneo, con la inclusión de las infecciones profundas de las heridas operatorias, requieren a menudo tratamiento quirúrgico con drenaje extenso de las colecciones y la administración de antibióticos sistémicos, en función de la sensibilidad del patógeno a la cloxacilina y a la vancomicina y de la posible etiología polimicrobiana del proceso infeccioso. La duración del tratamiento antibiótico depende de la evolución del paciente, aunque no suele ser inferior a 10-14 días.[34]

4.1.2   Bacteriemia e infecciones endovasculares

Las infecciones por *Staphylococcus aureus* que cursan con bacteriemia, de origen conocido o desconocido, se asocian con una mortalidad muy elevada. Por ello, el tratamiento antibiótico en estas situaciones debe ser por vía parenteral, con dosis elevadas del fármaco y, generalmente, por un período de tiempo prolongado. La cloxacilina, a dosis de 2 g cada 4 horas, es el tratamiento de elección para las infecciones bacteriémicas producidas por cepas con sensibilidad a este antimicrobiano. La cefazolina, a dosis de 1 a 2 g cada 8 horas, es el tratamiento alternativo para los pacientes con alergia dudosa o no grave a los beta-lactámicos.[4,35] Los glucopéptidos no deberían usarse como tratamiento inicial, dada la menor eficacia de estos antibióticos en relación con los beta-lactámicos.[7,12] Por lo tanto, en pacientes con hipersensibilidad grave a los beta-lactámicos, se debería intentar practicar una pauta de desensibilización antes de descartar su uso. En caso de que se necesite usar un glucopéptido, la vancomicina es el fármaco de elección por la posibilidad de ajustar la dosificación a los niveles plasmáticos adecuados en cada situación clínica. Para el tratamiento de las infecciones bacteriémicas producidas por SARC la vancomicina, a dosis de 15 mg/kg de peso cada 12 horas, constituye el tratamiento de elección.[36] En los últimos años, se ha documentado la menor respuesta terapéutica en las infecciones causadas por cepas con disminución de la sensibilidad a la vancomicina. La administración de dosis más elevadas de este fármaco para conseguir unos niveles plasmáticos valle iguales o superiores a 15 mcg/ml,[37] o el uso de la daptomicina, a dosis de 6 mg por kg de peso en dosis única diaria, pueden ser opciones válidas para la terapia de estas infecciones.[38]

En todo paciente con bacteriemia por *Staphylococcus aureus* de origen en la comunidad y sin un foco de origen aparente es fundamental descartar la implantación de este microorganismo en válvulas cardíacas nativas o protésicas, en los electrodos de un electroestimulador cardíaco o en cualquier otro material protésico. Por dicho motivo, es obligatorio realizar exploraciones complementarias para descartar estos posibles focos de origen, especialmente un estudio ecocardiográfico.[39]

En el ámbito hospitalario, la causa más frecuente de bacteriemia por *Staphylococcus aureus* es la colonización previa de un catéter vascular. En esta circunstancia, es fundamental retirar el catéter y aplicar un tratamiento antibiótico adecuado. El mantenimiento del catéter aumenta la probabilidad de presentar bacteriemia persistente, de recidiva de la infección tras finalizar el tratamiento antibiótico y de muerte relacionada con la infección.[5,6,40] El tratamiento debe realizarse por vía parenteral durante un período de tiempo no inferior a 10 días tras la retirada del catéter y la negativización de los hemocultivos. La asociación del ciprofloxacino con la rifampicina, ambos por vía oral, puede ser una alternativa en pacientes seleccionados, dada su eficacia comprobada para el tratamiento de la endocarditis derecha producida por cepas sensibles de *Staphylococcus aureus*.[41]

Si bien resulta fundamental retirar el catéter en el caso de observarse bacteriemia relacionada, en algunas circunstancias el catéter colonizado constituye la única vía de acceso venoso para el paciente. Esto no es infrecuente en personas de edad avanzada, portadoras de un catéter central tunelizado o totalmente implantado de larga duración, que están en programa de hemodiálisis. En estos casos, siempre y cuando el paciente no presente una inmunodepresión, se halle hemodinámicamente estable, se observe una respuesta favorable en las primeras 72 horas del inicio del tratamiento antibiótico (apirexia y hemocultivos negativos) y se hayan descartado otros focos metastáticos de infección, entre ellos la endocarditis infecciosa mediante un estudio ecocardiográfico de buena calidad, se podría plantear un tratamiento conservador mediante la técnica del sellado antibiótico con diversos antimicrobianos (vancomicina, aminoglucósidos, ciprofloxacino, entre otros), asociado siempre a un tratamiento sistémico adecuado durante un período no inferior a 14 días.[42] En diversos estudios, se ha observado una tasa de fracasos superior al 50 % en caso de terapia conservadora de pacientes con catéteres vasculares permanentes con bacteriemia asociada por *Staphylococcus aureus*,[43-46] por lo que debería reservarse esta estrategia para situaciones clínicas muy concretas.

La tromboflebitis séptica o supurativa, como complicación de la sepsis relacionada con catéteres venosos centrales, requiere un tratamiento antibiótico endovenoso durante un período de tiempo prolongado (no inferior a cuatro semanas). La ligadura quirúrgica de la vena afectada y la administración de terapia anticoagulante son temas controvertidos.[35]

La endocarditis derecha, asociada con la drogadicción o con la utilización de catéteres venosos centrales, tiene un buen pronóstico con la terapia con un beta-lactámico, tipo cloxacilina, a dosis elevadas durante dos semanas. La existencia de complicaciones, como el empiema pulmonar, hace necesario prolongar el tratamiento un mínimo de cuatro semanas. La asociación con un aminoglucósido no comporta ningún beneficio terapéutico y condiciona un claro riesgo de toxicidad renal.[47]

La endocarditis izquierda es una enfermedad de especial gravedad clínica y frecuentes complicaciones locales (abscesos valvulares) y sistémicas (neurológicas, esplénicas, renales, arteriales, entre otras). La cloxacilina, a dosis elevadas, es el tratamiento de elección para las cepas sensibles a este fármaco. A pesar de que las guías de práctica clínica recomiendan la asociación con un aminoglucósido durante los primeros tres a cinco días de tratamiento, el beneficio clínico de esta estrategia no ha sido demostrado. El tratamiento de las infecciones producidas por SARC no está bien definido. Las distintas opciones publicadas, vancomicina sola o asociada a aminoglucósidos o rifampicina, daptomicina, linezolid o la asociación de imipenem con fosfomicina, ofrecen unas tasas muy elevadas de fracasos terapéuticos. La cirugía de recambio valvular es necesaria en muchos pacientes con endocarditis estafilocócica, tanto producidas por cepas sensibles como resistentes a la cloxacilina, debido a la presencia de infección persistente a pesar del tratamiento antibiótico.[48,49]

Las infecciones arteriales, bien sean aneurismas micóticos en el contexto de una endocarditis infecciosa o la infección secundaria de un aneurisma preexistente o de placas ateroescleróticas ulceradas, requieren siempre una terapia sistémica y plantear un abordaje quirúrgico en función de su localización y de las complicaciones asociadas.[50]

4.1.3　Infecciones osteoarticulares

En las osteomielitis agudas hematógenas de los adultos, que suelen afectar al tejido vertebral y son excepcionales en los huesos largos, el tratamiento antibiótico suele ser suficiente para su curación. Únicamente en el caso de formación de abscesos o secuestros óseos se requerirá drenaje quirúrgico. El tratamiento inicial se realizará de forma endovenosa con cloxacilina 2 g cada 4 horas o bien vancomicina 15 mg cada 12 horas, en función de la sensibilidad a la cloxacilina. La duración total del tratamiento no debería ser inferior a cuatro semanas, aunque se puede finalizar la terapia por vía oral con la asociación de una quinolona fluorada o cotrimoxazol asociados con la rifampicina. En los niños, en los que se afectan más a menudo los huesos largos, se ha comprobado que la terapia antibiótica intravenosa durante una semana seguida de tratamiento por vía oral hasta completar las tres o cuatro semanas es eficaz en la mayoría de pacientes.[51]

La artritis séptica, tanto en niños como en adultos, se produce por diseminación hematógena y requiere desbridamiento quirúrgico o drenaje por punción de forma precoz y, en ocasiones, repetido. El tratamiento antibiótico se realiza de forma análoga al de la osteomielitis aguda hematógena y su duración no está bien establecida. En los niños se ha comprobado que una pauta de una o dos semanas por vía intravenosa y posteriormente una terapia oral hasta completar cuatro semanas es eficaz en la práctica totalidad de los casos. En adultos hay una menor experiencia publicada, aunque se acepta que la actitud terapéutica puede ser similar a la de la población infantil.[51]

Staphylococcus aureus también puede ocasionar infecciones de prótesis articulares y, más raramente, osteomielitis crónicas (asociadas o no a materiales protésicos). En ambas situaciones clínicas, la actitud quirúrgica es fundamental para la resolución completa de la infección. El tratamiento puede iniciarse por vía intravenosa, aunque la terapia por vía oral durante un período de tiempo prolongado es necesaria en la mayoría de ocasiones. La asociación de quinolonas fluoradas o cotrimoxazol con rifampicina se utiliza para el tratamiento prolongado oral de infecciones óseas crónicas o de prótesis articulares producidas por especies sensibles a estos antimicrobianos.[17,52] Los nuevos antimicrobianos, como el linezolid o la daptomicina, son una buena elección para el tratamiento prolongado de estas infecciones cuando el agente causal es resistente a la cloxacilina.

4.1.4 Infecciones del tracto respiratorio

En la actualidad, la neumonía producida por *Staphylococcus aureus* de adquisición comunitaria es muy poco frecuente. La mayoría de casos se diagnostican en pacientes hospitalizados, en especial en los que precisan ventilación asistida. El tratamiento estándar de la neumonía causada por cepas sensibles se realiza con cloxacilina, a dosis de 2 g cada 4 horas por vía intravenosa, durante dos semanas. La presencia de cavitaciones puede obligar a alargar el período de tratamiento. La coexistencia de empiema precisa un drenaje adecuado del mismo.[53] El tratamiento de las neumonías causadas por cepas resistentes a la cloxacilina es un tema de gran controversia. Las opciones terapéuticas mejor evaluadas son la vancomicina y el linezolid. En ensayos clínicos recientes se ha valorado la eficacia de ambos fármacos, habiéndose demostrado una superioridad del linezolid en relación con una tasa más elevada de erradicación bacteriológica y con una clara reducción de los costes sanitarios relacionados (disminución en la estancia hospitalaria y en los días de ventilación mecánica), aunque no se ha podido comprobar una menor mortalidad relacionada.[54,55] Por dicho motivo, parece razonable la indicación del tratamiento con vancomicina para pacientes sin riesgo de nefrotoxicidad, con infecciones causadas por cepas de *Staphylococcus aureus* con CMI inferiores a 2 mg/L y con la posibilidad de obtener unos niveles plasmáticos valle cercanos a 15 mg/dL. La opción del linezolid debería reservarse para casos producidos por cepas con CMI superiores a 1 mg/L o con claro riesgo de nefrotoxicidad asociada.

4.1.5 Infecciones del sistema nervioso central

Las infecciones del sistema nervioso central, como meningitis, absceso cerebral o empiema epidural, secundarias a una bacteriemia de foco de origen distante se tratan de igual forma que la bacteriemia, aunque la duración del tratamiento suele ser superior a dos semanas y en determinadas ocasiones precisan drenaje quirúrgico.

El tratamiento de las infecciones asociadas a derivaciones del LCR, temporales o permanentes, incluye la administración combinada de terapia endovenosa, con las pautas habituales, con la administración local de antimicrobianos. El fármaco más utilizado para terapia local es la vancomicina, con una dosificación de 10-20 mg cada 24 horas. En la mayoría de pacientes, es necesario retirar todo el sistema y colocar una nueva derivación transcurridos al menos siete días de la negativización de los cultivos del LCR.[56] En los últimos años, se han publicado algunas experiencias favorables con el uso sistémico de linezolid para el tratamiento sistémico de las infecciones meníngeas, asociadas a derivaciones del LCR, producidas por *Staphylococcus aureus*.[57]

4.1.6   *Infecciones renales y de las vías urinarias*

Las infecciones urinarias por *Staphylococcus aureus* se producen básicamente por vía ascendente, después de manipulaciones urológicas, o por vía hematógena, dando lugar a abscesos corticales renales o perinefríticos. Para el tratamiento de las infecciones producidas por cepas sensibles se utilizan los beta-lactámicos, a dosis elevadas por vía parenteral, hasta conseguir una estabilidad clínica del paciente. Posteriormente, el ciprofloxacino o el cotrimoxazol son excelentes opciones terapéuticas hasta completar todo el tratamiento. Las infecciones de las vías urinarias precisan una terapia antibiótica de 14 días, mientras que en los abscesos renales o perinefríticos se debe prolongar el tratamiento al menos hasta las cuatro semanas. Si la colección purulenta tiene un tamaño superior a 3 cm se debe valorar la necesidad de drenaje percutáneo o quirúrgico asociado al tratamiento médico.[58]

En las infecciones de origen hematógeno por SARC se utiliza la vancomicina, a dosis de 15 mg cada 12 horas por vía intravenosa. La daptomicina, a dosis de 6 mg por kg de peso en dosis única diaria, puede ser una opción alternativa si no puede usarse la vancomicina. En las infecciones de origen ascendente, se puede emplear el cotrimoxazol a dosis de 160/800 mg cada 12 horas por vía oral.[36]

4.1.7   *Pericarditis*

Se puede producir por una siembra hematógena (por ejemplo, en el curso de una endocarditis infecciosa); no obstante, esta grave infección suele presentarse como complicación de una cirugía cardíaca con mediastinitis asociada, por lo que el tratamiento de elección será siempre el desbridamiento quirúrgico precoz. En cuanto al tratamiento antibiótico, se deberán seguir las mismas pautas que para el tratamiento de las infecciones endovasculares.[4,35]

4.2   Tratamiento según la sensibilidad antimicrobiana

4.2.1   Staphylococcus aureus sensible a la cloxacilina

La terapéutica de las infecciones estafilocócicas producidas por cepas sensibles a la penicilina debería realizarse con este antibiótico. Sin embargo, en el momento actual, la práctica totalidad de estas infecciones están causadas por aislados productores de beta-lactamasas inactivadoras de este antibiótico. El tratamiento de elección en nuestro medio consiste en utilizar la cloxacilina, a dosis elevadas, en las infecciones graves, especialmente si cursan con bacteriemia asociada. Las cefalosporinas de primera generación, como la cefazolina, tienen una excelente actividad antiestafilocócica y pueden constituir un tratamiento alternativo a la cloxacilina, en casos de alergia no grave a penicilina, de cómoda dosificación (ejemplo: en pacientes en programa de hemodiálisis permite su administración cada 24 o 48 horas), o en tratamientos secuenciales por su buena biodisponibilidad por vía oral.[4,35,59] Las cefalosporinas de segunda y tercera generación no aportan ningún beneficio añadido a las de primera generación. Las de cuarta generación, como el cefepime, tienen una actividad frente a *Staphylococcus aureus* similar a la de la cefazolina, por lo que debido a su amplio espectro pueden usarse para la terapia de infecciones mixtas producidas por este microorganismo y especies de bacilos gramnegativos sensibles.

A pesar de que otros beta-lactámicos como la amoxicilina-ácido clavulánico, la piperacilina-tazobactam y las carbapenemas tienen una buena actividad frente a *Staphylococcus aureus*, su amplio espectro limita su utilización para pacientes seleccionados en los que no pueda usarse alguna de las opciones antes señaladas.

Los glucopéptidos, en concreto la vancomicina, tienen una eficacia clínica claramente inferior a la de la cloxacilina para el tratamiento de las infecciones graves producidas por cepas de *Staphylococcus aureus* sensibles a este último antibiótico. Por lo tanto, la opción terapéutica de la vancomicina debería reservarse para situaciones excepcionales, como podría ser la existencia de antecedente de hipersensibilidad grave inmediata a la penicilina.[9,11,12,60]

En determinadas localizaciones de las infecciones estafilocócicas, como la piel y las partes blandas, las osteoarticulares o las del tracto urinario, pueden utilizarse como primera elección antibióticos como el cotrimoxazol, el ciprofloxacino o la clindamicina; en ocasiones, alguno de ellos asociado a la rifampicina. La principal ventaja de esta elección terapéutica es la posibilidad de su administración por vía oral durante tiempo prolongado, si la indicación lo requiere.

4.2.2   Staphylococcus aureus resistente a la cloxacilina

La vancomicina ha sido el antimicrobiano de referencia para el tratamiento de las infecciones por SARC y es el fármaco con el que hay más experiencia acumulada, incluyendo la terapia para infecciones graves como la neumonía, la endocarditis, la meningitis y la osteo-mielitis. Sin embargo, las publicaciones de los últimos años sugieren que la vancomicina puede tener una menor eficacia en la terapéutica de las infecciones causadas por cepas con una sensibilidad a la vancomicina superior a 1 mg/L.[14,15] El aumento relevante de la preva-lencia de estas cepas en infecciones sistémicas hace aconsejable conocer la sensibilidad a la vancomicina en el momento de elegir el tratamiento antibiótico de dichas infecciones.[61]

En estudios recientes, se ha comprobado la existencia de una mayor tasa de fracasos te-rapéuticos con vancomicina cuando la CMI oscila entre 4 y 8 mg/L.[62] Asimismo, también se ha observado que existe una reducción en la eficacia de la vancomicina en infecciones sis-témicas producidas por cepas de SARC con CMIs de vancomicina de 1-2 mg/L;[63-67] ello su-giere que pequeños cambios en la CMI pueden explicar fracasos clínicos incluso dentro de los límites de CMI definidos como con sensibilidad a la vancomicina. El análisis multiva-riante de los factores asociados con la mortalidad en la bacteriemia por SARC ha demostra-do un claro incremento de la misma cuando los pacientes reciben tratamiento con vanco-micina, a las dosis habituales, y la cepa causal tiene una CMI superior a 1 mg/L.[68] Por lo tanto, para el tratamiento de las infecciones graves estafilocócicas es necesario determinar la CMI de la vancomicina y considerar este antibiótico como un posible tratamiento subóp-timo en casos de aislados de SARC con una CMI a la vancomicina superior a 1 mg/L.

La posibilidad de ajustar la dosis de la vancomicina para obtener un valle terapéutico su-perior a 15 mg/L, ha sido evaluada en estudios clínicos no controlados de eficacia y seguri-dad, para la terapia de infecciones graves producidas por cepas con disminución de la sensi-bilidad a la vancomicina. Esta estrategia, potencialmente útil desde el punto de vista teórico, tiene como principal inconveniente el aumento importante de la nefrotoxicidad asociada, sobre todo en tratamientos prolongados, en pacientes con deterioro basal de la función renal o en casos de uso concomitante de otros fármacos nefrotóxicos, que impide completar la pauta terapéutica en la mayoría de los pacientes.[37,69] Por lo tanto, la vancomicina tendría que utilizarse como terapia de primera elección solamente en pacientes con infecciones produci-das por cepas de SARC con una CMI igual o inferior a 1 mg/L, en ausencia de fracaso renal previo y de uso de otros fármacos con potencial de nefrotoxicidad asociada.[70]

Las alternativas terapéuticas a la vancomicina, en la actualidad disponibles en España, son el linezolid, la daptomicina y la tigeciclina. Estos tres compuestos han demostrado su eficacia en diversos ensayos clínicos para el tratamiento de las infecciones complicadas de la piel y las partes blandas y constituyen, sin duda, una elección alternativa a la vancomicina adecuada en estas infecciones. La daptomicina, a dosis de 6 mg/kg de peso y día, es una op-ción adecuada para la terapéutica de las infecciones graves que cursen con bacteriemia, in-cluidas las endocarditis de las cavidades derechas.[38,71] Para las endocarditis de las cavidades izquierdas podría valorarse la posibilidad de utilizar dosis más elevadas de daptomicina (hasta 10 mg/kg de peso y día) o la posible asociación sinérgica con aminoglucósidos, aun-que no existe experiencia clínica publicada al respecto. Se ha comprobado que el aumento de la dosis de daptomicina no comporta mayor riesgo de toxicidad.[72] El linezolid y la tige-ciclina, por su acción bacteriostática, no deberían usarse inicialmente en pacientes graves

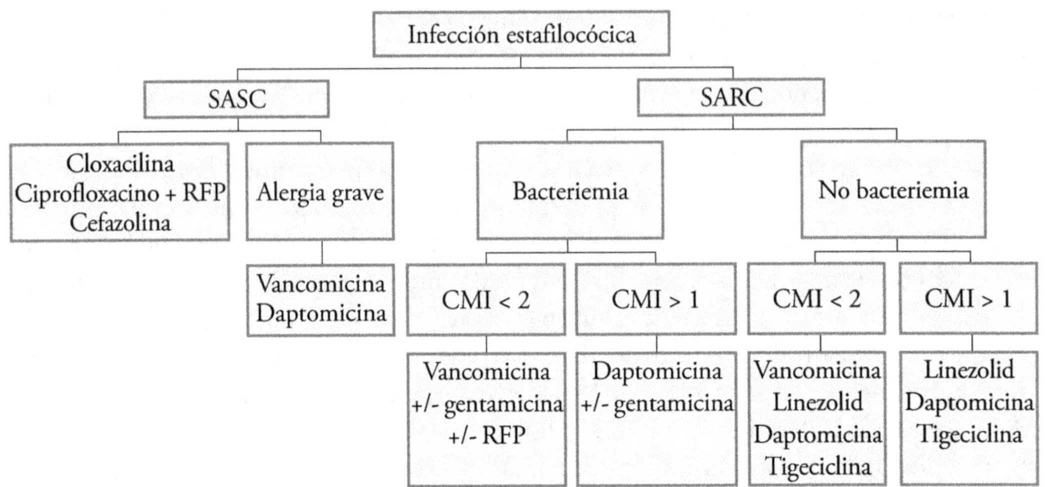

SASC: *Staphylococcus aureus* sensible a la cloxacilina.
SARC: *Staphylococcus aureus* resistente a la cloxacilina.
RFP: rifampicina.
CMI: concentración mínima inhibitoria.

Figura 1. Algoritmo de decisión para el tratamiento de las infecciones graves producidas por Staphylococcus aureus.

con infecciones bacteriémicas. En las infecciones del tracto respiratorio, el linezolid ha mostrado una eficacia no superior a la vancomicina en un ensayo clínico reciente.[55]

En el algoritmo de decisión de la figura 1 se observa un esquema de actitud terapéutica respecto a las infecciones causadas por *Staphylococcus aureus*, en función de su sensibilidad a la cloxacilina y a la vancomicina.

4.3   Tratamiento del síndrome del shock tóxico estafilocócico (SSTE)

El SSTE es una complicación grave causada por la infección por determinadas cepas productoras de toxinas específicas de *Staphylococcus aureus*. La perfusión adecuada de líquidos, y en ocasiones las drogas vasoactivas, es la terapia fundamental de esta entidad clínica. La eliminación del posible foco primario de la infección, ya sea vaginal, una herida quirúrgica o cualquier otro foco séptico, es también imprescindible. En dicha intervención se deberán tomar muestras adecuadas para realizar un cultivo bacteriano. No está claro si los antibióticos modifican el curso clínico del SSTE, aunque se acepta que es necesario administrar una terapia antimicrobiana adecuada para erradicar los microorganismos y prevenir las posibles recurrencias.[73,74]

En teoría, la clindamicina y el linezolid actúan sobre la síntesis proteica bacteriana y por ello pueden ser más eficaces que los agentes activos contra la pared bacteriana, como los beta-lactámicos, que podrían contribuir a una mayor presencia de toxina a nivel sistémico y tisular.[75,76] Sin embargo, las recomendaciones terapéuticas de esta entidad, basadas en estudios experimentales u observacionales, incluyen la asociación de la clindamicina con un antibiótico bactericida, como la cloxacilina (para cepas sensibles) o un glucopéptido (para cepas resistentes a la cloxacilina). El tratamiento antibiótico debe prolongarse por un período de 10 a 14 días. La erradicación del estado de portador nasal de *Staphylococcus aureus* o el uso de inmunoglobulinas continúan siendo temas controvertidos.[77-79]

BIBLIOGRAFÍA

1. Benfield T, Espersen F, Frimodt-Møller N *et al.* Increasing incidence but decreasing in hospital mortality of adult *Staphylococcus aureus* bacteremia between 1981 and 2000. Clin Microbiol Infect 2007; 13: 257-63.

2. Shurland S, Zhan M, Bradham DD *et al.* Comparison of mortality risk associated with bacteremia due to methicillin-resistant and methicillin-susceptible *Staphylococcus aureus*. Infect Control Epidemiol 2007; 28: 273-79.

3. Cosgrove SE, Sakoulas G, Perencevich EN *et al.* Comparison of mortality associated with methicillin-resistant and methicillin-susceptible *Staphylococcus aureus* bacteremia: a meta-analysis. Clin Infect Dis 2003; 36: 53-9.

4. Fowler VG Jr, Sexton DJ. Treatment of *Staphylococcus aureus* bacteremia in adults. UpToDate 2008.

5. Fowler VG Jr, Justice A, Moore C *et al.* Risk factors for hematogenous complications of intravascular catheter-associated *Staphylococcus aureus* bacteremia. Clin Infect Dis 2005; 40: 695-703.

6. Jensen AG, Wachmann CH, Espersen F *et al.* Treatment and outcome of *Staphylococcus aureus* bacteremia: a prospective study of 278 cases. Arch Intern Med 2002; 162: 25-32.

7. Stryjewski ME, Szczech LA, Benjamin DK Jr *et al.* Use of vancomycin or first-generation cephalosporins for the treatment of hemodialysis-dependent patients with methicillin-susceptible *Staphylococcus aureus* bacteremia. Clin Infect Dis 2007; 44: 190-96.

8. Hartstein AI, Mulligan ME, Morthland VH *et al.* Recurrent *Staphylococcus aureus* bacteremia. J Clin Microbiol 1992; 30: 670-74.

9. Fowler VG Jr, Kong LK, Corey GR *et al.* Recurrent *Staphylococcus aureus* bacteremia: pulsed-field gel electrophoresis findings in 29 patients. J Infect Dis 1999; 179: 1157-161.

10. Small PM, Chambers HF. Vancomycin for *Staphylococcus aureus* endocarditis in intravenous drug users. Antimicrob Agents Chemother 1990; 34: 1227-231.

11. Chang FY, Peacock JE Jr, Musher DM *et al. Staphylococcus aureus* bacteremia: recurrence and the impact of antibiotic treatment in a prospective multicenter study. Medicine (Baltimore) 2003; 82: 333-39.

12. González C, Rubio M, Romero-Vivas J *et al.* Bacteremic pneumonia due to *Staphylococcus aureus*: a comparison of disease caused by methicillin-resistant and methicillin-susceptible organisms. Clin Infect Dis 1999; 29: 1171-177.

13. Doménech A, Ribes S, Cabellos C *et al.* Experimental study on the efficacy of combinations of glycopeptides and beta-lactams against *Staphylococcus aureus* with reduced susceptibility to glycopeptides. J Antimicrob Chemother 2005; 56: 709-16.

14. Sakoulas G, Moise-Broder PA, Schentag J *et al.* Relationship of MIC and bactericidal activity to efficacy of vancomycin for treatment of methicillin-resistant *Staphylococcus aureus* bacteremia. J Clin Microbiol 2004; 42: 2398-402.

15. Moise-Broder PA, Sakoulas G, Eliopoulos GM *et al.* Accessory gene regulator group II polymorphism in methicillin-resistant *Staphylococcus aureus* is predictive of failure of vancomycin therapy. Clin Infect Dis 2004; 38: 1700-705.

16. Baddour LM, Wilson WR, Bayer AS *et al.* Infective endocarditis: diagnosis, antimicrobial therapy, and management of complications: a statement for healthcare professionals from the Committee on Rheumatic Fever, Endocarditis, and Kawasaki Disease, Council on Cardiovascular Disease in the Young, and the Councils on Clinical Cardiology, Stroke, and Cardiovascular Surgery and Anesthesia, American Heart Association: endorsed by the Infectious Diseases Society of America. Circulation 2005; 111: e394-434.

17. Esposito S, Leone S. Prosthetic joint infections: microbiology, diagnosis, management and prevention. Int J Antimicrob Agents 2008; 32: 287-93.

18. Tsuji BT, Rybak MJ. Short-course gentamicin in combination with daptomycin or vancomycin against *Staphylococcus aureus* in an *in vitro* pharmacodynamic model with simulated endocardial vegetations. Antimicrob Agents Chemother 2005; 49: 2735-745.

19. Jacqueline C, Navas D, Batard E *et al. In vitro* and *in vivo* synergistic activities of linezolid combined with subinhibitory concentrations of imipenem against methicillin-resistant *Staphylococcus aureus*. Antimicrob Agents Chemother 2005; 49: 45-51.

20. Mirelis B, Navarro F, Martínez-Martínez L *et al.* Principios generales del tratamiento de las enfermedades infecciosas. En: Farreras-Rozman. Medicina Interna. Rozman C, editor. Elsevier España, S.L. Barcelona 2009; 16: 2214-235.

21. Tacconelli E, De Angelis G, Cataldo MA *et al.* Does antibiotic exposure increase the risk of methicillin-resistant *Staphylococcus aureus* (MRSA) isolation? A systematic review and meta-analysis. J Antimicrob Chemother 2008; 61: 26-38.

22. Mohr JF, Murray BE. Point: vancomycin is not obsolete for the treatment of infection caused by methicillin-resistant *Staphylococcus aureus*. Clin Infect Dis 2007; 44: 1536-542.

23. Jeffres MN, Isakow W, Doherty JA *et al.* Predictors of mortality for methicillin-resistant *Staphylococcus aureus* health-care-associated pneumonia: specific evaluation of vancomycin pharmacokinetic indices. Chest 2006; 130: 947-55.

24. Wood MJ. The comparative efficacy and safety of teicoplanin and vancomycin. J Antimicrob Chemother 1996; 37: 209-22.

25. Finch RG, Eliopoulos GM. Safety and efficacy of glycopeptide antibiotics. J Antimicrob Chemother 2005; 55(suppl 2): ii5-13.

26. Gemmell CG, Edwards DI, Fraise AP *et al.*; Joint Working Party of the British Society for Joint Working Party of the British Society for Antimicrobial Chemotherapy, Hospital Infection Society and Infection Control Nurses Association. Guidelines for the prophylaxis and treatment of methicillin-resistant *Staphylococcus aureus* (MRSA) infections in the UK. J Antimicrob Chemother 2006; 57: 589-608.

27. Drew RH, Perfect JR, Srinath L *et al.* Treatment of methicillin-resistant *Staphylococcus aureus* infections with quinupristin-dalfopristin in patients intolerant of or failing prior therapy. For the Synercid Emergency-Use Study Group. J Antimicrob Chemother 2000; 46: 775-84.

28. Moellering RC. Linezolid: the first oxazolidinone antimicrobial. Ann Intern Med 2003; 138: 135-42.

29. Wilcox MH. Update on linezolid: the first oxazolidinone antibiotic. Expert Opin Pharmacother 2005; 6: 2315-326.

30. Wu VC, Wang YT, Wang CY *et al.* High frequency of linezolid-associated thrombocytopenia and anemia among patients with end-stage renal disease. Clin Infect Dis 2006; 42: 66-72.

31. Taylor JJ, Wilson JW, Estes LL. Linezolid and serotonergic drug interactions: a retrospective survey. Clin Infect Dis 2006; 43: 180-87.

32. Sauermann R, Rothenburger M, Graninger W *et al.* Daptomycin: a review 4 years after first approval. Pharmacology 2008; 81: 79-91.

33. Rose WE, Rybak MJ. Tigecycline: first of a new class of antimicrobial agents. Pharmacotherapy 2006; 26: 1099-110.

34. Pigrau C, Barberán J. Infecciones de la piel y las partes blandas por grampositivos multirresistentes. Enferm Infecc Microbiol Clin 2008; 26(suppl. 2): 21-30.

35. Tacconelli E, Cataldo MA. Antimicrobial therapy of *Staphylococcus aureus* bloodstream infection. Expert Opin Pharmacother 2007; 8: 2505-518.

36. Lowy FD. Treatment of invasive methicillin-resistant *Staphylococcus aureus* infections in adults. UpToDate 2008.

37. Hidayat LK, Hsu DI, Quist R *et al.* High-dose vancomycin therapy for methicillin-resistant *Staphylococcus aureus* infections: efficacy and toxicity. Arch Intern Med 2006; 166: 2138-144.

38. Fowler VG Jr, Boucher HW, Corey GR *et al.* Daptomycin versus standard therapy for bacteremia and endocarditis caused by *Staphylococcus aureus*. N Engl J Med 2006; 355: 653-65.

39. Chang FY, MacDonald BB, Peacock JE Jr *et al.* A prospective multicenter study of *Staphylococcus aureus* bacteremia: incidence of endocarditis, risk factors for mortality, and clinical impact of methicillin resistance. Medicine (Baltimore) 2003; 82: 322-32.

40. Fowler VG Jr, Sanders LL, Sexton DJ *et al.* Outcome of *Staphyolococcus aureus* bacteremia according to compliance with recommendations of infectious diseases specialists: experience with 244 patients. Clin Infect Dis 1998; 27: 478-86.

41. Heldman AW, Hartert TV, Ray SC *et al.* Oral antibiotic treatment of right-sided staphylococcal endocarditis in injection drug users: prospective randomized comparison with parenteral therapy. Am J Med 1996; 101: 68-76.

42. Mermel LA, Farr BM, Sherertz RJ *et al.* Guidelines for the management of intravascular catheter-

related infections. Clin Infect Dis 2001; 32: 1249-272.

43. Poole CV, Carlton D, Bimibo L *et al.* Treatment of catheter-related bacteremia with an antibiotic lock protocol: effect of bacterial pathogen. Nephrol Dial Transplant 2004; 19: 1237-244.

44. Fernández-Hidalgo N, Almirante B, Calleja R *et al.* Antibiotic-lock therapy for long-term intravascular catheter-related bacteremia: results of an open, non-comparative study. J Antimicrob Chemother 2006; 57; 1172-180.

45. Fortún J, Grill F, Martín-Dávila P *et al.* Treatment of long-term intravascular catheter-related bacteremia with antibiotic-lock therapy. J Antimicrob Chemother 2006; 58: 816-21.

46. Maya ID, Carlton D, Estrada E *et al.* Treatment of dialysis catheter-related *Staphylococcus aureus* bacteremia with an antibiotic lock: a quality improvement report. Am J Kidney Dis 2007; 50: 289-95.

47. Ribera E, Gómez-Jiménez J, Cortes E *et al.* Effectiveness of cloxacillin with and without gentamicin in short-term therapy for right-sided *Staphylococcus aureus* endocarditis. A randomized, controlled trial. Ann Intern Med 1996; 125: 969-74.

48. Fowler VG Jr, Miro JM, Hoen B *et al. Staphylococcus aureus* endocarditis: a consequence of medical progress. JAMA 2005; 293: 3012-021.

49. Miró JM, Anguera I, Cabell CH *et al. Staphylococcus aureus* native valve infective endocarditis: report of 566 episodes from the International Collaboration on Endocarditis Merged Database. Clin Infect Dis 2005; 41: 507-14.

50. Almirante B, Giménez M. Infecciones de válvulas protésicas, marcapasos y prótesis vasculares. En: Tratado SEIMC de Enfermedades Infecciosas y Microbiología Clínica. Ausina V y Moreno S (directores). Editorial Médica Panamericana, Madrid 2006: 1315-325.

51. Cobo J. Papel de los grampositivos en las infecciones osteoarticulares. Enferm Infecc Microbiol Clin 2008; 26(suppl. 2): 31-43.

52. Zimmerli W, Widmer AF, Blatter M *et al.* Role of rifampicin for treatment of orthopaedic implant-related staphylococcal infections: a randomized controlled trial. Foreign-body infection (FBI) Study Group. JAMA 1998: 279: 1537-541.

53. Lisboa T, Rello J. Neumonía nosocomial por grampositivos. Enferm Infecc Microbiol Clin 2008; 26(suppl. 2): 53-60.

54. Kollef MH, Rello J, Cammarata SK *et al.* Clinical cure and survival in grampositive ventilator-asso-ciated pneumonia: retrospective analysis of two double-blind studies comparing linezolid with vancomycin. Intensive Care Med 2004; 30: 388-94.

55. Wunderink RG, Mendelson MH, Somero MS *et al.* Early microbiologic response to linezolid versus vancomycin in ventilator-associated pneumonia (VAP) due to methicillin-resistant *Staphylococcus aureus* (MRSA). Chest 2008; 134: 1200-207. [Epub ahead of print].

56. Peppard WJ, Johnston CJ, Urmanski AM. Pharmacologic options for CNS infections caused by resistant grampositive organisms. Expert Rev Anti Infect Ther 2008; 6: 83-99.

57. Ntziora F, Falagas ME. Linezolid for the treatment of patients with central venous system infections. Ann Pharmacother 2007; 41: 296-308.

58. Wagenlehner FM, Naber KG. New drugs for grampositive uropathogens. Int J Antimicrob Agents 2004; 24(suppl. 1): S39-43.

59. Almirante B. Bacteriemia e infecciones endovasculares por grampositivos: nuevas opciones terapéuticas. Enferm Infecc Microbiol Clin 2008; 26(suppl. 2): 44-52.

60. Mortara LA, Bayer AS. *Staphylococcus aureus* bacteremia and endocarditis. New diagnostic and therapeutic concepts. Infect Dis Clin North Am 1993; 7: 53-68.

61. Gould IM. Clinical relevance of increasing glycopeptide MICs against *Staphylococcus aureus*. Int J Antimicrob Agents 2008; 31(suppl. 2): 1-9.

62. Fridkin SK, Hageman J, McDougal LK *et al.* Epidemiological and microbiological characterization of infections caused by *Staphylococcus aureus* with reduced susceptibility to vancomycin, United States, 1997-2001. Clin Infect Dis 2003; 36: 429-39.

63. Moise PA, Schentag JJ. Vancomycin treatment failures in *Staphylococcus aureus* lower respiratory tract infections. Int J Antimicrob Agents 2000; 16(suppl. 1): S31-S34.

64. Howden BP, Ward PB, Charles PG *et al.* Treatment outcomes for serious infections caused by methicillin-resistant *Staphylococcus aureus* with reduced vancomycin susceptibility. Clin Infect Dis 2004; 38: 521-28.

65. Moise-Broder PA, Sakoulas G, Forrest A *et al.* Vancomycin *in vitro* bactericidal activity and its relationship to efficacy in clearance of methicillin-resistant *Staphylococcus aureus* bacteremia. Antimicrob Agents Chemother 2007; 51: 2582-586.

66. Maclayton DO, Suda KJ, Coval KA *et al.* Case-control study of the relationship between MRSA bacteremia with a vancomycin MIC of 2 microg/mL and

risk factors, cost, and outcomes in inpatients undergoing hemodialysis. Clin Ther 2006; 28: 1208-216.

67. Lodise TP, Graves J, Evans A *et al.* Relationship between vancomycin MIC and failure among patients with methicillin-resistant *Staphylococcus aureus* bacteremia treated with vancomycin. Antimicrob Agents Chemother 2008; 52: 3315-320.

68. Soriano A, Marco F, Martínez JA *et al.* Influence of vancomycin minimum inhibitory concentration on the treatment of methicillin-resistant *Staphylococcus aureus* bacteremia. Clin Infect Dis 2008; 46: 193-200.

69. Lodise TP, Lomaestro B, Graves J *et al.* Larger vancomycin doses (at least four grams per day) are associated with an increased incidence of nephrotoxicity. Antimicrob Agents Chemother 2008; 52: 1330-336.

70. Gudiol F, Aguado JM, Pascual A *et al.* Documento de consenso sobre tratamiento de la bacteriemia y la endocarditis causada por *Staphylococcus aureus* resistente a la meticilina. Enferm Infecc Microbiol Clin 2008.doi:10.1016/j.eimc.2008.09.003 (en prensa).

71. Levine DP, Lamp KC. Daptomycin in the treatment of patients with infective endocarditis: experience from a registry. Am J Med 2007; 120(10 suppl. 1): S28-33.

72. Moise PA, Hershberger E, Amodio-Groton MI *et al.* Safety and clinical outcomes of high-dose daptomycin (DAP) (≥ 8 mg/kg). Abstracts of the 48th Annual Interscience Conference on Antimicrobial Agents and Chemotherapy. Washington, DC. October, 25-28, 2008. American Society for microbiology. Abstract L-1511.

73. Davis JP, Chesney PJ, Wand PJ *et al.* Toxic-shock syndrome. N Engl J Med 1980; 303: 1429-435.

74. Davis JP, Osterholm MT, Helms CM *et al.* Tri-state toxic-shock syndrome study. II. Clinical and laboratory findings. J Infect Dis 1982; 145: 441-48.

75. Schliever PM, Kelly JA. Clindamycin-induced suppression of toxic-shock syndrome-associated exotoxin production. J Infect Dis 1984; 149: 471.

76. Stevens DL, Wallace RJ, Hamilton SM *et al.* Successful treatment of staphylococcal toxic shock syndrome with linezolid: a case report and *in vitro* evaluation of the production of toxic shock syndrome toxin type 1 in the presence of antibiotics. Clin Infect Dis 2006; 42: 729-30.

77. Edwards-Jones V, Foster HA. The effect of topical antimicrobial agents on the production of toxic shock syndrome toxin-1. J Med Microbiol 1994; 41: 408-13.

78. Keller MA, Stiehm ER. Passive immunity in prevention and treatment of infectious diseases. Clin Microbiol Rev 2000; 13: 602-14.

79. Chesney PJ, Davis JP. Toxic shock syndrome. En: Textbook of pediatric infectious diseases. Feigin RD and Cherry JD (eds.). WB Saunders Co, Philadelphia 1998; 4: 830-45.

Capítulo 10
Estrategias de prevención de la infección producida por *Staphylococcus aureus*

J. L. Arribas, M.ª J. Hernández, C. Lapresta

Medicina Preventiva y Salud Pública
Hospital Universitario Miguel Servet
Zaragoza

Dirección para correspondencia
Hospital Universitario Miguel Servet
Dr. J. L. Arribas
jlarribas@salud.aragon.es

1   Introducción

Staphylococcus aureus vive de forma periódica en la piel y las membranas mucosas de una importante proporción de la población sana (60 % o más) sin originar enfermedad alguna.[1] Se dice de estos individuos que están colonizados por el microorganismo. Del 10 al 20 % de la población se encuentra persistentemente colonizado por *Staphylococcus aureus*.[2] Ocasionalmente, origina algunas infecciones: impétigo, carbuncos, abscesos o enfermedades más graves (invasivas). Además es la causa particular más importante de infecciones asociadas a cuidados sanitarios (IACS).

Para abordar la prevención de las infecciones por *Staphylococcus aureus* diferenciamos dos ámbitos: las IACS y las infecciones en la comunidad. Las primeras, por su repercusión clínica y por haber sido las más ampliamente estudiadas desde el punto de vista de la prevención, constituirán el principal objetivo del presente capítulo. Para las segundas realizaremos una descripción más somera, distinguiendo entre infecciones de la piel e infecciones gastrointestinales.

2   Prevención de las infecciones asociadas a cuidados sanitarios por *Staphylococcus aureus*

Las IACS son aquellas infecciones adquiridas en un hospital o institución sanitaria que no estaban presentes, ni clínicamente ni en período de incubación, en el momento del ingreso.

La emergencia en las últimas décadas de *Staphylococcus aureus* resistente a la meticilina (SARM), como un importante y frecuente origen de IACS, ha desencadenado la implantación de distintas estrategias de prevención. El resultado de las mismas ha mostrado diferencias si tomamos como indicador la variación internacional en cifras de prevalencia de IACS por SARM. A pesar de que el SARM es un problema para todos los servicios nacionales de salud, las políticas de control y prevención han tenido un impacto muy desigual.

Por otra parte, existen indicios de que la epidemiología del SARM esta cambiando. El concepto de la transferencia de resistencias desde las instituciones sanitarias a la comunidad se tambalea al detectarse perfiles de resistencias de origen exclusivamente comunitario, que se transforman en amenaza emergente para los centros asistenciales.[3,4]

Aunque la mayoría de la producción científica para la prevención y el control de la infección por *Staphylococcus aureus* se centra en cepas resistentes asociadas a cuidados sanitarios de diferentes niveles asistenciales, gran parte de sus recomendaciones son aplicables a las cepas no resistentes y algunas de ellas incluso a otros ámbitos profesionales, o a la comunidad.[5-15]

Las estrategias de prevención de las infecciones por el citado microorganismo se han basado siempre en medidas de barrera para cortar la cadena epidemiológica de transmisión. La medida básica y fundamental, en cualquier ámbito, es la correcta higiene de manos.[2]

2.1 Medidas generales de prevención

2.1.1 Precauciones estándar

Es el primer nivel de prevención y el más importante. Se trata de un conjunto de medidas diseñadas para el cuidado de todos los pacientes, independientemente de su diagnóstico o presunto estado de infección. Se basan en la idea de que cualquier persona puede portar gérmenes en la sangre u otro fluido corporal. En el caso de gérmenes resistentes a antibióticos desempeñan un papel esencial, ya que habitualmente la colonización por estos microorganismos no es detectada, y si lo es, persiste la posibilidad de falsos negativos. Por ello, la práctica de estas medidas se dirige a evitar la transmisión desde personas potencialmente colonizadas.[5,7] Son aplicables a cualquier nivel asistencial, y no requieren medidas estructurales de aislamiento, por lo que suponen una estrategia de prevención fundamental en asistencia sociosanitaria.[14,15] No se ha demostrado que los resultados de programas basados en precauciones estándar (PE) sean inferiores a los de otras políticas más restrictivas como las precauciones de contacto.[16]

El conjunto de medidas que componen las PE se representa en la tabla 1. De entre todas ellas, la higiene de manos, los equipos de barrera (guantes, batas, mascarillas, etc.) y la limpieza y descontaminación de superficies y objetos suponen tres estrategias sencillas y exhaustivas para el control de infección por gérmenes como *Staphylococcus aureus*.

Medidas	Recomendaciones
Higiene de manos	Después de contacto con sangre, fluidos corporales, secreciones, excreciones y elementos contaminados. Antes y después de usar guantes. Antes y después de atender a cada paciente.
Guantes	Para contacto con sangre, fluidos corporales, secreciones, excreciones y elementos contaminados. Para contacto con mucosas y piel no intacta.
Bata	Cuando se prevé contacto de ropa o piel con sangre, fluidos corporales, secreciones o excreciones.
Mascarilla	Durante cuidados que puedan producir salpicaduras o difusión de sangre, fluidos corporales o secreciones.
Equipo y material	Cuando esté contaminado transportar previniendo la contaminación del entorno, realizar higiene de manos y usar guantes.
Ambiente	Limpiar y desinfectar de forma rutinaria las superficies, especialmente las de las áreas de atención al paciente que son tocadas con frecuencia.
Ropa sucia	Transportar previniendo la contaminación por microorganismos del entorno.
Material punzo-cortante	No poner de nuevo el capuchón, ni romper ni manejar con las manos agujas usadas. Emplear dispositivos de bioseguridad cuando estén disponibles. Utilizar contenedores específicos.
Ubicación del paciente	Priorizar habitación individual para los pacientes con riesgo elevado de transmisión, facilidad para contaminar el ambiente, incapaces de mantener una higiene apropiada, o con riesgo incrementado de adquirir infecciones.
Higiene respiratoria	Instruir a los pacientes sintomáticos (tos, estornudos) para cubrirse la boca. Higiene de manos tras contacto con secreciones respiratorias. Llevar mascarilla quirúrgica o mantener una separación mínima de un metro.

Tabla 1. Precauciones estándar: medidas y recomendaciones.

2.1.1.1   Higiene de manos

Es el pilar del control de transmisión de cualquier germen, con especial repercusión para aquellos que han generado resistencias antibióticas.[7,17-19] Es una medida básica que se aprende desde la infancia, y de aplicación universal en cualquier ámbito laboral, social o familiar. Desafortunadamente, entre los profesionales sanitarios, el nivel de cumplimiento es inferior al considerado ideal, con frecuencia inferior al 50 %. La conciencia de este problema y su impacto sobre la infección ha hecho que la Organización Mundial de la Salud (OMS) promocione exhaustivamente su importancia,[20] así como el diseño de programas que mejoren la adherencia del lavado de manos.[21] Objetivamente, se ha demostrado que políticas basadas exclusivamente en incrementar el cumplimiento de lavado de manos han conseguido reducir de forma significativa las tasas de SARM y otros gérmenes multirresistentes.[22-24]

Para incrementar el cumplimiento y facilitar el acceso y la efectividad de la higiene de manos, se propone el uso de «productos sin agua». Dicha medida se basa en la sustitución

	Objetivos	Métodos	Indicaciones
Lavado común	Eliminar suciedad y flora transitoria.	Jabón o detergente durante al menos 15 segundos.	– Al llegar al hospital. – Antes de entrar y salir de la unidad de pacientes. – Antes y después de todos los contactos físicos con pacientes. – Antes de preparar o servir comida. – Antes y después de realizar cualquier función corporal personal. – Antes y después de recoger muestras. – Después de manejar ropa o materiales contaminados. – Cuando las manos se encuentren sucias. – Al terminar la jornada laboral.
Lavado antiséptico	Eliminar o destruir flora transitoria.	Jabón o detergente antiséptico durante al menos 15 segundos o frotado de manos con solución alcohólica en la dosis indicada por el fabricante hasta que las manos estén secas.	– Antes de realizar procedimientos invasivos (colocación de catéteres endovasculares, sondas urinarias…). – Cuando se observe actividad antimicrobiana persistente (gérmenes multirresistentes). – Cuando sea importante reducir la flora residente además de la transitoria.
Lavado quirúrgico	Eliminar o destruir flora transitoria y disminuir flora residente.	Jabón o detergente antiséptico durante 2 a 6 minutos o solución alcohólica en la dosis indicada por el fabricante para uso quirúrgico hasta que las manos estén secas.	– Antes de practicar procedimientos quirúrgicos.

Tabla 2. Tipos de lavado de manos.

del lavado con agua y jabón neutro o antiséptico por el frotado de manos con productos de base alcohólica, bien en solución o en gel.[5,12,13,18,19,25]

Las soluciones alcohólicas han demostrado, con respecto a los jabones antisépticos, una mayor eficacia en la reducción de carga microbiana.[26] La actividad residual de estos productos puede incrementarse si se le añaden bajas concentraciones de clorhexidina. Cuando las manos están visiblemente sucias, las soluciones hidroalcohólicas no son útiles, y es preciso realizar un lavado de manos con agua y jabón.[21] En la tabla 2 se detallan los diferentes tipos de higiene de manos.

La efectividad como medida preventiva de la higiene de manos se fundamenta en dos pilares: la elección adecuada del producto antiséptico (jabón neutro o antiséptico o solución de base alcohólica) y la realización correcta de la técnica. En la figura 1 se detalla la técnica de realización de higiene de manos con soluciones antisépticas de base alcohólica.

¿Cómo friccionarse las manos con preparados con alcohol?

¡Friccionarse las manos con preparados con alcohol para higiene de manos! ¡Lavárselas con jabón sólo cuando estén visiblemente sucias!
Duración de todo el procedimiento: 20-30 segundos.
Aplicar en la palma de una mano dos pulsaciones de la solución.
Frotar ambas manos cubriendo todas las superficies hasta que queden totalmente secas conforme a estos seis pasos.

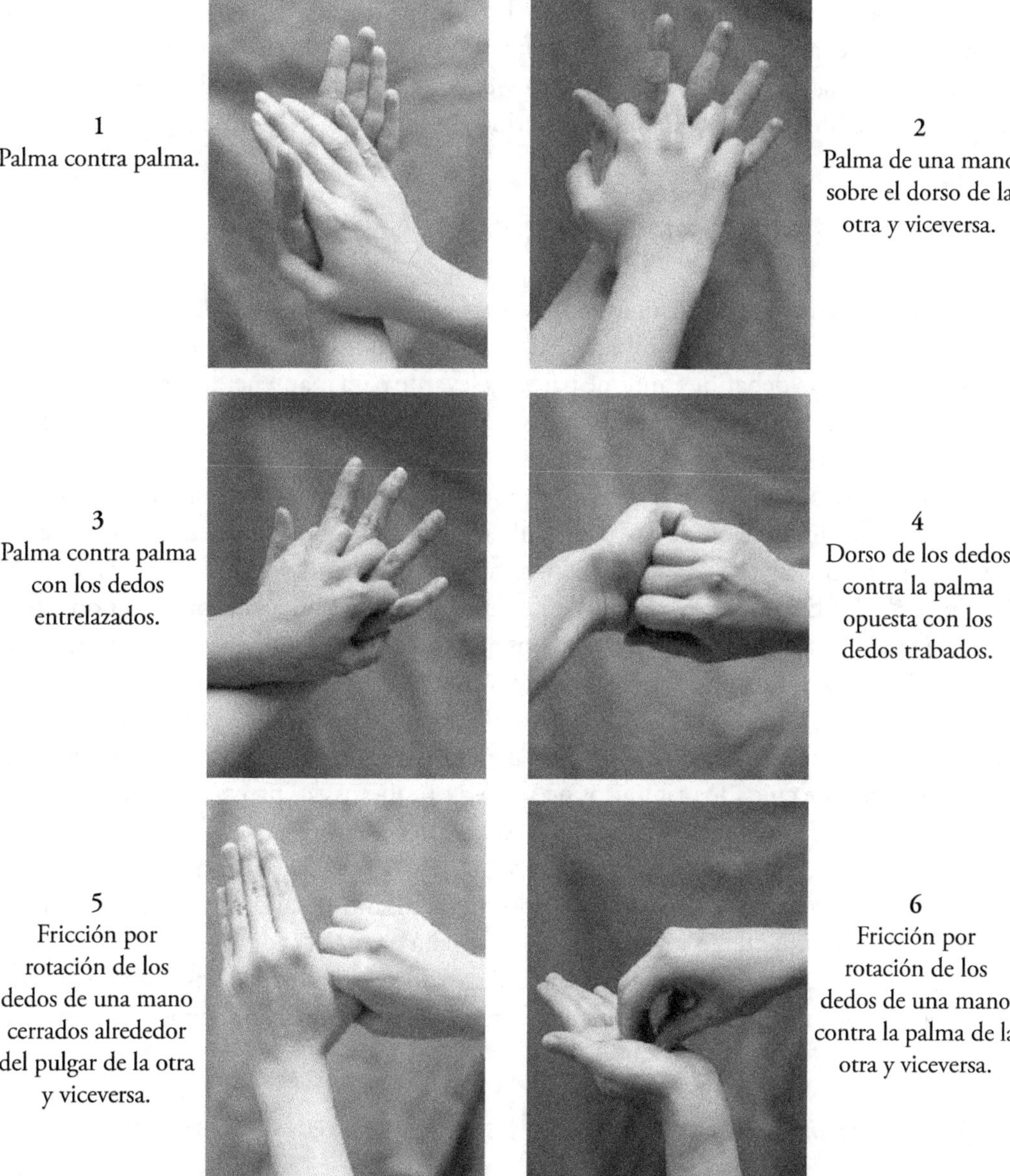

1
Palma contra palma.

2
Palma de una mano sobre el dorso de la otra y viceversa.

3
Palma contra palma con los dedos entrelazados.

4
Dorso de los dedos contra la palma opuesta con los dedos trabados.

5
Fricción por rotación de los dedos de una mano cerrados alrededor del pulgar de la otra y viceversa.

6
Fricción por rotación de los dedos de una mano contra la palma de la otra y viceversa.

Figura 1. Técnica para la higiene de manos con soluciones de base alcohólica.

2.1.1.2   Uso adecuado de guantes y otros equipos de barrera

La utilización adecuada de los equipos de barrera, principalmente guantes y batas, como política general de control para la infección, es universalmente recomendada.[5,7,8,14,15] Sin embargo, las razones de su beneficio en ocasiones eran subestimadas o no bien comprendidas. Recientemente, un estudio ha puesto de manifiesto la contaminación de guantes y batas usados por profesionales sanitarios durante el cuidado rutinario de pacientes, particularmente si éstos afectan al tracto respiratorio.[27] Los programas deben hacer hincapié en la implementación correcta de estos equipos, sobre todo en la periodicidad de cambios, la eliminación inmediata tras finalizar el contacto y el contacto incorrecto, durante su uso con objetos que faciliten la permanencia y posterior diseminación del germen.

2.1.1.3   Limpieza y descontaminación de fómites

La supervivencia de los estafilococos sobre superficies y objetos inanimados, manteniendo su virulencia, es un hecho comprobado.[28] La intensidad que este hecho tiene en la transmisión es una cuestión debatible, aunque parece relevante para mantener una situación endémica.[4,5,15,28-32] La limpieza del ambiente se considera una medida básica para reducir la carga microbiana de las superficies y los objetos.

Se ha demostrado que la resistencia antibiótica no es paralela a la resistencia a los desinfectantes. En la eliminación de SARM es suficiente el uso de los productos aplicados rutinariamente, como la lejía. Lo que debe incrementarse es el esmero y la frecuencia de dicha limpieza.[5,7,8,15,29,30] En el ámbito sanitario se resaltan estas indicaciones, recomendando la limpieza de todas las superficies que rodean a los enfermos al menos dos veces al día, así como de todos los objetos y dispositivos en posible contacto con él.[5,7,8,14,15] El incremento cualitativo y cuantitativo de la higiene ambiental requiere de la dotación de recursos humanos suficientes que garanticen su efectividad.[7,14,15] Al igual que ocurre en el ámbito comunitario, la medida en áreas de cuidados sanitarios no precisa productos desinfectantes especiales o específicos, pudiendo adaptarse a las políticas del centro.

La limpieza y descontaminación de equipos utilizados sobre pacientes debe ser la habitual, pero lo más cercana posible a su uso, evitando contactos innecesarios y acompañadas de un exhaustivo cumplimiento de la higiene de manos, para bloquear la diseminación.

Una alternativa, que suple el difícil cumplimiento de esta estrategia, es disponer de material (fonendoscopios, presión arterial, etc.) sanitario específico para los casos colonizados o infectados.

2.1.2   *Política antibiótica*

Las resistencias antibióticas son un problema creciente que complica el tratamiento de las IACS y de las infecciones de la comunidad. Las resistencias pueden desarrollarse con el primer uso de un antibiótico, y la posibilidad de reducir o revertir la resistencia depende del germen y del propio antimicrobiano. El incremento de las resistencias antibióticas depende, entre otros factores, de cómo se use el antibiótico. Cuando se une la ausencia de alternativas farmacológicas eficientes, el uso adecuado de los antibióticos constituye una prioridad. La OMS define el uso apropiado de los antimicrobianos como «el uso costo-efectivo de los antibióticos, el cual maximiza el efecto terapéutico clínico mientras minimiza la toxicidad relacionada con su uso y el desarrollo de resistencias bacterianas».[33] Se han implantado numerosas estrategias (visitas educativas, auditorias, intercambio de información, material escrito, etc.) para frenar el abuso del uso antibiótico o mejorar la prescripción por parte de los facultativos.[34-39] Aunque no existe evidencia de que unas sean más efectivas que otras, sí se ha demostrado que la implantación de una intervención para mejorar la adecuación del uso de antibióticos, tanto en el ámbito hospitalario como en atención primaria, consigue los objetivos pretendidos.[40-42]

2.2 Medidas específicas

Son medidas que, de forma independiente, no logran controlar la propagación de *Staphylococcus aureus*. Deben integrarse en planes que incluyan las políticas generales. Por otra parte, la evidencia en la que se sustenta su recomendación suele ser débil, debido fundamentalmente al déficit metodológico de los estudios que las muestran como eficaces.

2.2.1 Aislamiento

Los estudios recientes no han demostrado una evidencia científica que sustente esta medida.[16,18,43] Tampoco se demuestra mayor efectividad de un tipo de aislamiento sobre otro,[44] aunque basándose en el éxito obtenido por políticas restrictivas que incluyen el aislamiento del paciente como una medida de control de la infección, la ubicación en habitación individual se considera el «estándar de oro».[5] A pesar de la carencia científica, existe un elevado consenso en la recomendación de dicha estrategia como barrera para la diseminación de *Staphylococcus aureus*.[5] Las opciones disponibles de segregación de pacientes infectados/colonizados por SARM son amplias (cohorte en área, cohorte de profesionales, ambas, etc.), y la elección del modelo, de incluirse, debe establecerla cada centro, valorando parámetros de su propia idiosincrasia: prevalencia, disponibilidad estructural, recursos humanos, etc. A título de ejemplo, en un modelo hipotético de hospital terciario de 800-900 camas y con una prevalencia de SARM de 7 %, se ha calculado que el número de camas individuales necesarias para aislamientos de SARM (independientemente de otras patologías que precisen esta medida) sería de tres por cada 25 camas.[44]

La política de aislamiento es una medida fundamentalmente recomendada en centros asistenciales de agudos. Aunque es un tema sin resolver, las medidas de aislamiento deben prolongarse mientras persista el estado de portador o de infección.[5]

En instituciones de media-larga estancia o de asistencia sociosanitaria no se justifica el aislamiento excepto en situaciones puntuales.[14,15]

Un punto importante que hay que tener en cuenta al incluir la segregación en la política de control de la infección es la seguridad y la satisfacción del paciente. Se ha detectado un significativo aumento de efectos adversos y de estrés emocional en los pacientes aislados portadores/infectados por SARM, superior al de los aislados por otra causa.[45-47]

2.2.2   Búsqueda activa de colonizados

Es una estrategia destinada a la detección precoz de reservorios de cepas resistentes a la meticilina en el ámbito hospitalario. Se sustenta en dos principios epidemiológicos: a mayor tasa de colonización se incrementa el riesgo de transmisión, y la colonización como factor de riesgo para desarrollar infección.[48] Como todas las intervenciones especificas, su implantación es muy debatida y la base científica débil.[5,18,49] La justificación se basa en la observación del éxito de muchos países del norte de Europa, que con la política «buscar y destruir» han conseguido mantener cifras excepcionalmente bajas de prevalencia de SAMR.[44,49,50] Generalmente, los programas de cribado, excepto los mencionados del norte de Europa, no son universales ni exhaustivos, y suelen ir dirigidos a determinados grupos de pacientes. Estos pacientes diana lo son bien por determinadas características intrínsecas que les confieren una probabilidad de colonización mayor (pacientes procedentes de otros hospitales, de residencias de ancianos, diabéticos, con antecedentes de colonización o infección por SAMR, etc.), o por ingresar en unidades del hospital en las que el riesgo de transmisión es más alto y las consecuencias de mayor gravedad (cuidados intensivos, trasplante, quemados, etc.). Atendiendo al incremento de cepas resistentes de origen comunitario, puede ser que en un futuro no muy lejano las poblaciones diana se amplíen a grupos más sanos y jóvenes.[51]

Es una intervención de carga económica elevada, pero que ha demostrado su coste-beneficio.[44,49] El coste puede encarecerse con la inclusión de técnicas moleculares de laboratorio, aunque disminuye de modo significativo el tiempo de identificación.[50,52]

Las localizaciones corporales desde las que puede aislarse *Staphylococcus aureus* son múltiples, aunque los programas de cribado suelen optar mayoritariamente por las fosas nasales, las de mayor prevalencia de detección. El muestreo sobre más de una localización (nasal-axila, nasal-periné, nasal-axila-periné) incrementa la sensibilidad de los resultados, pero encarece el proceso. Considerando los nuevos cambios epidemiológicos de las resistencias antibióticas de este microorganismo, es posible que se deban ampliar los puntos corporales a chequear.[53]

2.2.3   Descolonización

La base de esta estrategia es similar a la del punto anterior; detectado el estado de portador, la erradicación del mismo conduciría a una reducción de las tasas de IACS. La diversidad de pautas y regímenes de tratamiento, sistémicos o locales, son amplias y su efectividad parecía dudosa, hasta la publicación de un reciente ensayo clínico.[54] La intervención más difundida es la aplicación de mupirocina nasal.[5,7,50] Sin embargo, la frecuencia de su utilización ha incurrido en inadecuaciones de uso (tiempo, indicación, etc.) que han generado un incremento de resistencias y fracasos en los resultados esperados. Por ello, cuando se implementa una política de descolonización, debe tenerse en cuenta la prescripción de pautas cortas y la monitorización del perfil de sensibilidades antimicrobianas.[5,7]

Una de las indicaciones más efectivas de la mupirocina nasal es como profilaxis prequirúrgica en portadores. Se ha evidenciado que en los pacientes portadores, el tratamiento profiláctico con mupirocina nasal disminuye de forma significativa la incidencia de infecciones quirúrgicas por *Staphylococcus aureus*.[55]

La descolonización de la piel, con jabón antiséptico, también se considera una medida eficaz para controlar la transmisión en centros sanitarios, y complementaria al déficit en el cumplimiento del lavado de manos. La intervención pretende reducir la carga bacteriana cutánea del portador y tiene una acción indirecta sobre la contaminación ambiental y de las manos de los profesionales.[5,56] Aunque no se ha podido demostrar una fuerte evidencia para la recomendación de esta intervención, algunos autores concluyen que la estrategia es más efectiva cuantas menos áreas corporales colonizadas se detectan y más eficaz en determinadas zonas corporales, como la ingle.[57] En general, el producto utilizado son los baños o duchas, incluido el pelo, con solución acuosa de gluconato de clorhexidina al 4 % o esponjas desechables impregnadas de clorhexidina al 2 %.[5,8,56]

2.3 Medidas en fase de estudio

Como ya se ha descrito, las medidas preventivas cuya efectividad no es corroborada completamente por la evidencia científica son numerosas y diversas. Sin embargo, de todas estas medidas resulta imprescindible mencionar la vacunación por la repercusión que sin duda tendría su implantación.

2.3.1 Vacuna de Staphylococcus aureus

En los últimos años, numerosos esfuerzos realizados para conseguir una vacuna efectiva frente a *Staphylococcus aureus* han resultado infructuosos. Recientemente, se han publicado resultados prometedores de una vacuna para prevenir neumonías causadas por este microorganismo; no obstante, los hallazgos se fundamentan en el resultado de su aplicación en animales, concretamente en ratas, y por lo tanto, se trata de una investigación experimental en fases todavía muy precoces.[58] El fundamento científico de la vacuna desarrollada consiste en la utilización de una forma mutada de toxina hemolisina-α, enzima secretado por algunas cepas de *Staphylococ-*

cus aureus y directamente relacionado con su virulencia. El uso de este enzima genera inmunización activa frente a formas virulentas de este microorganismo.[59]

3 Prevención de las infecciones por *Staphylococcus aureus* en la comunidad

3.1 Infecciones de la piel

La consideración de las infecciones comunitarias por *Staphylococcus aureus,* en especial de aquellas producidas por cepas de SARM adquiridas en la comunidad (SARM-CO), como un problema de salud pública es un fenómeno reciente, sobre todo si lo comparamos con el SARM asociado a las IACS. Esto supone que la producción científica sobre las estrategias preventivas que hay que adoptar en la comunidad frente al citado microorganismo sea limitada y esté basada en una evidencia científica de categoría menor.[50]

Las medidas de control sugeridas están destinadas a limitar o retrasar la diseminación en grupos de riesgo (niños, deportistas, presos, etc.) en la comunidad. Estas medidas se centran en la aplicación de las PE, tanto por parte de los cuidadores domiciliarios como por parte de los pacientes infectados en sus autocuidados. Adquiere aquí especial relevancia la formación que pacientes y cuidadores reciban en la atención primaria de las precauciones higiénicas que deberán mantener (higiene de manos, manejo de residuos o ropa contami-

---

Medidas de prevención

Higiene personal
- Observar una permanente higiene de manos.
- Mantener las lesiones de la piel cubiertas.
- No compartir elementos personales de higiene (toallas, máquinas de afeitar, etc.).
- Ducharse diariamente.
- Cubrirse al toser y estornudar.
- Cambiarse de ropa a diario.

Higiene ambiental
- Limpiar regularmente. Limpiar a diario las superficies y los objetos que son tocados con frecuencia.
- Utilizar desinfectantes en la limpieza del domicilio.
- Cambiar sábanas y toallas regularmente.
- Lavar con agua tibia o caliente. Usar cloro si es posible. Secar en caliente o tibio.

Convivencia y contacto social
- No hacerse las uñas con manicuristas, ni masajes, ni cortes de cabello.
- No participar en deportes que requieren contacto físico.
- No acudir a gimnasios públicos, saunas, *jacuzzis* o piscinas.

Tabla 3. Medidas de prevención que deben adoptar los pacientes con infección por SARM-CO.

nada, etc.). En la tabla 3, se presenta un resumen de los principales elementos que pacientes diagnosticados de una infección por SARM-CO deben tener en cuenta según las principales guías publicadas al respecto.[25,60,61]

Otras medidas de prevención más específicas han sido escasamente estudiadas. Con respecto al uso de profilaxis con mupirocina en portadores nasales de cepas de la comunidad (SARM-CO), en un ensayo clínico llevado a cabo entre soldados, no demostró ser efectivo.[62]

3.2 Infecciones gastrointestinales

Las infecciones gastrointestinales por *Staphylococcus aureus* son transmitidas por alimentos. La enfermedad se produce por la ingestión de alimentos contaminados con toxinas producidas por este microorganismo. El mecanismo más común por el que un alimento se contamina es por contacto con manipuladores de alimentos que portan la bacteria, ya sea de forma crónica o transitoria. El germen se multiplica en el alimento y produce la toxina, que acabará provocando la enfermedad. El carácter termoestable de la toxina la hace resistente al calor y, por tanto, al cocinado del alimento.

Los intentos por controlar la calidad higiénico-sanitaria de los alimentos en los comedores colectivos se basan en dos métodos:

- El método analítico, generalmente del producto final.
- Los métodos basados en el autocontrol para la seguridad alimentaria, que tratan de identificar de forma precoz los peligros para poner en marcha las medidas preventivas a fin de controlarlos.

Las características patogénicas de estas infecciones suponen que la estrategia más efectiva para su prevención se fundamente en evitar la contaminación de los alimentos por la bacteria antes de que se formen las toxinas.

3.2.1 Método analítico

Los inconvenientes de estos métodos para la prevención de las infecciones transmitidas por alimentos son numerosos e importantes:

- Dificultad para tomar muestras significativas.
- Métodos lentos, no se puede almacenar alimentos esperando resultados.
- Métodos poco específicos y caros.
- Sólo identifican las consecuencias, no las causas, y, en caso de dar resultados positivos, se desconoce dónde se ha producido el fallo.

Las técnicas disponibles para detectar el patógeno o sus toxinas en el alimento también presentan problemas. Algunas de las existentes resultan poco sensibles (inmunodifusión, aglutinación), otras costosas (PCR), y las encaminadas a detectar las toxinas estafilocócicas mediante técnicas inmunohistoquímicas con anticuerpos monoclonales, aunque son prometedoras, todavía están en fase de desarrollo.

3.2.2 *Métodos basados en el autocontrol*

El actual marco normativo obliga a quienes regentan los comedores colectivos a responsabilizarse de la seguridad de las comidas que se sirven en ellos. Para eso, deben disponer de sistemas de autocontrol basados en los principios de análisis de peligros y puntos de control críticos (APPCC), además de poder utilizar voluntariamente guías de prácticas correctas de higiene (GPCH). Estas GPCH serán avaladas por las autoridades sanitarias competentes para comprobar si se ajustan a la filosofía de los principios de APPCC.[63]

Por otra parte, el nuevo enfoque en el control de los alimentos obliga a que las empresas formen a sus manipuladores en higiene de los alimentos. Esta formación estará relacionada con las tareas que realicen y con los riesgos que entrañen sus actividades para la seguridad de las comidas que se preparen y distribuyan en los comedores colectivos.[64]

Las estrategias más específicas y efectivas para prevenir las toxiinfecciones alimentarias por *Staphylococcus aureus* son aquellas que implican la adopción de unas apropiadas medidas higiénico-sanitarias por parte de los manipuladores de alimentos. En la tabla 4 se pre-

Medidas de prevención
1. Lavar escrupulosamente las manos, incluyendo los espacios interdigitales y el área subungueal, con agua y jabón entre la manipulación de diferentes tipos de alimentos o alimentos crudos y cocinados, después de manipular desperdicios o basuras, de tocar utensilios sucios o ajenos a la actividad desarrollada, tras un período de descanso y sobre todo después de comer o fumar, y por supuesto, tras usar el váter o sonarse la nariz, y también antes de incorporarse al puesto de trabajo.
2. Usar mascarilla que debe cubrir la nariz, gorro que cubra todo el pelo y guantes durante la preparación de alimentos.
3. No participar en la preparación de comidas cuando exista una infección de nariz u ojos.
4. No preparar ni servir comida para otros cuando exista una infección de piel o herida en las manos o muñecas.
5. Mantener las cocinas y las zonas de servicio de comidas limpias y desinfectadas.
6. Si hay que almacenar la comida durante un período superior a 2 horas, mantener la comida caliente a más de 60 ºC y la comida fría por debajo de 4 ºC.
7. Almacenar los alimentos cocinados en contenedores amplios y lisos y refrigerar tan pronto como sea posible.

Tabla 4. Puntos clave para prevenir la transmisión por alimentos de Staphylococcus aureus.

sentan los puntos clave para prevenir las infecciones por este microorganismo transmitidas por los alimentos.[65]

4　Conclusiones

Los esfuerzos en el control de las infecciones por *Staphylococcus aureus* se centran en la reducción de incidencia, prevalencia y extensión de las cepas resistentes. La base estratégica para disminuir la incidencia y prevalencia de resistencias es la adecuación del uso de antibióticos, mientras que las políticas de contención de la extensión son básicamente medidas higiénicas: lavado de manos e higiene ambiental. El cumplimiento deficitario, principalmente por parte de los profesionales sanitarios, de estas medidas de barrera se ha visto paliado por la propuesta de otras estrategias coadyuvantes, como el cribado, la descolonización, los aislamientos, etc. La evidencia científica en la que se sustenta individualmente cada una de estas estrategias adicionales es débil. Esto se debe a que su implantación se rige por combinaciones de las mismas, adaptadas a las circunstancias de cada organización.

BIBLIOGRAFÍA

1. Kluytmans J, van Belkum A, Verbrugh H. Nasal carriage of *Staphylococcus aureus*: epidemiology, underlying mechanisms, and associated risks. Clin Microbiol Rev 1997; 10(3): 505-20.
2. Lowy FD. *Staphylococcus aureus* infections. N Engl J Med 1998; 339(8): 520-32.
3. Chambers HF. The Changing Epidemiology of *Staphylococcus aureus*? Emerg Infect Dis 2001; 7(2): 178-82.
4. Miller LG, Diep BA. Colonization, fomites and virulence: rethinking the pathogenesis of community-associated methicillin-resistant *Staphylococcus aureus* infection. Clin Infect Dis 2008; 46: 752-60.
5. Rodríguez-Baño J, Bischofberger C, Álvarez-Lerma F *et al.* y Grupos de Estudio de Infección Hospitalaria (GEIH) y de Infección en el Paciente Crítico (GEIPC) de la Sociedad Española de Enfermedades Infecciosas y Microbiología Clínica (SEIMC) y Sociedad Española de Medicina Preventiva, Salud Pública e Higiene (SEMPSPH). Vigilancia y control de *Staphylococcus aureus* resistente a la meticilina en hospitales españoles. Documento de consenso GEIH-SEIMC y SEMPSPH. Enferm Infecc Microbiol Clin 2008; 26(5): 285-98.
6. APIC. Guide to the elimination of methicillin-resistant *Staphylococcus aureus* (MRSA) transmission in hospital settings. Washington 2007. Disponible en: http://www.apic.org/Content/NavigationMenu/GovernmentAdvocacy/MethicillinResistantStaphylococcusAureusMRSA/Resources/MRSAguide.pdf
7. Siegel JD, Rhinehart E, Jackson M *et al.* and the Healthcare Infection Control Practices Advisory Committee Management of Multidrug-Resistant Organisms in Healthcare 2006. Disponible en: http://www.cdc.gov/ncidod/dhqp/pdf/ar/mdroGuideline2006.pdf
8. Coia JE, Duckworth GJ, Edwards DI *et al.* Guidelines for the control and prevention of meticillin-resistant *Staphylococcus aureus* (MRSA) in healthcare facilities. J Hosp Infect 2006; 63(suppl. 1): S1-44. Erratum in: J Hosp Infect 2006; 64(1): 97-8.
9. Institut National de Santé Publique du Québec. Comité sur les Infections Nosocomiales du Québec (CINQ). Direction Risques Biologiques, Environnementaux et Occupationneles. Mesures de Prévention et de Contrôle des Infections à *Staphylococcus aureus* Résistant à la Méthicilline (SAMR) au Québec. 2ª ed. Juin 2006. Disponible en: http://www.inspq.qc.ca/pdf/publications/489-MesuresPreventionControle-SARM.pdf
10. Scottish Infection Standards and Strategy Group. SSIS MRSA Working Group. Guidance for the hospital management of methicillin-resistant *Staphylococcus aureus*. The Royal College of Physi-

cians of Edinburgh and the Royal College of Physicians and Surgeons of Glasgow; 2006. Disponible en: http://www.rcpe.ac.uk/education/clinical_standards/siss/SISSMRSA-guidance.pdf

11. Kluytmans-VandenBergh MFQ, Kluytmans JAJ, Voss A. Dutch guideline for preventing nosocomial transmission of highly resistant microorganisms (HRMO). Infection 2005; 33: 309-13.

12. Kolmos HJ, Skov R, Peltonen R *et al.* The First Report of the SSAC Nordic Working Party on MRSA. 2004. Disponible en: http://www.srga.org/SSAC/doc/2005/SSAC_MRSAreport_2004.pdf

13. Guidelines for the control of methicillin-resistant *Staphylococcus aureus* in New Zealand. Ministry of Health, Wellington, New Zealand 2002. Disponible en: http://www.moh.govt.nz/cd/mrsa

14. Alkiza ME, Arriola E, Basterretxea M *et al.* (Grupo de trabajo multidisciplinario SARM-Gipuzkoa). Guía de actuación ante *Staphylococcus aureus* resistente a la meticilina (SARM) en centros gerontológicos, sociosanitarios y unidades de media-larga estancia. Rev Esp Geriatr Gerontol 2004; 39(5): 329-41.

15. Hughes CM, Smith MBH, Tunney MM. Infection control strategies for preventing the transmission of methicillin-resistant *Staphylococcus aureus* (MRSA) in nursing homes for older people. Cochrane Database of Systematic Reviews 2008, Issue 1. Art. N.º: CD006354. DOI: 10.1002/14651858. CD006354.pub2

16. Cepeda JA, Whitehouse T, Cooper B *et al.* Isolation of patients in single rooms or cohorts to reduce spread of MRSA in intensive-care units: prospective two-centre study. Lancet 2005; 365(9456): 295-304.

17. Pittet D, Boyce JM. Hand hygiene and patient care: pursuing the Semmelweis legacy. Lancet Infect Dis 2001. Disponible en: http://www.kliinikum.ee/ikt/doc/oppematerjalid/Referaadid/Hospitaalin.pdf

18. Loveday HP, Pellowe CM, Jones SR *et al.* A systematic review of the evidence for interventions for the prevention and control of methicillin-resistant *Staphylococcus aureus* (1996-2004): report to the Joint MRSA Working Party (Subgroup A). J Hosp Infection 2006; 63(suppl. 1): 45-70.

19. Henderson DK. Managing methicillin-resistant staphylococci: a paradigm for preventing nosocomial transmission of resistant organisms. Am J Infect Control 2006; 34(suppl. 1): S46-S54.

20. World Health Organization. World Alliance for Patient Safety: WHO Guidelines on hand hygiene in Health Care (Advanced Draft): A Summary. Clean Hands are Safer Hands 2005. Disponible en: http://whqlibdoc.who.int/hq/2005/WHO_EIP_SPO_QPS_05.2.pdf

21. Boyce JM, Pittet D. Guideline for hand hygiene in health-care settings: recommendations of the Healthcare Infection Control Practices Advisory Committee and the HICPAC/SHEA/APIC/IDSA. Infect Control Hosp Epidemiol 2002; 23: S3-S40.

22. Girou E, Legrand P, Soing-Altrach S *et al.* Association between hand hygiene compliance and methicillin-resistant *Staphylococcus aureus* prevalence in a french rehabilitation hospital. Infect Control Hosp Epidemiol 2006; 27: 1128-130.

23. Harrington G, Watson K, Bailey M *et al.* Reduction in hospitalwide incidence of infection or colonization with methicillin-resistant *Staphylococcus aureus* with use of antimicrobial hand-hygiene gel and statistical process control charts. Infect Control Hosp Epidemiol 2007; 28: 837-44.

24. Grayson ML, Jarvie LJ, Martin R *et al.* on behalf of the Victorian Quality Council's Hand Hygiene Study Group and Hand Hygiene Statewide Roll-out Group. Significant reductions in methicillin-resistant *Staphylococcus aureus* bacteremia and clinical isolates associated with a multisite, hand hygiene culture-change program and subsequent successful statewide roll-out. Med J Aust 2008; 188(11): 633-40.

25. Centers for Disease Control and Prevention. Strategies for Clinical Management of MRSA in the Community: Summary of an Experts' Meeting Convened by the Centers for Disease Control and Prevention. Marzo 2006. Disponible en: http://www.cdc.gov/ncidod/dhqp/pdf/ar/CAMRSA_ExpMtgStrategies.pdf

26. Widmer AF, Conzelmann M, Tomic M *et al.* Introducing Alcohol-Based Hand Rub for Hand Hygiene: The Critical Need for Training. Infect Control Hosp Epidemiol 2007; 28: 50-4.

27. Snyder GM, Thom KA, Furuno JP *et al.* Detection of methicillin-resistant *Staphylococcus aureus* and vancomycin-resistant enterococci on the gowns and gloves of healthcare workers. Infect Control Hosp Epidemiol 2008; 29: 583-89.

28. Cimolai N. MRSA and the environment: implications for comprehensive control measures. Eur J Clin Microbiol Infect Dis 2008; 27: 481-93.

29. Hardy KJ, Oppenheim BA, Gossain S *et al.* A study of the relationship between environmental contamination with methicillin-resistant *Staphylococcus aureus* (MRSA) and patients' acquisition of MRSA. Infect Control Hosp Epidemiol 2006; 27: 127-32.

30. Scott E, Duty S, Callahan M. A pilot study to isolate *Staphylococcus aureus* and methicillin-resistant *S. aureus* from environmental surfaces in the home. Am J Infect Control 2008; 36(6): 458-60.

31. Herman RA, Kee VR, Moores KG *et al*. Etiology and treatment of community-associated methicillin-resistant *Staphylococcus aureus*. Am J Health Syst Pharm 2008; 65(3): 219-25.

32. Oie S, Suenaga S, Sawa A *et al*. Association between Isolation Sites of Methicillin-Resistant *Staphylococcus aureus* (MRSA) in Patients with MRSA-Positive Body Sites and MRSA Contamination in Their Surrounding Environmental Surfaces. Jpn. J Infect Dis 2007; 60(6): 367-69.

33. WHO Global Strategy for Containment of Antimicrobial Resistance. Geneva: World Health Organisation 2001. Disponible en: http://www.who.int/emc/amrpdfs/WHO_Global_Strategy_English.pdf

34. Centers for Disease Control and Prevention. Public Health Action Plan to Combat Antimicrobial Resistance 1999. Disponible en: http://www.cdc.gov/drugresistance/actionplan/aractionplan.pdf

35. Vander-Stichele RH, Elseviers MM, Ferech M *et al*. European surveillance of antimicrobial consumption (ESAC): data collection performance and methodological approach. Br J Clin Pharmacol 2004; 58: 419-28.

36. Pan Y, Henderson J, Britt H. Antibiotic prescribing in Australian general practice: how has it changed from 1990-91 to 2002-03? Respir Med 2006; 100: 2004-011.

37. Goossens H, Guillemot D, Ferech M *et al*. National campaigns to improve antibiotic use. Eur J Clin Pharmacol 2006; 62: 373-79.

38. O'Brien MA, Rogers S, Jamtvedt G *et al*. Educational outreach visits: effects on professional practice and health care outcomes. Cochrane Database of Systematic Reviews 2007, Issue 4. Art. No.: CD000409. DOI: 10.1002/14651858.CD000409.pub2. Disponible en: http://mrw.interscience.wiley.com/cochrane/clsysrev/articles/CD000409/pdf_fs.html

39. Farmer AP, Légaré F, Turcot L *et al*. Printed educational materials: effects on professional practice and health care outcomes. Cochrane Database of Systematic Reviews 2008, Issue 3. Art. No.: CD004398. DOI: 10.1002/14651858.CD004398.pub2. Disponible en: http://mrw.interscience.wiley.com/cochrane/clsysrev/articles/CD004398/pdf_fs.html

40. Arnold SR, Straus SE. Interventions to improve antibiotic prescribing practices in ambulatory care. Cochrane Database of Systematic Reviews 2005, Issue 4. Art. No.: CD003539. DOI: 10.1002/ 14651858. CD003539.pub2 Disponible en: http://mrw.interscience.wiley.com/cochrane/clsysrev/articles/CD003539/pdf_fs.html

41. Davey P, Brown E, Fenelon L *et al*. Interventions to improve antibiotic prescribing practices for hospital inpatients. Cochrane Database of Systematic Reviews 2005, Issue 4. Art. No.: CD003543. DOI: 10.1002/14651858.CD003543.pub2. Disponible en: http://mrw.interscience.wiley.com/cochrane/clsysrev/articles/CD003543/pdf_fs.html

42. Ranji SR, Steinman MA, Shojania KG *et al*. Interventions to reduce unnecessary antibiotic prescribing: a systematic review and quantitative analysis. Med Care 2008; 46(8): 847-62.

43. Cooper BS, Stone SP, Kibbler CC *et al*. Isolation measures in the hospital management of methicillin-resistant *Staphylococcus aureus* (MRSA): systematic review of the literature. BMJ 2004; 329: 533-38.

44. Ritchie K, Bradbury I, Eastgate J *et al*. Consulattion report on health technology. clinical and cost effectiveness of screening for MRSA. NHS Quality Improvement Scotland 2006. Disponible en: http://www.nhshealthquality.org/nhsqis/files/Consultation %20Final %20to %20Print.pdf

45. Stelfox HT, Bates DW, Redelmeier DA. Safety of Patients Isolated for Infection Control. JAMA 2003; 290: 1899-905.

46. Hartmann C. How do patients experience isolation due to an infection or colonisation with MRSA? Pflege Z 2006; 59(10): suppl. 2-8.

47. Newton JT, Constable D, Senior V. Patients' perceptions of methicillin-resistant *Staphylococcus aureus* and source isolation: a qualitative analysis of source-isolated patients J Hosp Infect 2001; 48(4): 275-80.

48. Milstone AM, Perl TM. Fact, Fiction, or No Data: What Does Surveillance for Methicillin-Resistant *Staphylococcus aureus* Prevent in the Intensive Care Unit? Clin Infect Dis 2008; 46(11): 1726-728.

49. Mcginigle KL, Gourlay ML, Buchanan IB. The use of active surveillance cultures in adult intensive care units to reduce methicillin-resistant *Staphylococcus aureus*-related morbidity, mortality, and costs: a systematic review. Clin Infect Dis 2008; 46(11): 1717-725.

50. Harbarth S. Control of endemic methicillin-resistant *Staphylococcus aureus*-recent advances and fu-

ture challenges. Clin Microbiol Infect 2006; 12: 1154-162.

51. Marcotte AL, Trzeciak MA. Community-acquired methicillin-resistant *Staphylococcus aureus*: an emerging pathogen in orthopaedics. J Am Acad Orthop Surg. 2008; 16(2): 98-106.

52. Carroll KC. Rapid diagnostics for methicillin-resistant *Staphylococcus aureus*: current status. Mol Diagn Ther 2008; 12(1): 15-24.

53. Acton DS, Tempelmans MJ, van Wamel W *et al*. Intestinal carriage of *Staphylococcus aureus*: how does its frequency compare with that of nasal carriage and what is its clinical impact? Eur J Clin Microbiol Infect Dis 2008. Disponible en: http://www.springerlink.com/content/h0352128011261w3/fulltext.pdf

54. Simor AE, Phillips E, McGeer A *et al*. Randomized controlled trial of chlorhexidine gluconate for washing, intranasal mupirocin, and rifampin and doxycycline *versus* no treatment for the eradication of methicillin-resistant *Staphylococcus aureus* colonization. Clin Infect Dis 2007; 44(2): 178-85.

55. Miranda ML, van Rijen MM, Bonten M *et al*. Intranasal mupirocin for reduction of *Staphylococcus aureus* infections in surgical patients with nasal carriage: a systematic review. Antimicrob Agents Chemother 2008; 61(2): 254-61.

56. Peterson LR, Singh K. Universal patient disinfection as a tool for infection control. Rub-a-Dub-Dub, No Need for a Tub. Arch Intern Med 2006; 166(3): 274-76.

57. Wendt C, Schinke S, Württemberger M *et al*. Value of whole-body washing with chlorhexidine for the eradication of methicillin-resistant *Staphylococcus aureus*: a randomized, placebo-controlled, double-blind clinical trial. Infect Control Hosp Epidemiol 2007; 28(9): 1036-043.

58. DeLeo F, Otto M. An antidote for *Staphylococcus aureus* pneumonia? J Exp Med 2008; 205(2): 271-74.

59. Wardenburg JB, Schneewind O. Vaccine protection against *Staphylococcus aureus* pneumonia. J Exp Med 2008; 205: 287-94.

60. Department Human Resources (DHR). ¿Cómo vivir con MRSA? Guía para los pacientes y sus familias. Georgia 2006. Disponible en: http://health.state.ga.us/pdfs/epi/notifiable/mrsa/Health%20Team/Parents%20&%20Students-6B.pdf

61. Los Angeles County Department of Health Services. Los Angeles County Department of Health Services Guidelines for Reducing the Spread of Staph/CAMRSA in Non-Healthcare Settings. Disponible en: http://lapublichealth.org/acd/MRSA/MRSAguide.htm.

62. Ellis MW, Griffith ME, Dooley DP *et al*. Targeted intranasal mupirocin to prevent colonization and infection by community-associated methicillin-resistant *Staphylococcus aureus* strains in soldiers: a cluster randomized controlled trial. Antimicrob Agents Chemother 2007; 51(10): 3591-598.

63. Artículo 10 del Real Decreto 3484/2000, de 29 de diciembre, por el que se establecen las normas de higiene para la elaboración, distribución y comercio de comidas preparadas. Boletín Oficial del Estado, n.º 11/2001 (11/1/2001).

64. Artículo 5.1 del Real Decreto 202/2000, de 11 de febrero, por el que se establecen las normas relativas a los manipuladores de alimentos. Boletín Oficial del Estado, n.º 48 (25/2/2000).

65. Centers for Disease Control and Prevention. Staphylococcal Food Poisoning. 2006. Disponible en: http://www.cdc.gov/ncidod/DBMD/diseaseinfo/staphylococcus_food_g.htm